মানসিক চাপ থেকে মুক্তির উপায়

ডাঃ বিমল ছাজেড় , এম. ডি.

ফ্যুজন বুকস

Publisher	:	**Fusion Books** X-30, Okhla Industrial Area, Phase-II New Delhi-110020
Phone	:	011- 40712200
E-mail	:	wecare@diamondbooks.in
Website	:	www.diamondbooks.in
Edition	:	2025

Mansik Tanav Se Mukti Ke Upai (Bengali)
By : Dr. Bimal Chajjer, MD

ভূমিকা

যদি মানসিক চাপ মাপার কোন যন্ত্র থাকত, তবে দেখা যেত যে কোন একটা শহরে একশ জন অধিবাসীর মধ্যে প্রায় আশীজন কঠিন মানসিক চাপের শিকার। কিন্তু দুর্ভাগ্যবশত: আমরা যে বিশাল পরিমান মানসিক চাপের বোঝা সব সময় বহন করে বেড়াই, সে সম্পর্কে আমরা সচেতন নই। ক্রমাগত আমাদের আবেগতাড়িত মানসিক চাপ বৃদ্ধি পাচ্ছে - অত্যধিক কাজের চাপ, ক্রমবর্দ্ধমান চাহিদা, পারিবারিক সমস্যা, সময়ের অভাব, ঋণ শোধের সমস্যা, অসুস্থতা ইত্যাদির জন্য।

দিল্লীর "সাওল হার্ট সেন্টার"-য়ের অধিকর্তা হিসাবে বিগত আট বছর ধরে সারা দেশ ঘুরে ও কাজ করে এবং তৎপূর্বে ছ বছর *"অল্ ইন্ডিয়া ইনষ্টিটিউট অফ্ মেডিক্যাল সায়েন্সেস"*-তে থাকার সময়ে আমি হৃদ্‌রোগীদের চিকিৎসা করেছি জীবন ধারণ প্রণালীর আমূল পরিবর্ত্তনের সঙ্গে চিকিৎসাগত পরিষেবাকে মিশ্রিত করে। পরিমার্জিত জীবন ধারণ প্রনালীতে মুখ্য উপদেশ ছিল *'মানসিক চাপ প্রশমন'* ও যোগাভ্যাসের মাধ্যমে ধ্যানে নিমগ্ন হওয়া।

এর দ্বারা আমি হাজার-হাজার হৃদ্‌রোগী, উচ্চ রক্তচাপে আক্রান্ত রোগী, মধুমেহ রোগের রোগী, হতাশাযুক্ত এবং অনুরূপ রোগাক্রান্ত ব্যক্তিদের সুস্থ করেছি। জীবন ধারণ প্রণালী পরিবর্তনের উপাদানগুলোর মধ্যে বিশেষ গুরুত্বপূর্ন হচ্ছে মানসিক চাপ প্রশমন বা পরিচালনের দক্ষতা এবং ধ্যানাভ্যাস। অন্য যেসব উপাদানগুলো আছে, সেগুলো হচ্ছে নিয়মিত ব্যায়াম, স্বল্প মেদযুক্ত খাদ্য, যোগাভ্যাস, পদব্রজে ভ্রমণ ও দৈহিক শিথিলতা *(কায়োৎসর্গ)* বা শবাসন।

জনসাধারন আমাকে প্রশ্ন করেন—"ডাক্তারবাবু! আপনি চিকিৎসা বিজ্ঞানের মানুষ হওয়া সত্ত্বেও কি ভাবে ঐশ্বরিক মতাদর্শের দিকে পথ পরিবর্তন করছেন? আপনি কেন এমন পৃথক?"

যথার্থই। যখন ১৯৮৬ খৃষ্টাব্দে আমি কলকাতা থেকে এম.বি.এস. পরীক্ষায় কৃতীত্বের সঙ্গে উত্তীর্ন হয়ে দিল্লী গেলাম, তখন আমি ছিলাম চিকিৎসা বিজ্ঞানের একনিষ্ঠ সেবক এবং আমার শিক্ষকরা যা শিখিয়েছেন

ও ঐ সঙ্গে মূল বইগুলো পড়ে আমি ছিলাম ওষুধ ও শল্য চিকিৎসার এক অন্ধ অনুসরনকারী। আমি যোগাভ্যাস, ধ্যানাভ্যাস, আয়ুর্বেদ, প্রকৃতি চিকিৎসা প্রভৃতি যা কিছু এ্যালোপ্যাথি নয়, তা আমি বিশ্বাস করতাম না। কিন্তু দিল্লীতে একটি হাসপাতালে কাজ করার সময়ে একটি রোগীর মৃত্যু আমার জীবন প্রবাহ ও দৃষ্টিভঙ্গী পাল্টে দিল। আমি আমার পথ পরিবর্তন করলাম-- এ্যালোপ্যাথি চিকিৎসাকে ঐশ্বরিক পরিষেবায় রূপান্তরিত করলাম। ১৯৮৬ সালে যে ঘটনাটি ঘটেছিল, তা সংক্ষেপে বর্ণনা করছি।

এই বিশেষ রোগীটি আমার সঙ্গে দেখা করেছিল হাঁটলে বুকে ব্যাথার অভিযোগ নিয়ে। বিভিন্ন পরীক্ষা ও অনুসন্ধানের পর আমি তাকে হৃদ্‌রোগী হিসাবে চিহ্নিত করেছিলাম। বিভিন্ন ধরণের প্রয়োজনীয় ওষুধ দিয়ে তার চিকিৎসা শুরু করেছিলাম। কিন্তু লোকটির জীবন ধারণ প্রণালীতে ছিল অত্যধিক মানসিক চাপ ও অত্যধিক ধূমপানে আসক্তি। তার খাদ্যভ্যাস ছিল অনুপযোগী, দৈনন্দিন জীবন ছিল শ্রমবিমুখ ও মানসিক চাপযুক্ত। বহির্বিভাগীয় রোগীদের (OPD = Out patient department) জন্য নির্দ্ধারিত রোগী পিছু পাঁচ মিনিট সময়ে আমার কোন সুযোগ ছিল না ঐ রোগীটিকে জীবন ধারণ প্রণালী সম্বন্ধে সচেতন করার। যখন তার অবস্থা আরও খারাপ হতে আরম্ভ করল, আমি তাকে বুকের ব্যাথা উপশম করার জন্য বিশেষ ওষুধ আরও বেশী করে দিতে থাকলাম। সাময়িক ব্যাথার উপশম হল, কিন্তু কয়েকদিন পরে "হার্ট এ্যাটাক্" হল। আমরা তাকে আমাদের হাসপাতালেই আই. সি. ইউ. (ICU) তে ভর্তি করে যথাসাধ্য চিকিৎসা করলাম, কিন্তু তাকে বাঁচানো গেল না।

এই ঘটনাটি হৃদ্‌রোগীদের চিকিৎসায় আমার পথকে সম্পূর্ণ পাল্টে দিল। আমি শিখলাম এবং অনুভব করলাম হৃদ্‌রোগীদের ক্ষেত্রে জীবন ধারণ প্রণালীর পরিবর্তন ও পরিমার্জন একান্ত প্রয়োজন; খাদ্যভ্যাসের পরিমার্জন, মানসিক চাপ প্রশমনের শিক্ষা ও নিয়মিত ব্যায়াম-- এগুলি খুবই আবশ্যকীয়। এখান থেকেই আরম্ভ হল আমার দ্বারা হৃদ্‌রোগ চিকিৎসার নূতন পদ্ধতি; যাকে আমি বলি *"সাওল"* বা SAAOL = Science And Art Of Living.

বিগত চৌদ্দ বছর হৃদ্‌রোগীদের জীবন ধারণ প্রণালী পরিমার্জনের মাধ্যমে চিকিৎসা করে একথা উপলব্ধি করেছি যে, এই পরিমার্জন পদ্ধতির মধ্যে দ্বিতীয় গুরুত্বপূর্ণ উপাদান হচ্ছে খাদ্যাভ্যাসের পরিবর্তন। অবশ্যই প্রথম এবং সর্বাপেক্ষা গুরুত্বপূর্ণ বিষয় হচ্ছে জীবনের বিভিন্ন ধরণের মানসিক চাপকে প্রশমিত করা।

সেজন্য আমার কাজ ছিল আমার রোগীরা কি ভাবে তাদের মানসিক চাপগুলোকে প্রশমিত করতে সমর্থ হবে, সে সম্পর্কে নিশ্চিত করা -- যার ফলে উদ্দিষ্ট ফল পাওয়া সম্ভব। মানসিক চাপ কমানোর প্রশিক্ষণের পদ্ধতিকে সেজন্য খুবই বাস্তবমুখী ও বন্ধুত্বপূর্ণ পরিবেশে করে থাকি। যে ব্যক্তির মানসিক চাপ কম, সে ব্যক্তি অন্যদের চেয়ে সহজে খাদ্যাভ্যাস পরিবর্তন করতে পারে।

সেজন্য আমি আমার প্রশিক্ষণ ব্যবস্থায় রোগীদের জীবনসঙ্গী বা সঙ্গিনীকে অন্তর্ভুক্ত করেছি। ভারতে পারিবারিক ব্যবস্থা খুবই শক্তিশালী, কারণ জীবন সঙ্গী বা সঙ্গিনীর ব্যবহারিক বৈশিষ্ট্য মানসিক চাপ হ্রাস করার ক্ষেত্রে একটি গুরুত্বপূর্ণ বিষয়। অমি ধ্যানাভ্যাসকে আমার মানসিক চাপ প্রশমন প্রশিক্ষণ ব্যবস্থার অঙ্গীভূত করেছি কারণ, এটি রোগীদের আবেগ তাড়িত মস্তিস্ককে আয়ত্বাধীন করে এবং মানসিক চাপকে নিয়ন্ত্রিত করতে সাহায্য করে। ধ্যানের সঙ্গে যোগাভ্যাসকে সাহায্যকারী হিসাবে অন্তর্ভুক্ত করেছি। আমি যতই আমার রোগীদের সঙ্গে কাজ করেছি *(চিকিৎসা করেছি)* এবং তাদের প্রতিক্রিয়া অনুধাবন করেছি, আমি আমার প্রশিক্ষণ দক্ষতা ততই বাড়াতে পেরেছি। এই কর্মসূচী সকলের ক্ষেত্রে প্রযোজ্য - তিনি পেশাদার কিংবা অপেশাদার; তিনি শিক্ষিত কিংবা আশিক্ষিত; তিনি ব্যবসায়ী কিংবা গৃহকর্ত্রী -- এরা সবাই আমার রোগী। *"সাওল"* প্রশিক্ষণ শিবিরে অংশ গ্রহণের পর এক-একজন দেখা দিয়েছেন সম্পূর্ণ রূপান্তরিত ব্যক্তি হিসাবে - ক্রোধ কমিয়ে ফেলেছেন, কথা বলার ধরণ পাল্টে ফেলেছেন। অনেকে এত বেশী অভিভূত যে, তাঁরা তাঁদের সন্তানদের এই প্রশিক্ষণে অংশ গ্রহনের জন্য পাঠিয়েছেন হৃদ্‌রোগী না হওয়া সত্ত্বেও; আবার কেউ-কেউ একাধিকবার এই প্রশিক্ষণ শিবিরে একই কথা শুনতে এসেছেন। আমার রোগীরা বারংবার আমাকে অনুরোধ করেছেন, আমি যা কিছু প্রশিক্ষণ শিবিরে বলি, তা লিখে দিতে... যার দ্বারা তাঁরা পরে ঐ কৌশলগুলো বার-বার অনুশীলন করতে পারেন। তাঁদের অনুরোধে কিছু-কিছু লেখা এবং শেষ পর্যন্ত ঐ লেখাগুলোর আত্মপ্রকাশ এই বইয়ের আকারে।

ডা: বিমল ছাজেড়, এম্. ডি.

কৃতজ্ঞতা স্বীকার

আমি ধন্যবাদ জানাই আমার সেই সমস্ত রোগীদের, যাঁরা আমার দেওয়া *"মানসিক চাপ নিয়ন্ত্রণ কর্মসূচী"* অনুসরণ করেছেন এবং অনুশীলণ পরবর্তী ফল আমাকে জানিয়েছেন। এজন্য তাঁদেরকে একটা লিখিত ছক ব্যক্তিগত তথ্যপঞ্জী হিসাবে পূরণ করে পাঠাতে হয় এবং ঐ তথ্যপঞ্জী থেকে ঐ ব্যক্তির সমস্যাগুলো, মানসিক চাপ ও অসন্তোষের কারণগুলো জানা যায়। এই তথ্যপঞ্জীগুলো এই বই লেখার ক্ষেত্রে খুবই সাহায্য করেছে। *"যোগ"* এবং *"ধ্যান"* - এই দুটিকে চিকিৎসা কার্যসূচীতে অন্তর্ভুক্ত করার প্রেরণা পেয়েছি আমার গুরুজী স্বর্গীয় আচার্য শ্রী তুলসী এবং আচার্য শ্রীপ্রাজ্ঞ-য়ের কাছ থেকে। তাঁদের আশীর্বাদ ও প্রশিক্ষণ ছাড়া আমার পেশাগত জীবনের এত সাফল্য ও চিকিৎসা কর্মসূচী প্রণয়ন সম্ভব ছিল না। ডাঃ এস. কে. মনচন্দা, ডাঃ উষা সচদেব, এবং ডাঃ কে. কে. দীপক *(অল ইন্ডিয়া ইন্সটিটিউট অফ মেডিক্যাল সায়েন্সেস)*- এঁরা প্রত্যেকে আমাকে ধ্যানাভ্যাসের চিকিৎসা বিজ্ঞানগত দিকের প্রশিক্ষণ দিয়েছেন। আমি এঁদের কাছে কৃতজ্ঞ। নয়া দিল্লীর মেহরৌলীতে অবস্থিত আধ্যাত্ম সাধনা কেন্দ্রের "ধর্মানন্দজী" আমার বাস্তব গুরু। ইনি আমাকে আমার গবেষণা কাজের প্রারম্ভে সীমাহীনভাবে সাহায্য করেছেন।

ধন্যবাদ জানাই *"সাওল"* হৃদ্‌রোগ কেন্দ্রের সহকর্মীবৃন্দের সকলকে, যাদের সাহায্য ছাড়া এই বইটি এবং অনুরূপ আরও কিছু বই প্রকাশ করা সম্ভব হত না। আমি আন্তরিক ধন্যবাদ জানাই মি. রাহুল বাসওয়ানিকে - যিনি এই বইটির মূল বিষয়কে পাঠযোগ্য, ত্রুটিশূণ্য প্রকাশযোগ্য করেছেন।

সব শেষে ধন্যবাদ জানচ্ছি অনুবাদক শ্রী রবীন্দ্রনাথ মাইতি ও সম্পাদক শ্রী সমীর দে মহাশয়কে এই বই বাংলা ভাষায় রূপান্তর করার জন্য। বাংলা ভাষাভাষী রোগীর উপকারের জন্য তাঁদের এই প্রচেষ্টা যথেষ্ট প্রশংসার দাবী রাখে।

ডাঃ বিমল ছাজেড়
এম্. ডি.

অনুবাদকের অভিজ্ঞতা

"শরীরম্ ব্যাধি মন্দিরম্"-- মানবদেহ রোগের পীঠস্থান; আবার কেউ-কেউ বলেন – *"A healthy mind resides in a healthy body"* – অর্থাৎ সুস্থ মন সুস্থ শরীরেই অধিষ্ঠান করে। দুটি বাক্যই সত্য। তবে পরবর্তী বাক্যটিকে অন্য ভাবেও বলা যায় – সুস্থ-সবল-যুক্তিবাদী মন মানব দেহকে সুঠাম-সুন্দর-জ্যোর্তিময় করে রাখে... বহু শারীরিক রোগকে প্রতিরোধ ও নিরাময় করে। এমন কি বিপজ্জনক সংক্রামক রোগকেও জয় করতে সাহায্য করে; এই বলিষ্ঠ মানসিকতা আসে দেহ-মনের ব্যায়ামের মাধ্যমে। দৈহিক ব্যায়াম বলতে আমরা বুঝি দেহের বিভিন্ন অঙ্গ-প্রত্যঙ্গের নিয়মিত সঞ্চালন ও শ্রম এবং মানসিক ব্যায়াম বলতে বুঝি নিয়মিত কঠোর যোগাভ্যাস, প্রাণায়াম ও গভীর ধ্যানানুশীলন।

সুপণ্ডিত শঙ্কর নাথ রায় সম্পাদিত *"ভারতের সাধক"* এবং *"ভারতের সাধিকা"* বইগুলির বিভিন্ন অংশে এবং প্রমোদ রঞ্জন চট্টোপাধ্যায় সম্পাদিত *"তন্ত্রাভিলাষীর সাধুসঙ্গ"* বইটিতে বহু অলৌকিক ঘটনার প্রাণবন্ত বর্ণনা আছে। এই অলৌকিক শক্তিসম্পন্ন সাধকেরা প্রথমে আমাদের মধ্যে সাধারণ রক্ত-মাংসের মানুষ হিসাবেই আবির্ভূত হয়েছেন। পরবর্তী কালে কঠোর তপশ্চর্যা, যোগাভ্যাস ও গভীর ধ্যানের মাধ্যমে বহুবিধ অলৌকিক ক্ষমতার অধীশ্বর হয়ে সাধান্ন মানুষকে মুক্তির পথ দেখিয়েছেন। সব ধর্মই বিশ্বাস করে যে, ঈশ্বর আছেন; হিন্দু ধর্ম বিশ্বাস করে *"ঈশ্বর এক ও অভিন্ন; যত মত তত পথ।"* "All roads lead to Rome"। এসব কিছুর মূল কিন্তু মানুষের মনের গঠন, মানুষের মনের ক্ষমতা। স্বামী বিবেকানন্দের জীবনীতে পাওয়া যায় – দেহত্যাগের অব্যবহিত

পূর্বে *(অনেকের মতে ইচ্ছামৃত্যু... মহাভারতে বর্ণিত ভীষ্মদেবের মত)* স্বামীজি নানা ধরনের দৈহিক পীড়ায় কষ্ট পাচ্ছিলেন... কিন্তু কখনো তাঁর দেবোপম জ্যোতির্ময় কান্তি ও দৃঢ় মনোবলে ভাঁটা পড়েনি। এই ঐশ্বরিক ও অলৌকিক ক্ষমতা বলে ভারতের সাধক-সাধিকারা ঈশ্বরের সান্নিধ্য লাভ করেছেন এবং বিভূতি লাভ করেছেন; শুধু ভারতেই নয়, সারা বিশ্ব চরাচরে এই সত্য সর্ব যুগে ঘটেছে এবং ঘটে চলেছে।

হিমালয়ের গহন কন্দরে অথবা তপোভূমি নর্মদার শ্বাপদ সংকুল গভীর অরণ্যে আজও দেখা যায় ধ্যানমগ্ন মানবাত্মা, যাঁদের বয়স সাধারণ মানুষের ধারণার বাইরে। তাঁদের আচার-আচরণ বড় অদ্ভূত – *"বুদ্ধিতে যার ব্যাখ্যা মেলে না"*।

এই সব আধ্যাত্মিক শক্তিসম্পন্ন ব্যক্তিদের খাদ্যের প্রয়োজন নেই; বাসস্থানের ঠিকানা লোকালয় বর্জিত গভীর অরণ্য বা পাবর্ত্য ভূমি; পোশাকের প্রশ্নই নেই; অসুখ-বিসুখ হয় না, ফলে ওষুধেরও কোন প্রয়োজন নেই। মৃত্যু ইচ্ছাধীন। কি ভাবে এসব সম্ভব? হিংস্র বন্য প্রানীদের এনারা কি ভাবে একান্ত অনুগত গৃহপালিত জন্তুতে পরিনত করেন? কিংবা বন্য হিংস্র পশু-পক্ষী, কীট-পতঙ্গ এনাদের বন্ধু হয় কি ভাবে? উত্তর সম্ভবতঃ একটাই – তা হচ্ছে কঠোর যোগাভ্যাস ও ধ্যানের ফলে প্রাপ্ত মানসিক পরিকাঠামোর উপর নির্ভরশীল আধ্যাত্মিক শক্তি। প্রেক্ষা ধ্যানের শ্রেষ্ঠ পদ্ধতি। এর দ্বারা কোন বিষয়বস্তুকে গভীর ভাবে দেখা ও উপলব্ধি করা। এই গভীর উপলব্ধিই ঈশ্বর সান্নিধ্য এবং চরম ও পরম প্রাপ্তি।

এই প্রসঙ্গে একটা ছোট্ট অভিজ্ঞতার কথা বল্‌ছি। আজ থেকে প্রায় কুড়ি বছর আগে সাগর মেলার সময় দেশের বিভিন্ন প্রান্ত থেকে সাধুরা আসতেন। ডায়মণ্ড হারবার রেল ষ্টেশনে রাতে থাকতেন। আমি এবং আমার প্রাজ্ঞ বন্ধু রাধাকৃষ্ণ দা *(রাধাকৃষ্ণ প্রধান – ইংরাজীর শিক্ষক, ভারত সেবাশ্রম সঙ্ঘ, প্রণব বিদ্যাপীঠ)*

যেতাম সাধু দেখতে, একটু আলাপ করতে। সে বছর শীতের প্রকোপ ছিল খুব বেশী। টী-ষ্টলের কাছে আবছা আলোয় বসে আছে ১৫-২০ জনের এক দল সাধু। শুধু কৌপিন আবৃত, সারা গায়ে ভস্ম মাখা, তাদের মাঝখানে দিব্যকান্তি অতি অল্পবয়স্ক এক জ্যোর্তিময় জটাজুট ধারী দেবোপম পুরুষ। অৰ্দ্ধ নিমিলিত চক্ষু, ধ্যানস্থ। ওদের কাছে গিয়ে প্রণাম করে বসলাম। ওদের মধ্যে যাকে দেখে মনে হয়েছিল বয়সে সবার চেয়ে বড়, তার সঙ্গেই ভাঙ্গা-ভাঙ্গা হিন্দী-বাংলা এবং বাংলা-হিন্দীতে কথা বললাম কিছুক্ষন। জানলাম এই বয়স্ক ব্যক্তিটি প্রকৃত পক্ষে সবার ছোট, বয়স সামান্য বেশী... নব্বই বছর। বাকীরা সবাই একশো বছরের বেশী। মাঝখানে ধ্যানস্থ যুবা পুরুষটির বয়স সবার চেয়ে বেশী – দুশোর বেশী । ওদের গুরু। ওদের বাসস্হান কুমায়নের গভীর অরণ্যের কোন এক পর্বত গুহা। বাবার প্রসাদ? এক অজানা গাছের সবুজ ছোট একটা পাতা *(২ ইঞ্চি X ১ ইঞ্চি)*, বছরে একটি পাতা একবার খান এই গুরু মহারাজ। সারা বছর আর কোন খাদ্য খান না। মনে পড়ল দক্ষিন ভারতে তিরুপতি মন্দির সংলগ্ন তিরুমালা পর্বতের একটা ছোট গুহায় এক সাধুর কাছে ঐ পাতা দেখেছিলাম। সেখানে ঐ সাধুজীর গুরু প্রতি পূর্ণিমায় গুহার বাইরে একবার আসেন, একটা পাতা খেয়ে আবার গুহায় চলে যান, ধ্যানে বসে থাকেন। বিস্ময়ে বাক্‌শূন্য। মনে-মনে বার-বার প্রণাম জানালাম। একশো টাকার একটা নোট দিয়ে প্রণাম করলাম। ওদের কয়েকজন করজোড় করে ফিরিয়ে দিল। আরও গভীর বিস্ময়ে অভিভূত হয়ে ঈশ্বরকে বার-বার ধন্যবাদ জানালাম – *“ তাঁর কীর্তির চেয়ে তিনি আরও মহান।”*

সেদিন বুঝতে পারিনি ঐসব মানসিক ও দৈহিক শক্তিসম্পন্ন ব্যক্তিদের অর্থ, খাদ্য, বস্ত্র, বাসস্থান – কোন কিছুরই প্রয়োজন নেই কেন? সব কৃচ্ছ সাধনের উদ্দেশ্য সেই জগৎ পিতার সান্নিধ্য ও দর্শন। কিন্তু ঐ কৃচ্ছ সাধনের পিছনে যে এক বিরাট বৈজ্ঞানিক সত্য আছে, তা সেদিন বুঝিনি... আজ বুঝতে পারছি ডাঃ ছাজেরের এই বইয়ের

দ্বিতীয় ভাগ পড়ে।

এই সব অত্যাশ্চর্য অলৌকিক শক্তি এক দিনে আসে না। অষ্টাঙ্গ যোগ ও ধ্যানের কঠোর ও দীর্ঘ অনুশীলনের দ্বারা লাভ করা যায়। তবে ডাঃ ছাজেরের এই বইটা পড়ার আগে বুঝতাম না পতঞ্জলীর অষ্টাঙ্গ যোগের পিছনে কোন্ বৈজ্ঞানিক সত্য এবং তথ্য লুকিয়ে আছে। বিভিন্ন ধরণের ধ্যানের পদ্ধতি, দেহের উপর ধ্যানের প্রভাব, মানসিক চাপ নিয়ন্ত্রণে ধ্যানানুশীলনের গুরুত্ব, ধ্যানের প্রভাবকে কি ভাবে বৃদ্ধি করা যায় এবং শেষে ধ্যানের বিষয়বস্তু সম্পর্কে বিশদ ভাবে বৈজ্ঞানিক বিশ্লেষন ও ব্যাখ্যা ইতিপূর্বে জানতাম না এই বইটা পড়ার আগে।

তাই কৃতজ্ঞতা সহকারে ধন্যবাদ জানাই ডাঃ ছাজেরকে। কোন সাধারণ মানুষ, যার চিকিৎসা বিজ্ঞান সম্বন্ধে বেশী জ্ঞান নেই; যিনি আধ্যাত্মিক জগতের গভীরে প্রবেশ করেননি; তিনিও এই বইটি পড়ে যথেষ্ট জ্ঞান লাভ করতে পারবেন। খুব সহজে বুঝতে পারবেন সাহিত্য সম্রাট বঙ্কিম চন্দ্রের বিখ্যাত উপন্যাস *“কৃষ্ণকান্তের উইল”*-তে *“না”* ও *“হ্যাঁ”*-য়ের দ্বন্দ্বের সমাধান। অর্থাৎ আমাদের মনের দুটি ভাগ আছে, যথা — যুক্তিবাদী মন ও আবেগতাড়িত মন। এই দুয়ের মধ্যে যে জয়লাভ করবে, সেই দেহকে পরিচালনা করবে। দেহ মনকে চালায় না, মনই দেহকে পরিচালিত করে।

মানসিক চাপ থেকে নানা ধরণের শারীরিক রোগের সৃষ্টি হয় এবং ধ্যানানুশীলনের দ্বারা মানসিক চাপকে হ্রাস করা যায় ও উদ্ভূত রোগগুলোকেও নিরাময় করা যায়। বর্তমানে প্রত্যেক ব্যক্তিই কোন-না-কোন কারণে মানসিক চাপের শিকার। এই চাপ কোন ব্যক্তির সহনশীলতাকে অতিক্রম করলে মানসিক রোগের সৃষ্টি হয় এবং ঐ রোগ যথাযথভাবে নিয়ন্ত্রিত না হলে দৈহিক বিকার সৃষ্টি করে। অতএব জাতি, ধর্ম, বর্ণ, স্থান, কাল, পাত্র নির্বিশেষে এই সর্বগ্রাসী শত্রুর থাবার আঘাতে সব মানুষ জর্জরিত! পরাক্রমশালী জর্জ বুশ, বিশ্ববিখ্যাত

ধনী মিত্তল পরিবার, জ্ঞানী-গুণী অর্থনীতিবিদ অমর্ত্য সেন থেকে আরম্ভ করে সমাজের একেবারে নীচের তলার মানুষ – সমীর, কার্তিক, অরবিন্দ, নীলাভ, সহেলী, রত্নদীপ – সবাই এই অদৃশ্য শত্রুর মায়াজালে আবদ্ধ এবং কি ভাবে এই চক্রব্যুহের বাইরে আসা যায়?

ডাঃ ছাজের তাঁর শ্রমসাধ্য গবেষণালব্ধ বিজ্ঞানভিত্তিক বিশ্লেষণের মাধ্যমে এসবের সুন্দর সমাধান দেখিয়েছেন। মানসিক চাপ মানুষ মনের প্রতিক্রিয়া। ইন্দ্রিয়গ্রাহ্য যে কোন বস্তু বা দৃশ্য বা ঘটনা বিদ্যুৎ গতিতে *"ব্রেন"* বা মস্তিষ্কে পৌঁছয়; তড়িৎ গতিতে মনের যুক্তিবাদী প্রকোষ্ঠ শরীরের বিভিন্ন অঙ্গ-প্রত্যঙ্গকে প্রতিক্রিয়ার নির্দেশ দেয়। *"অহেতুক অবদমিত তাৎক্ষনিক প্রতিক্রিয়া"* মানসিক চাপ সৃষ্টি করে। এই চাপের প্রাবল্য মানসিক রোগ এবং সেই অনুসারে শারীরিক রোগ সৃষ্টি করে ।

কৃতজ্ঞতা জানাচ্ছি, ভ্রাতৃপ্রতিম শ্রী হংসধ্বজ মাইতি, বি.এসসি. অনার্স, এম.এসসি. বি.এড., প্রধান শিক্ষক, মাথুর জে. এম. হায়ার সেকেন্ডারী স্কুল, শব্দ চয়ন ও পুনর্লিখনের বিষয়ে সহায়তায় জন্য। ঐ একই বিদ্যালয়ের শিক্ষক শ্রী গোবিন্দ প্রসাদ দাস, এম. এ.*(ডাবল)*, বি.এড.-কে কৃতজ্ঞতা জানাচ্ছি। আন্তরিক কৃতজ্ঞতা জানাচ্ছি সন্ধ্যা মাইতি, বি.এ. অনার্স, এম.এ. বি.এড., প্রধান শিক্ষিকা, সুন্দরিকা গালর্স হাই স্কুল, তাঁর অকৃত্রিম মানসিক সহযোগিতা ও শ্রমসাধ্য মননশীলতার জন্য। কৃতজ্ঞতা জানাই ডাঃ পীযূষ হালদার, বি.এসসি., বি.এইচ.এম.এস. মহাশয়কে তাঁর বিজ্ঞানভিত্তিক বিভিন্ন আলোচনা ও মতামতের জন্য।

গভীর কৃতজ্ঞতা জানাচ্ছি ডাঃ ছাজের, মিঃ প্রবীন ও সাওল সংস্থার সব কর্মীবৃন্দকে, যাঁদের প্রত্যক্ষ ও পরোক্ষ সাহায্য ছাড়া এই অনুবাদ প্রকাশন সম্ভব হত না কোন দিনই।

আন্তরিক ধন্যবাদ জানাই দক্ষিন ২৪ পরগনা সংস্কৃতি সংস্থার কর্ণধার এবং স্বনামধন্য সাংবাদিক শ্রী অনল মণ্ডল ও অবসরপ্রাপ্ত বাস্তুকার শ্রী

গোবিন্দজীবন দাসকে তাঁদের মূল্যবান উপদেশ ও উৎসাহ দানের জন্য।

সব শেষে ধন্যবাদ জানচ্ছি শ্রী সমীর দে মহাশয়কে এই বই বাংলা ভাষায় সম্পাদনা করার জন্য।

ইতিপূর্বে ডাঃ ছাজেরের আরও যে দুখানা বই ভাষান্তর করা হয়েছে *(প্রথমটি হৃদরোগ সম্পর্কে এবং দ্বিতীয়টি ডায়াবেটিজ বা মধুমেহ রোগ সম্পর্কে)*, সেগুলি এবং এই বইটিও দিল্লীতে মুদ্রিত হয়েছে। ফলে মুদ্রণের-পর-মুদ্রণ সংশোধন আমার দ্বারা হয়নি। ফলে কিছ-কিছু ক্ষেত্রে মুদ্রণ বিভ্রাট থাকার জন্য, চিত্রগুলি যথাস্থানে যুক্ত না হওয়ার জন্য প্রথমেই ক্ষমা চেয়ে নিচ্ছি।

দোল পূর্ণিমা

— রবীন্দ্রনাথ মাইতি

১৯-শে ফাল্গুন, ১৪৪২ (ইং ০৪.০৩.২০০৬)

বি.এ. অনার্স, এম.এ (ট্রিপল)

বি. এড, ডি. ই. এল. টি.

নুন গোলা , ডাকঘর ঃ ডায়মন্ড হারবার,

জেলা ঃ দক্ষিন ২৪ পরগনা

পিন কোড ঃ ৭৪৩ ৩৩১, পশ্চিমবঙ্গ

-: সূচীপত্র :-

চতুর্থ অধ্যায় : মানসিক চাপ সম্পর্কে আলোচনা :-

প্রথম অধ্যায়

মানসিক চাপ

মানসিক চাপ কি ?

"ষ্ট্রেস" (stress) বা 'মানসিক চাপ' -- এই উক্তিটি আমাদের দৈনন্দিন জীবনের বিভিন্ন পর্যায়ে, বিভিন্ন স্থানে, বিভিন্ন বিষয়ের আলোচনায়, বিভিন্ন শব্দ ভান্ডারে এবং ভাষায় উত্তরোত্তর ব্যবহৃত হয়ে আসছে। কিন্তু তবুও এই ঘটনার একটা পরিচ্ছন্ন সংজ্ঞা এখনো দুর্বোধ্য বা অস্পষ্ট। একটা ভালো প্রশ্ন দিয়ে শুরু করা যায়-- মানসিক চাপকে আপনি কিভাবে উপলব্ধি করেন?

চিকিৎসা বিজ্ঞান মানসিক চাপকে এই ভাবে বর্ণনা করে – কোন একটি চাহিদার প্রত্যুত্তরে দেহের প্রতিক্রিয়া; এই চাহিদা দৈহিক বা মানসিক হতে পারে, কাল্পনিক হতে পারে কিংবা বাস্তবও হতে পারে। এই প্রতিক্রিয়া প্রকাশ পায় "কর্টিসল" *(cortisol)* এবং "ক্যাটেকোলামাইনস্" *(catecholamines)* হরমোন নিঃসরনে। এটি "অ্যান্ড্রেনালিন" এবং "নন-অ্যান্ড্রেনালিন *(Andrenaline and Non-Andrenaline)* নামেও পরিচিত।

আরও বাস্তববাদী সংজ্ঞা, যা মানসিক চাপকে ব্যাখ্যা করে -- দৈনন্দিন জীবনে যখন একটি সমস্যা আপনার সম্মুখে আসে, যাকে আপনার সহায়-সম্বল দিয়ে সমাধান করা যায় না, তখন আপনি মানসিক চাপ অনুভব করেন।

আমাদের অবশ্যই মনে রাখতে হবে যে, মানসিক চাপ কেবলমাত্র বহিরাগত, কোন চাহিদা বা প্রতিদ্বন্দ্বিতা থেকেই আসে না, এটি তৈরী হতে পারে ব্যক্তি মানসের অন্তর জগতে সৃষ্ট ভয়, আশা, আকাঙ্খা, বিশ্বাস প্রভৃতি থেকেও। মানসিক চাপ পুরোপুরি পরীক্ষামূলক ও পরিবর্তনশীল এবং প্রত্যেক ব্যক্তির আপন-আপন বৈশিষ্ট্যের উপর নির্ভর করে-- যেমন সে ব্যক্তির বংশগত বৈশিষ্ট্য, জীবন-যাপন পদ্ধতি, পরিবেশ, যে বিশেষ অবস্থার মধ্যে ব্যক্তিটি বর্তমানে রয়েছেন... এই সব উপাদানগুলো স্থির করে আলোচ্য ব্যক্তি তার মানসিক

চাপকে কতটা সম্বরন করতে পারবে। এটা এড়িয়ে গেলে চলবে না যে, মানসিক চাপ একটা স্বাভাবিক ব্যাপার; কিন্তু সেই সময় এটা একটা সমস্যার আকার ধারণ করে, যখন এটি ঐ ব্যক্তির সমাধান করার ক্ষমতাকে অতিক্রম করে। প্রকৃত পক্ষে একটি মানুষের বেঁচে থাকার দিক থেকে কিংবা টিঁকে থাকার দিক থেকে মানসিক চাপ অত্যন্ত গুরুত্বপূর্ণ বিষয়। মানসিক চাপ মানসিক সচেতনতাকে প্রভাবিত করে এবং দেহের মধ্যে আতঙ্ক সৃষ্টিকারী বোতামগুলোকে চালু করে দেয়, যার ফলে দেহ-মন একটা অস্থিরতার মধ্যে অবস্থান করে।

অতএব মানুষের বেঁচে থাকার জন্য, বেড়ে ওঠার জন্য মানসিক চাপ একটা গুরুত্বপূর্ণ উপাদান এবং এটিকে যদি সুষ্ঠু ভাবে আয়ত্তাধীন করে রাখা যায়, তবে এটি ভীতি সঞ্চার করার পরিবর্তে আমাদের কর্মক্ষমতা বৃদ্ধির অনুঘটক হিসাবে কাজ করতে পারে। এই বইয়ের পরবর্তী অধ্যায়গুলিতে মানসিক চাপের লক্ষণ ও কারণগুলোকে কি ভাবে চেনা যায়, তা জানা যাবে... হৃদয়ঙ্গম করা যাবে দৈহিক প্রতিক্রিয়া এবং আচরণগত প্রত্যুত্তর; শেষে চিহ্নিত করা যাবে বিভিন্ন পদ্ধতি, যার দ্বারা গোপন মানসিক চাপকে নির্মূল করা যাবে। মানসিক চাপ প্রশমনের বিশেষ পদ্ধতি ও কৌশলগুলো মানসিক চাপ নিয়ন্ত্রন সম্পর্কে ব্যক্তিগত পৃথক-পৃথক ও ব্যাপক আকারে পরিকল্পনা তৈরীতে সাহায্য করবে।

মানসিক চাপ - আধুনিক যুগের একটি অনন্য সাধারন ব্যাপার :

বিলাসবহুল জীবন-যাপন প্রণালীর কুপ্রভাব ক্রমশঃ মানসিক চাপকে বৃদ্ধি করছে এবং আতঙ্কজনক অবস্থার বহিঃপ্রকাশ পাচ্ছে। আমরা দেখছি হৃদ্‌রোগ এবং হৃদ্ আক্রমণ *(Heart Attack)*-য়ের সংখ্যা দিনে-দিনে বেড়ে চলেছে। আবেগজনিত ও দৈহিকভাবে নিঃশোষিত এবং হতাশা ক্লিষ্টদের সংখ্যা বেড়ে চলেছে। সর্বক্ষেত্রে এটি একটি গভীর চিন্তার বিষয়। স্পষ্টতঃ বর্তমান সমাজ এবং নগরায়ন ব্যবস্থা মানুষের ধৈর্যশক্তির উপর "বাড়তি বোঝা" সৃষ্টি করেছে। সহায়-সম্বলের আধিক্য বা স্বল্পতার ফল হচ্ছে এই বাড়তি বোঝা। পরবর্তী আলোচনায় আমরা দেখতে পাব এই উপাদানগুলো প্রত্যক্ষ ভাবে মানসিক চাপ সৃষ্টির সঙ্গে সম্পর্কযুক্ত এবং এগুলির বেশীর ভাগই হয় বর্তমান প্রযুক্তিবিদ্যার আর্শীবাদের পার্শ্ব-প্রতিক্রিয়া অথবা দ্রুত গতিসম্পন্ন আধুনিক বিচিত্র জীবন ধারণ প্রণালীর ফলশ্রুতি।

মানসিক চাপ

বাড়তি বোঝা গুলো :-

- কাজের বাড়তি বোঝা ঃ
  কাজের বোঝা বেড়ে চলেছে।
- সময়ের বাড়তি বোঝা ঃ
  সময়সীমার মধ্যে কাজ শেষ করা।
- তথ্যের বাড়তি বোঝা ঃ
  বাড়তি তথ্য বা খবরের ভীড়
- চাহিদার বাড়তি বোঝা ঃ
- উচ্চস্তরের জীবন ধারণ প্রণালী।
- রোগজনিত বাড়তি বোঝা ঃ
  শারীরিক অক্ষমতা।

জীবনের ভারসাম্য রক্ষাকারী বস্তুগুলো :-

- অর্থ (টাকা পয়সা)।
- ব্যক্তিগত কাজ ও পেশা বা বৃত্তি।
- পরিবার।
- আবেগ বা আবেগপূর্ণ সমর্থন।
- "ইগো" (Ego) বা অহম্ অর্থাৎ ব্যক্তি স্বাতন্ত্র।
- সামাজিক আদান-প্রদান বা সমাজ জীবন।
- স্বাস্থ্য ও সুস্থতা বা সাবলীলতা।
- আধ্যাত্মিকতা

মানসিক চাপের কারণগুলিঃ

ক্রমবর্দ্ধমান কাজের বোঝা :- এখনকার দিনে দেখা যাচ্ছে প্রত্যেকেই বেশী মাত্রায় কাজ করছেন। প্রত্যেকে নিজ-নিজ পেশাগত কাজ ছাড়াও বিভিন্ন ধরণের কাজে নিবিষ্ট থাকেন। উদাহরণস্বরূপ বলা যায় যেমন - বাড়ীর শিশুদের শিক্ষা ও বিদ্যালয়ের কাজ দেখা, কর দেওয়া, বিল মেটানো, ব্যাঙ্কের হিসাব দেখা, বাজার করা, বাড়ী- ঘরের মেরামত ও পুনর্গঠন দেখা, স্বাস্থ্য ও খাদ্য সম্বন্ধে খোঁজ রাখা, দৈনিক খবরের কাগজ ও পত্র-পত্রিকা সহ সাময়িক পুস্তিকা পাঠ করা ইত্যাদি। এমনকি পরিচিত ব্যক্তিদের সঙ্গে যোগাযোগ রাখা ও টেলিফোনে কথা বলাও নিয়মিত কর্মতালিকায় করণীয় কাজ হিসাবে চিহ্নিত।

এক দিকে কর্মক্ষেত্রে কাজের পরিমান ও গতি যেমন বৃদ্ধি পেয়েছে, তেমনি ঐ সঙ্গে প্রত্যেকটা ব্যবহারিক দ্রব্য তাড়াতাড়ি প্রাচীন ও অচল হিসাবে পরিগনিত হচ্ছে। ফলে আমরা বাধ্য হচ্ছি ঐ পুরাতন জিনিষগুলোকে

নতুন সংস্করন দিয়ে স্থানান্তরিত করতে। এসব আমাদেরকে নতুন প্রযুক্তির সঙ্গে সঙ্গতি রক্ষা করতে বাধ্য করছে। এই কাজগুলোর বেশীর ভাগ আজ থেকে পঞ্চাশ বছর আগে বিজ্ঞানের দিক থেকে কিংবা প্রয়োজনের দিক থেকে নিত্য কর্তব্যের মধ্যে আসেনি। বিগত পঞ্চাশের দশক বা ষাটের দশকের ভবিষ্যৎ বক্তারা ভাবতেন – এই শতাব্দীর শেষে প্রযুক্তি-বিজ্ঞানের কৃপায় মানুষের সপ্তাহে কুড়ি ঘণ্টার বেশী কাজ করার প্রয়োজন হবে না এবং সে অধিক সময় বিশ্রাম করতে পারবে। কিন্তু বিংশ শতাব্দীর পরও বিশ্রামের সময় বাড়েনি।

অবিশ্রাম ভাবে নির্দিষ্ট সময়ের শেষ সীমায় চাহিদা মেটানোর তাগিদ এবং দায়-দায়িত্বের বোঝা হ্রাস করার প্রয়োজনে আমরা সতত ব্যস্ত। এর ফলে ক্রমাগত আমাদের মানসিক চাপ বাড়ছে... কারণ পর্বতপ্রমান কাজের বোঝায় আমরা অভিভূত ও বিপর্যস্ত।

সীমিত সময়ের মধ্যে কাজ করা অথবা সময়ের স্বল্পতা অনুভূত হওয়া :

বর্তমান ব্যস্ত পৃথিবীতে প্রত্যেক মানুষ যেন দীর্ঘকালীন সময় স্বল্পতায় ভুগছে। দিনে-দিনে শুধু যে কাজের পরিমান বেড়েছে তাই নয়, উৎপাদন বৃদ্ধির প্রত্যাশা অনেক গুণ বেড়েছে। কিন্তু একটা দিন চব্বিশ ঘণ্টায় সীমাবদ্ধ; এটা একটুও বাড়েনি। স্বাভাবিক ভাবে সময় সম্পর্কিত মানসিক চাপ তুঙ্গে উঠেছে। বেশীর ভাগ মানসিক চাপ তৈরী হচ্ছে দেরীতে কাজ শেষ করা বা যথাসময়ে কাজ সম্পূর্ণ না করতে পারার ভীতি থেকে। অর্থাৎ কাজের সময়সীমা অতিক্রম করার অস্বস্তিকর অবস্থা থেকে। আমরা এই মানসিক চাপমুক্ত উৎকণ্ঠিত মুখগুলোকে দেখতে পাই অপেক্ষমান অবস্থায় রাস্তার মোড়ে যানজটের মধ্যে কিংবা সাধারণ বাস ধরার জন্য বাস স্ট্যান্ডে।

আমি একটি দম্পতিকে চিনি, যাঁরা এই সময় সম্পর্কিত মানসিক চাপের শিকার। অবশ্যই এটি তাঁদেরকে লড়াই করার বাড়তি সুযোগ এনে দেয়। ভদ্রমহিলাটি গাড়ীতে বসে বার-বার হর্ন বাজাচ্ছেন এবং পাশাপাশি গাড়ীর চালককে শিক্ষামূলক জ্ঞান দিচ্ছেন। ভদ্রমহিলার স্বামী বাড়ীতে বসে একজন "কম্পিউটার" বিশ্লেষনকারীর কাজ করছেন - তিনি শান্ত এবং স্থিতবুদ্ধি, কিন্তু ইন্টারনেট থেকে খবরের বোঝা নামাতে ভীষন ব্যস্ত। উভয়ে বিভিন্ন পথে উচ্চ মানসিক চাপের শিকার। উভয়ে এই চাপ হ্রাস করতে পারতেন, যদি ওনারা আরও আগেভাগে কাজ শুরু করতে পারতেন।

তথ্যের ভীড় বা তথ্যের বাড়তি বোঝা :

মানুষ বর্তমানে তথ্য স্রোতে নিমজ্জিত, তথ্যভারে ন্যুব্জ। এমনকি চার বছরের একটি শিশুকে প্রতি দিন গড়ে ছটা থেকে দশটা স্কুল পাঠ্য পড়তে হয়। প্রাপ্তবয়স্কদের প্রতি দিন চল্লিশ পৃষ্ঠার খবরের কাগজ পড়তে হয়, পঞ্চাশটারও বেশী চ্যানেলে টিভি দেখতে হয় এবং বর্তমান পৃথিবীর সঙ্গে তাল রাখতে বেশ কিছু সমকালীন পত্র-পত্রিকাও পড়তে হয়। এর সঙ্গে ইন্টারনেট যুক্ত হবে। তার পরিপূর্ণ বিস্তার এখনো আমাদের গ্রাস করেনি।

মাত্র কয়েক বছর আগে থেকে সংগ্রহের জন্য পরামর্শদাতা ও বিশেষজ্ঞ ভাড়া করা হচ্ছে। কিছু-কিছু সংস্থা এই খবর নির্বাচনের কাজে ও আহরনের কাজে তাদের মক্কেলদের সাহায্য করে আসছে। তবুও তথ্যের ভীড়ে আমাদের চিন্তাশীল মস্তিস্ক মানসিক চাপে বিব্রত হয় যখন তাকে নির্বাচন করতে হয় কোন্ খবরটা প্রয়োজনীয় এবং কোন্টা অপ্রয়োজনীয় হিসাবে বাদ দেওয়া দরকার।

উচ্চ মানের জীবন ধারণ প্রণালী :

উচ্চ মানের জীবন ধারণ হচ্ছে আধুনিক যুগের একটা আশীর্বাদ এবং এটি ক্রমে বিষন্নতায় আপ্লুত হচ্ছেীণ যখন আমরা প্রানপন লড়াই করি আমাদের প্রয়োজনগুলো মেটাতে এবং আধুনিক সমাজ আমাদের কাছে যা আশা করে তা যখন অধিকার করি। প্রতি দিন নূতন-নূতন বিলাস দ্রব্য বাজারে আসছে এবং পরের দিনই সেগুলো পুরাতন হয়ে অনাবশ্যকীয় দ্রব্য সম্ভারের তালিকায় চলে যাচ্ছে। জীবন ধারণের মান যেমন বাড়তে থাকেীণ নূতন-নূতন দ্রব্যের প্রতি আমাদের ক্ষুধা ও আকর্ষণ এবং নতুনের সম্বন্ধে অভিজ্ঞতাও আমাদের বাড়তে থাকে। যেমন আমরা চাই নূতন-নূতন মডেলের "ফ্রীজ", নতুন ধরনের টি.ভি., অত্যাধুনিক গাড়র, বিলাসবহুল সুসজ্জিত থাকার জায়গা, দশ রকমের ঘড়ি, বিশ ধরণের পোশাক, "স্যুইস ব্যাঙ্কে" আরও বেশী সঞ্চিত অর্থ, শীতাতপ নিয়ন্ত্রক যন্ত্র, ব্যয়বহুল আলোক সজ্জা, বিশেষ আকারের নকশা কাটা জুতো, অদ্ভুত আশ্চর্যজনক জল ভ্রমন, বিভিন্ন ধরণের খাদ্য ও অদ্ভুত ধরণের অভিজ্ঞতা। এই সব দ্রব্যের তালিকা অসীম ও অফুরন্ত এবং নূতন-নূতন দ্রব্যের আকর্ষণ বাড়িয়ে দেয় সম্মোহনী বিজ্ঞাপন। এসব দ্রব্যগুলো পেতে হলে আরও বেশী টাকা আয় করতে হবে, আরও কঠোর কঠিন শ্রমসাধ্য কাজ বেশী সময় ধরে করতে হবে। আরও বেশী কাজ শিখতে হবে, জানতে হবে। এই স্বয়ংক্রিয় বিপজ্জনক "চক্র" কাজ শুরু করে দেয় প্রত্যেক মানুষের অন্তরজগতে, ফলে মানসিক চাপের স্তর ক্রমে বাড়তে থাকে।

দৈহিক সাবলীলতা বা সুস্থতা :

আধুনিক সমাজে দৈনন্দিন জীবনের ক্রমবর্দ্ধমান বাড়তি চাহিদার বোঝা প্রত্যেকের দেহ-মনকে দুর্বল করে তোলে। অস্বাস্থ্যকর খাদ্যাভ্যাস, সদা ব্যস্ত জীবন ধারণ প্রণালী, কায়িক শ্রমের অভাব, অত্যধিক মানসিক চাপ ইত্যাদি যে কোন মানুষকে অসুস্থ ও রোগগ্রস্ত করে তোলে এবং উত্তরোত্তর মানসিক চাপ আরও বৃদ্ধি করে। অসামঞ্জস্যপূর্ন ও চাহিদা-ক্লিষ্ট জীবন ধারণ প্রণালীর কতকগুলি দৃষ্টান্তমূলক কুফল প্রকাশ পায়; যেমন - দুর্বল দৃষ্টিশক্তি, "সারভাইক্যাল" ও "লাম্বার স্পন্ডিলোসিস্ *(Cervical and Lumber Spondylosis)*, দৈহিক স্থূলতা, আধকপালে মাথা ধরা, মধুমেহ রোগ, উচ্চ রক্তচাপ, গেঁটে বাত ইত্যাদি। এই সব অসুখগুলো পরস্পরের সঙ্গে যুক্ত হয়ে দৈহিক অসুস্থতাকে আরও বাড়িয়ে দেয়; যার ফলে হৃদ্‌রোগ, হৃদ্ অবরোধ *(Heart Attack)* এবং পক্ষাঘাত ঘটাতে সাহায্য করে।

এই চাহিদাগুলো এক যোগে কাজ করে একটা ভয়ঙ্কর ঐক্যতানের সৃষ্টি করে এবং পরস্পরের উপর প্রতিক্রিয়া করে প্রত্যেকেই বাড়তে থাকে। নতুন দিনের সমাজের সঙ্গে সামঞ্জস্য রক্ষা করতে গিয়ে নতুন-নতুন উপাদান ও জ্ঞান অর্জন করতে হয় ও অধিকার অর্জন করতে হয়। ফলে সীমিত সময়ের মধ্যে আরও অনেক বেশী তথ্য ও কঠোর শ্রম বিশৃঙ্খল ভাবে এসে ভীড় করে। এই বাড়তি সমস্যাগুলোর (চাহিদাগুলোর) সমাধানে সময় খরচ হয়ে যায় অপ্রত্যাশিত গতিতে; ব্যায়াম বা ধ্যানের সুযোগ থাকে না। কেবলমাত্র স্বাস্থ্যকর খাদ্যের উপরেই সব প্রচেষ্টাকে নির্ভর করতে হয়।

জীবনের ভারসাম্য :

অগ্রবর্তী অংশে মানসিক চাপ সৃষ্টিকারী উপাদানগুলো, যারা বর্তমানের নিত্য নতুন ও দ্রুতপরিবর্তনশীল জীবন ধারণ প্রণালীর সঙ্গে যুক্ত, তাদের সম্পর্কে আলোচনা হয়েছে। এবার আমরা মানব জীবনের এই অপূর্ন অভাব ও চাহিদাগুলোকে পৃথক পরিবেশ ও দৃষ্টিকোণ থেকে দেখব। এই অভাব এবং চাহিদাগুলো যথাসময়ে এবং যথাযথভাবে না মিটলে বা নিয়ন্ত্রিত না হলে মানসিক চাপ সৃষ্টির যুদ্ধক্ষেত্র তৈরী করবে। আকাঙ্খিত চাহিদা যেমন ভাবে ঈপ্সিত ধৈর্য্যকে প্রভাবিত করবে, ঠিক সেই ভাবে মানসিক চাপও বৃদ্ধি পাবে। এই চাহিদাগুলো মানব জীবনের বিভিন্ন দিককে প্রভাবিত করে; ফলে কিছু-কিছু দিক অবহেলিত হয়ে সামঞ্জস্যহীনতা বা ভারসাম্যহীনতার সৃষ্টি করে।

যে আটটি দন্ড *(উপাদান)* জীবন চক্রকে ধরে রাখে, যদি তাদের দিকে একবার তাকাই, তবে জীবনের আদর্শ ভারসাম্য সম্পর্কে আমাদের ধারণা সুস্পষ্ট হয়ে যাবে। এগুলোকে আদর্শ ভারসাম্য অবস্থায় রাখার গুরুত্বের উপর নির্ভর করছে মানসিক চাপ সম্বরনের প্রাথমিক পদক্ষেপ।

(১) (Money) : টাকা-পয়সা বা অর্থ :

জ্ঞানী ব্যক্তিরা বলে গেছেন – "অর্থই অনর্থের মূল।" অবশ্যই স্বীকার্য যে, জীবনের প্রতি পদক্ষেপে - যেমন বাঁচতে গেলে, খাদ্য, বাসস্থান, আরাম, শখ, বিলাসিতা, রোগের চিকিৎসা ইত্যাদিতে অর্থ অত্যাবশ্যক। অস্বচ্ছল আর্থিক নিয়ন্ত্রণ, যুক্তিসঙ্গতভাবে বিনিয়োগ করতে না পারা বা খরচ সম্বন্ধে জ্ঞানের অভাব অনেক ব্যক্তিকে তার প্রকৃত অবস্থার চেয়েও দৈন্য অবস্থার মধ্যে নিক্ষেপ করে।

মানসিক চাপের চক্র

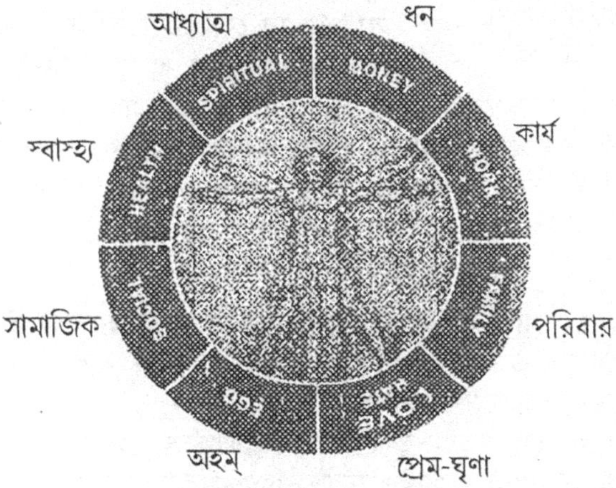

অদ্ভুত বিষয় হচ্ছে - যাদের প্রচুর সম্পদ আছে এবং যারা অতি অল্প সম্পদ নিয়ে কোনরকমে বেঁচে আছে - এই দু ধরনের মানুষই মানসিক চাপের শিকার। প্রত্যেকের স্মরন রাখা আবশ্যাক যে, সম্পদের অপ্রাচুর্য অনুভূত হয় সম্পদের পরিমানের স্বল্পতার জন্য শুধু নয়; অনুভূত হয় আকাঙ্খা ও সম্পদের মধ্যে ভারসাম্যহীনতার জন্য। যদি কোন ব্যক্তির ব্যয় অথবা প্রয়োজন তার আয়কে অতিক্রম করে, তবে তার মানসিক চাপ আসতে বাধ্য। সেজন্য কিছুটা সময় পরিকল্পনা তৈরীতে বিনিয়োগ করা প্রয়োজন। আয়-ব্যয়ের পরিকাঠামো এমন ভাবে তৈরী করতে হবে এবং ধরে থাকতে হবে যে, ব্যয় যেন আয়ের সীমার মধ্যে থাকে। পরিকল্পনা করতে অকৃতকার্য হলে সেটা হবে দু:খজনক। এ বিষয়ে উল্লেখযোগ্য বৈশিষ্ট্য হল মিতব্যয়ী হওয়া। অতএব প্রত্যেকের সচেষ্ট হওয়া প্রয়োজন কি ভাবে নিজ-নিজ আশা-আকাঙ্খাকে নিয়ন্ত্রণের মধ্যে রেখে উচ্চাকাঙ্খার স্বপ্ন দেখা যায়। অগ্রবর্তী আলোচনার বিষয়বস্তু হল কি ভাবে নিজেদের আকাঙ্খাগুলোকে নিয়ন্ত্রণের মধ্যে রাখা যায়।

(২) **Work and Vocation** = কাজ ও বৃত্তি *(পেশা)* :-

অনেকের ক্ষেত্রে যে কাজটি সে করে, সেই কাজটি তার মানসিক চাপের উৎস হয়। এ ক্ষেত্রে ব্যক্তিটি কত ঘণ্টা ঐ কাজটি করেছে, সে বিষয়টি বিবেচ্য নয়; মূল বিষয় ঐ কাজটিকে ঐ ব্যক্তি ভালবাসে কি না; অর্থাৎ কাজ করে আনন্দ বা সন্তুষ্টি পায় কিনা। *"কাজ বা পেশা সম্পর্কিত মানসিক চাপ"* তখনই আসে, যখন কোন ব্যক্তি কোন নির্দিষ্ট কাজ বা পেশায় আনন্দ পায় না এবং কাজটি দক্ষতার সঙ্গে সম্পূর্ণ করতে পারে না। অনেক ভাগ্যবান ব্যক্তি আছেন, যাঁরা তাঁদের বৃত্তিগত কাজে যথেষ্ট আবেগ ও আগ্রহ অনুভব করেন। যেমন শিল্পীরা, গায়করা, ক্রীড়াবিদরা -- এঁরা এ।দের কাজকে ভালবাসেন, কিন্তু এর দ্বারা একথা নিশ্চিত করে বলা যায় না যে, তাঁরা তাঁদের বৃত্তিমূলক কাজ সম্পর্কিত মানসিক চাপ থেকে সম্পূণ´ নিরাপদ বা মুক্ত। নিয়মিত অনুশীলন করা, অনুষ্ঠানের আয়োজন করা, প্রয়োজনীয় দৈহিক মান রক্ষা করা প্রভৃতি তাঁর জীবিকার অঙ্গ হলেও অনেক সময়ে এগুলো বিরক্তির কারণ বা মানসিক চাপের কারণ হতে পারে এবং আনন্দদায়ক নাও হতে পারে। অপর দিকে সময়কে যথাযথভাবে ব্যবহার না করার জন্যও মানসিক চাপের সৃষ্টি হতে পারে।

কাজের মধ্যে মানসিক চাপ হ্রাস করার জন্য প্রত্যেকেরই উচিত কাজের মধ্যে আনন্দ লাভ করা এবং কাজের ফল থেকে সন্তুষ্টি আহরণ করা। এর জন্য প্রত্যেককে উন্নত শৃঙ্খলাবোধের সৃষ্টি করতে হবে, কাজের প্রতি আগ্রহ বৃদ্ধি করতে হবে এবং নতুন-নতুন প্রতিদ্বন্দ্বিতায় অংশ গ্রহণ করতে হবে। অপর দিকে কাজের মধ্যে অত্যধিক নিযুক্তিকরনণও ভাল নয়। এটা একটা নেশার সৃষ্টি করতে পারে। একে কাজের নেশা বলা হয়। এর দ্বারা তার পেশাগত জীবনের বা চাকুরী জীবনের উন্নতি হতে পারে, কিন্তু স্বাস্থ্য ও ব্যবহারিক সম্পর্কের দিক থেকে অনেক বেশী মূল্য দিতে হয়।

(৩) **Family** : পরিবার :-

সামাজিক জীব হিসাবে প্রত্যেক মানুষের জীবনে তার পরিবারের প্রতি একটা গুরুত্বপূর্ণ ভূমিকা আছে, বিশেষতঃ মানসিক চাপ তৈরীর দিক থেকে। কোন একজন রোগীকে বলতে শোনা যায় -- সে সারা দিন কাজের মধ্যে থেকে আনন্দ পেয়েছে, কিন্তু যেই বাড়ী ফিরেছে, তার মানসিক চাপ বাড়তে আরম্ভ করেছে।

পরিবারের উচিত প্রত্যেককে যথাসম্ভব বেশী বিশ্রাম, আরাম এবং সমস্যার সমাধানে সাহায্য করা, যার দ্বারা মানসিক চাপ হ্রাস পায়। পরিবার হচ্ছে প্রাথমিক সামাজিক গোষ্ঠী বা দল, যেখানে মানুষ পেতে পারে ভালবাসা,

নিরাপত্তা এবং ব্যক্তিগত শ্রীবৃদ্ধি। এগুলো নির্ভর করে পরিবারের সদস্যদের মধ্যে সহজ বোঝাপড়া, সম্পর্ক এবং মানসিক আদান-প্রদানের দক্ষতার উপর। যদি পরিবারের সব সদস্যের সব অভাব মিটে যায়, তবে এই একক *(পরিবার)* প্রত্যেক মানুষকে তার মানসিক ও দৈহিক নিরাপত্তার একটা সুস্থির আশ্রয় দিতে পারে। পরিবার হতে পারে শান্তির কেন্দ্র।

কিন্তু ব্যক্তি স্বাতন্ত্রের জন্য ক্রমবর্দ্ধমান চাহিদা, সদস্যদের মধ্যে ভুল বোঝাবুঝি এবং বিভিন্ন সময়ে বিভিন্ন ধরণের চাহিদা সদস্যদের মধ্যে সুসম্পর্কের মাঝখানে চিড় ধরাচ্ছে ; ফলে মানসিক চাপ বাড়ছে।

(৪) Emotional Support = আবেগ-আপ্লুত সমর্থন বা সহানুভূতি :

এই সমর্থন বা সহানুভূতির অভাবকে অনেকে মানসিক চাপ সৃষ্টির কারণ হিসাবে বর্ণনা করেন। উপর থেকে কোন একজনকে মনে হতে পারে, তার আছে অদ্ভুত সুন্দরী জীবনসঙ্গিনী, সুন্দর পুত্র-কন্যা, প্রভাবশালী আত্মীয়-স্বজন এবং বিরাট বন্ধু-বান্ধবের চক্র। কিন্তু এ সবই ভ্রান্ত চিত্রকল্প বা ভ্রান্ত প্রতিমূর্তি হতে পারে; যার মধ্যে ভালবাসা ও সহানুভূতির কোন গভীরতা নাও থাকতে পারে। আমরা প্রচুর পরিমাণ শক্তি পেতে পারি, আবেগ-আপ্লুত সমর্থন বা সহানুভূতিপূর্ণ সমর্থন পেতে পারি আমাদের জীবনসঙ্গী বা সঙ্গিনীর কাছ থেকে, আত্মীয়-স্বজনের কাছ থেকে এবং বন্ধু-বান্ধবের কাছ থেকে ; কিন্তু বেশীর ভাগ ক্ষেত্রে দেখা যায় এই ভালবাসা ও প্রতিপালনের সামান্যতম কণাও এইসব সম্পর্কের মধ্যে থাকে না। অনেক ক্ষেত্রে আসে বিষোদগার।

পরিবারের মত এ ক্ষেত্রেও প্রয়োজন পারস্পরিক আস্থা, সম্মান, বোঝাপড়া। সব চেয়ে বেশী যা অবহেলিত হয়, তা হচ্ছে এই সম্পর্কগুলোকে রক্ষা করার প্রতি গুরুত্ব আরোপ। ব্যক্তি স্বাতন্ত্রের জন্য ক্রমবর্দ্ধমান দাবী, পেশাগত জীবিকার প্রয়োজনে গুরুত্বের কেন্দ্র পরিবর্তন, ক্রমবর্দ্ধমান নিত্য পরিবর্তনীয় সম্মতি বা নিত্য পরিবর্তনীয় সামঞ্জস্য বিধান, দ্রুত সাংকেতিক বিশ্বায়নের জন্য ক্রমবর্দ্ধমান বংশগত ফাঁক বা বৈষম্য; মানুষের-সাথে-মানুষের মধুর সম্পর্কের মাপকাঠিকে এবং মাপকাঠির সংজ্ঞাকে এগুলি পরিবর্তন করে দিচ্ছে। অধিক সংখ্যায় বিবাহ-বিচ্ছেদ, ক্ষুদ্র-ক্ষুদ্র পরিবার, সমাজের উত্তরোত্তর মাতৃজাতির ভূমিকা বৃদ্ধি ইত্যাদি দ্রুত সাধারণ জীবন ধারণ প্রণালীর পরিবর্তন সূচিত করছে এবং প্রত্যেকটি ব্যক্তি এই পরিবর্তনের সঙ্গে তাল মিলিয়ে চলতে সব সময় লড়াই করে চলেছে।

পারস্পরিক সহযোগিতা ও স্বার্থত্যাগের পরিবর্তে স্বার্থপরতার দ্বারা নিজেদের ক্ষতি সাধন করছে। পারিবারিক বিবাদ, টাকা ও বিষয়-সম্পত্তির জন্য খুন

নিত্য দিনের সংবাদ। এমনকি জ্ঞাতি ও শিশুদের উপর আর নির্ভর করা যাচ্ছে না। ব্যক্তি জীবনের ক্ষেত্রে মানসিক চাপের প্রধান কারণ আজকের এই বিচ্ছিন্নতা, একাকীত্ব ও নিরাপত্তাহীনতা। ভারতের শহরাঞ্চলের অবস্থা আরও করুণ।

যেহেতু সমাজ এবং অর্থনীতি একই সঙ্গে মিশে গেছে, সেক্ষেত্রে আবেগতাড়িত বিনিয়োগে প্রয়োজনীয়তা অনেক বেশী গুরুত্বপূর্ণ। এই ভারসাম্য রক্ষা করতে হলে প্রত্যেককে শিখতে হবে কোন প্রতিদানের আশা না করে নি:স্বার্থ ভালবাসা। ঠিক কাজগুলো করে যেতে হবে গুণগত মূল্যবোধ ও বিশ্বাসের উপর নির্ভর করে। ব্যক্তিগত প্রয়োজন ও মূল্যবোধ এবং সম্পর্ক যথাযথ ভাবে রক্ষা করে এই কাজগুলো সম্পাদন করতে হবে। এটাই হচ্ছে মূখ্য দায়িত্ব ও দক্ষতা।

(৫) Ego *(Individualism / Materialism)* অহম্ বা আমিত্ব *(ব্যক্তি স্বাতন্ত্রবাদ ও বস্তুতন্ত্রবাদ)* :

দেখা যায় যাদের যথেষ্ট অর্থ আছে, উৎসাহব্যঞ্জক কাজের পরিবেশ আছে, সুশৃঙ্খল পারিবারিক পরিবেশ আছে, সেখানে প্রত্যেকে পরস্পরকে সাহায্য করতে প্রস্তুত। কিন্তু মানসিক চাপ আসে প্রতি পদক্ষেপে, যখন কেউ নিজের ব্যক্তি সত্তাকে সবার উপরে বাড়িয়ে তুলতে চেষ্টা করে। অন্য সকলের উপরে নিজের ব্যক্তিত্বকে তুলে ধরার প্রচেষ্টা বর্দ্ধিত *“অহমিকা”*-র ফল। কোন একজনের এই অহেতুক ব্যক্তিত্ব প্রকাশের প্রচেষ্টাকে সংযত করা যায়, যদি তিনি সৎ ভাবে তার চারিত্রিক প্রক্ষোভগুলোকে চিনতে চেষ্টা করেন। চারিত্রিক ত্রুটি ও সকলের মধ্যে তার যথাযথ স্থান সম্বন্ধে যদি সচেতন হন, আত্মসমীক্ষা ও অনুগামীদের সম্মান করার মধ্য দিয়ে একটা বিনয়ের ও বন্ধুত্বের পরিবেশ সৃষ্টি যদি করতে পারেন, তবে এগুলো ঐ ব্যক্তির অহং সত্তাকে খুব বেশী পরিব্যপ্ত হতে দেবে না -- বাধা দান করতে পারে। অনেক সময় কোন কোন ব্যক্তির অপেক্ষাকৃত শ্রেষ্ঠত্বের বাক সর্বস্ব বহিঃপ্রকাশ ঐসব ব্যক্তির চারিত্রিক বিশুদ্ধতার চিহ্ন বা ছাপ হিসাবে ব্যবহৃত হয় তাদের অক্ষমতা, অকর্মণ্যতা ও তুলনামূলকভাবে নিরাপত্তাহীনতা ও নিকৃষ্টতাকে আড়াল করা জন্য। যখন ক্ষমতা ও সম্পদ অতি মাত্রায় অতি সহজে লাভ করা যায় অথবা আকস্মিকভাবে করায়ত্ত হয়, তখন এই ধরণের ব্যবহার মানুষের মধ্যে বৃদ্ধি পায়।

আধ্যাত্মিকতা, তাত্ত্বিক চিন্তাধারা এবং অপমানজনক অভিজ্ঞতা এসবের একটা ভারসাম্য আনতে পারে। কিন্তু দুর্ভাগ্যবশতঃ বেশীর ভাগ ব্যক্তিরা সেই ঘটনার জন্য অপেক্ষা করতে থাকেন, যা তাঁদের চরিত্র *(ব্যবহার)*-কে সংশোধন করবে। অথচ ইতিপূর্বেই তাঁরা আত্মসমীক্ষা বা আত্মানুসন্ধান করেন না। ঠকে বা ঠেকে শিখতে চান।

(৬) Social Interaction and Community Living = সামাজিক ঘাত-প্রতিঘাত এবং গোষ্ঠী জীবন :

মানুষ এক সমাজবদ্ধ জীব এবং অবশ্যই গোষ্ঠী জীবনে অভ্যস্ত। আমাদের চার দিকের গোষ্ঠী জীবন আমাদের একটি বৃহত্তর পারিবারিক জীবনের প্রতিরূপ, যেখানে আমরা বৃহত্তর জগতের বন্ধুত্ব, ভালবাসা ও সমর্থন পেতে পারি, তবে এখানে ব্যক্তিগত পারিবারিক জীবনের আন্তরিকতা নাও থাকতে পারে। এই বৃহত্তর সমাজ জীবনে বর্দ্ধিত পারিবারিকতায় ক্ষুদ্র সংখ্যক সদস্য সমন্বিত ছোট-ছোট সংসারের প্রভাব; বন্ধুদের, প্রতিবেশীদের ভূমিকা সামাজিক প্রতিষ্ঠা ও সমশ্রেনীভুক্ত ব্যক্তিদের কাজকর্ম খুবই গুরুত্বপূর্ণ। তারা যে কেবলমাত্র আবেগপূর্ণ সমর্থন, ভালবাসা ও পথপ্রদর্শকের পরিবেশ সৃষ্টি করে তাই নয়, এরা দৈহিক নিরাপত্তারও একটা আশ্বাস দেয়। একটি সুস্থ সামাজিক জীবন বিচ্ছিন্নতা ও আত্ম-বিশ্বাসহীনতার হাত থেকে রক্ষা করে। যেগুলি প্রত্যক্ষ ভাবে মানসিক চাপের কারণ। গোষ্ঠীর সেবা এবং স্বেচ্ছায় সেবামূলক কাজ করা মানসিক উৎকর্ষতাকে বৃদ্ধি করে ও সন্তুষ্টি বিধান করে।

(৭) Health care and fitness = স্বাস্থের যত্ন ও দৈহিক কর্মক্ষমতা :

মানবদেহ একটা মেশিনের মত। গুরুত্বপূর্ণ যন্ত্রপাতির মত এর সংরক্ষণ ও যত্ন নেওয়া গুরুত্বপূর্ণ বিষয়। কিন্তু দুর্ভাগ্যবশতঃ খুব কম সংখ্যক ব্যক্তি এই মেশিনের ক্ষয়ক্ষতি সম্পর্কে উৎকণ্ঠিত কিংবা নিয়মিত সুসংরক্ষণের বিষয়ে যত্নবান। এই ঘটনার কারণ হচ্ছে উত্তরোত্তর প্রত্যেক ব্যক্তিই ক্রমবর্দ্ধমান কাজের চাপে এবং জীবন ধারণ প্রণালীকে মসৃণ রাখতে আরও ব্যস্ত। এই মেশিন কি অদ্ভুত ভাবে কাজ করে -- এই বিষয়ে না জানার জন্য অথবা খুব অল্প জানার জন্য বা ভুল জ্ঞান থাকার জন্য প্রাথমিক অঘটন বা দুর্ঘটনাগুলো ঘটে। মানুষ তখনই বিষয়টি তুলে ধরে, যখন একটা বড় ধরণের অচলাবস্থার সৃষ্টি হয়।

যদিও বর্তমানে শরীর সম্পর্কে সচেতনতা বৃদ্ধি পাচ্ছে। অবশ্য এই দৃষ্টি সুন্দর দেহের দিকেই আবদ্ধ, যার মধ্যে দৈহিক কর্মক্ষমতার কোন নিশ্চয়তা নেই। শরীরকে যথাযথ আকারে রাখতে সাধারণ ভাবে রাসায়নিক ও শল্য চিকিৎসা পরিপূরক হিসাবে কাজ করে। পড়াশুনা ও প্রশিক্ষণ ছাড়া শরীর চর্চা, যথাযথ তত্ত্বাবধান ছাড়া যে কোন খাদ্য তালিকা বিপদের উদ্রেক করতে পারে। সেজন্য যথাযথ খাদ্যের জ্ঞান, ভালো খাদ্য তালিকা, নিয়মিত ব্যায়াম, ধ্যান এবং মানসিক চাপ হ্রাস করার কিছু প্রশিক্ষণ একটা সুস্থ জীবনের পথ দেখাতে পারে।

(৮) Spiritual : আধ্যাত্মিক :

দেবত্ব, নৈতিকতা, আধ্যাত্মিকতা অথবা যে কোন প্রতিশব্দ, যা আপনার পছন্দ তাই আপনার জীবনের গুরুত্বপূর্ণ পরিবৃত্ত তৈরী করতে পারে, যা আপনাকে জীবনে স্থায়ীত্ব, বিনয় এবং মানসিক শান্তি দিতে পারে। *'সর্বশক্তিমানে বিশ্বাস'* অথবা *'ধর্মীয় অনুশাসন'* কিছু-কিছু আদর্শ চিহ্নিত করতে পারে, যার দ্বারা জীবনে অনুসরণযোগ্য কিছু-কিছু মূল্যবোধের সৃষ্টি হতে পারে। একজন মানসিক ভারসাম্যযুক্ত মানুষ তাঁর চরিত্র বিশ্লেষনের ও নৈতিক আচরণের সমীক্ষা করতে পারেন, সমাজে তাঁর ভূমিকা কি এবং অনুগামীদের প্রতি তাঁর আচরণ কি হবে -- তা বিচার করতে পারেন। এগুলো চারিত্রিক ভারসাম্যের একটা মানসিকতা তৈরী করে, যা আপনার মানসিক চাপ এড়িয়ে যাওয়ার একটা প্রধান উপায় এবং জীবনকে যথাযথভাবে উপভোগ করতে পারেন।

(৯) Recognising Stress : মানসিক চাপকে চিহ্নিত করার উপায় :

আধুনিক বিজ্ঞান তার প্রযুক্তিগত বিশাল উন্নতি সত্ত্বেও মানসিক চাপ পরিমাপে ব্যর্থ হয়েছে। কারণ এর কোন নির্দিষ্ট একক নাই। এমনকি যেসব ব্যক্তি মানসিক চাপের শিকার, তাঁদের মধ্যে বেশীর ভাগ জানেন না, তাঁদের আশঙ্কাজনক অবস্থাটি কি? এরূপ হওয়ার কারণ তাণঁরা অনেক ক্ষেত্রে বিরূপ প্রতিক্রিয়া করেন অথবা মানসিক চাপের প্রত্যুত্তরে কোন প্রতিক্রিয়া করেন না কিংবা মানসিক চাপের লক্ষণগুলোকে লুকিয়ে রাখেন।

যদি মানসিক চাপের লক্ষণগুলো একবার স্পষ্ট ভাবে চিহ্নিত হয়, তবে কোন ব্যক্তি ঐ চাপের মুখে কি ধরণের প্রতিক্রিয়া করছেন -- তা বোঝা যায়। এই পদ্ধতি ঠিক ভাবে নির্ণয় করবে ঠিক প্রতিক্রিয়া কি হওয়া উচিত? যেহেতু এই লক্ষণগুলো বিভিন্ন ভাবে প্রকাশিত হয়, সেহেতু প্রধান কয়েকটি লক্ষণ নিম্নে বর্ননা করা হল।

(১) Behavioural Sympatoms = আচরণগত লক্ষণ সমূহ :

যাঁদের কোন নেশার অভ্যাস আছে, মানসিক চাপ তাঁদের নেশাকে বাড়িয়ে দেয়। যেমন – তামাকের নেশা, মদ বা উৎকট পানীয়ের নেশা; এগুলো বেশী পরিমানে গ্রহণ করতে থাকে। দৃশ্যমান লক্ষণগুলোর মধ্যে উল্লেখযোগ্য হচ্ছে অস্থির আচরণ যেমন -- হাঁটু কাঁপানো, আঙুল মোচড়ানো, দাঁত দিয়ে নখ কাটা বা মাথার চুল টানা বা ছেঁড়া ইত্যাদি। যেহেতু উচ্চ মানসিক চাপ যে কোন ব্যক্তির মনোনিবেশকে স্থানচ্যুত করে, সেহেতু অনেক সময় বিপজ্জনক ও নিয়ন্ত্রণহীন গাড়ী চালনা দৃষ্ট হয়। অনেক মানুষ হতাশাযুক্ত অবস্থায় নিজেকে সমাজ থেকে বিচ্ছিন্ন করে ফেলে এবং পোশাক ও শরীর সম্পর্কে অমনোযোগী হয়ে পড়ে।

আচরণগত লক্ষণগুলো প্রধাণতঃ এগুলো :-

১) ধূমপান

২) তামাক সেবন *(গুটকা ইত্যাদি)*

৩) বার-বার উত্তেজক পানীয় পান করা *(চা, কফি ইত্যাদি)*

৪) মদ খাওয়ার পরিমাণ বৃদ্ধি

৫) দাঁত দিয়ে নখ কাটা, হাঁটু ক্রমাগত কাঁপানো, চুল টানা ইত্যাদি

৬) অনিয়ন্ত্রিত ভাবে বিপজ্জনক বেগে গাড়ী চালানো

৭) সমাজ জীবন থেকে সরে আসা

৮) ভাবাবেগহীন দৃষ্টি

2) The Cognitive Symptoms: স্বগোত্র বা একই ধরণের লক্ষণ :-

মানসিক চাপজনিত প্রতিক্রিয়া প্রকাশ পায় বিস্মরণশীলতার মধ্য দিয়ে, কৌতুক রসবোধের অভাবের মধ্য দিয়ে এবং লক্ষ্যহীনতার মধ্য দিয়ে। মানুষ *'ভোলামন'* ও বিস্মৃতির শিকার হয়। মানসিক চাপযুক্ত মানুষ চরম অবস্থার প্রতিক্রিয়া করে। দুটো রেখার মধ্যবর্তী অংশের পাঠোদ্ধার করতে অসুবিধা বোধ করে অথবা যে কোন ধরনের আবেগাবিষ্ট কথোপকথন বুঝতে পারে না। এটা হওয়ার কারণ হচ্ছে তার অধৈর্য্যভাব ও উৎকণ্ঠা, যা তার ভালো-মন্দ বিচার করার শক্তি বা ক্ষমতাকে কেড়ে নেয়।

স্বগোত্র লক্ষণগুলো নিম্নে বর্ননা করা হল :-

১) কৌতুক রসবোধের অভাব

২) স্মৃতিশক্তির অভাব

৩) বিস্মরণশীলতা

৪) সাধারণ বুদ্ধির অভাবণ

৫) চিন্তায় স্বচ্ছতার বা পরিচ্ছন্নতার অভাব

৬) অস্থিরচিত্ততা

৭) অকারণে ভয়।

৮) কালো এবং সাদা বস্তুর চিন্তা।

3) **Emotional Symptoms** : আবেগপ্রসূত লক্ষণ সমূহ :-

অত্যধিক মানসিক চাপ মানুষের মধ্যে চূড়ান্ত বিরক্তি, অধৈর্য্যতা আনতে পারে এবং কখনো-কখনো মানুষকে আক্রমণাত্মক ও হিংসাত্মক ব্যবহারসম্পন্ন করেও তুলতে পারে। অহেতুক ভয়, হতাশা ও নিরাপত্তাহীনতায় অনেক মানুষ এই রোগে ভুগতে থাকে। মানসিক চাপ অনেক সময় নিদ্রাহীণতা ও খারাপ স্বপ্ন আনতে পারে।

আবেগজনিত লক্ষণগুলো সংক্ষেপে এগুলো :-

১। চূড়ান্ত বিরক্তি বা অস্থিরতা

২। হঠাৎ রেগে যাওয়া

৩। অহেতুক ব্যস্ততা

৪। সর্বক্ষন একটা উৎকণ্ঠার মধ্যে থাকা

৫। হতাশার অনুভুতি

৬। অহেতুক ভয়

৭। নিরাপত্তাহীনতার ভাব অনুভব করা

৮। অকারণে আক্রমণাত্মক হওয়া

৯। নিদ্রাহীনতা

১০। খারাপ স্বপ্ন দেখা

4) **Physical Symptoms** : দৈহিক লক্ষণ সমূহ :

মানসিক চাপের দৈহিক প্রতিক্রিয়া দেখা যায় কাঁধের পেশীতে, গলায় এবং পৃষ্টদেশে টান-টান ভাব বা উত্তেজনার আকারে, যা যন্ত্রণার সৃষ্টি করে। শ্বাস-প্রঃশ্বাস খুব দ্রুত এবং অনিয়মিত হতে থাকে; মুখগহ্বর শুকিয়ে যায়; অনেকের হাতের তালুতে ঘাম হতে থাকে এবং ঠান্ডা আঙ্গুলগুলো মানসিক চাপের অদ্ভুত লক্ষণ প্রকাশ করে। প্রচলিত বাক্‌ধারা *"কোথা থেকে ঠান্ডা ঘাম আসে"* বোঝা যায়। অন্য সব শারীরিক লক্ষণগুলো পাকস্থলীতে অবরোধ, হাত কাঁপা, বার-বার প্রস্রাব করা ইত্যাদি। প্রধান শারীরিক লক্ষণগুলো নিম্নে বর্নিত হল :-

১) পেশীর টান *(কাঁধের যন্ত্রণা, পিঠের যন্ত্রণা ইত্যাদি)*

২) অনিয়মিত শ্বাস-প্রঃশ্বাস

৩) মুখগহ্বর শুকিয়ে যাওয়া

৪) হাতের তালুতে ঘাম হওয়া

৫) হাতের আঙ্গুলগুলো ঠান্ডা হয়ে যাওয়া

৬) পাকস্থলীতে স্ফীত বা জট পাকানো অবস্থা

৭) হাত কাঁপা

৮) বার-বার অল্প সময়ের মধ্যে প্রস্রাব করা

উপরোক্ত তালিকাতে মানসিক চাপের সব লক্ষণগুলো নাই; অনেকগুলো লক্ষণের মধ্যে মাত্র কয়েকটা। যথাযথভাবে এই প্রতিক্রিয়া এবং প্রত্যুত্তরকে চিহ্নিত করা যায় তখনই, যখন কেউ মানসিক চাপপূর্ণ অবস্থার সঙ্গে লড়াই করে।

দ্বিতীয় অধ্যায়

মানসিক চাপের প্রভাবযুক্ত মনস্তত্ত্ব *(মনোবিদ্যা)* এবং শারীর বিজ্ঞান

যেহেতু ভারসাম্যহীন জীবন ধারণ প্রণালীতে মানসিক চাপ অতি সহজে প্রভাব বিস্তার করতে পারে, সেহেতু জীবনের বিভিন্ন খন্ডগুলোর মধ্যে যথাযথ ভারসাম্য রক্ষা করাটা অত্যন্ত গুরুত্বপূর্ণ। এই সম্বন্ধে ইতিপূর্বেই আলোচিত হয়েছে। বিপজ্জনক কেন্দ্রগুলোকে চেনার জন্য মানসিক চাপের কারণগুলো আলোচিত হয়েছে।

কিছু মানুষ আছেন, যাঁরা যে কোন অবস্থাতে অতি সহজে প্রতিক্রিয়া করতে অভ্যস্ত এবং তাঁর নিজের এবং সঙ্গীদের মানসিক চাপের উৎস গতৈরী করতে অভ্যস্ত। এসবের কারণ হচ্ছে তাঁদের চারিত্রিক কিছু বৈশিষ্ট্য, যা তাঁদেরকে মানসিক চাপের শিকার হিসাবে প্রতিপন্ন করে। কোন একজনের ক্ষেত্রে এই সব বৈশিষ্টের প্রাধান্য ঐ ব্যাক্তিকে A type বা প্রথম শ্রেণীর ব্যক্তিত্ব হিসাবে গণ্য করে।

Type A and Type B Personalities: (প্রথম শ্রেণীর এবং দ্বিতীয় শ্রেণীর ব্যক্তিত্ব) :

একজন প্রথম শ্রেণীর ব্যক্তিত্বসম্পন্ন লোক তাঁকেই বলা হয়, যাঁকে পরিচালন করা কঠিন, যিনি প্রতিযোগিতামূলক, আক্রমণাত্মক এবং পরিবর্তনশীল। এই ব্যক্তি সময়ানুবর্তিতা সম্বন্ধে সংস্কারবদ্ধ এবং সাধারণত: সব কাজে পূর্ণতাবাদী। যিনি 'T'-গুলোকে পছন্দ করেন, 'i'-গুলোকে বাদ দেন। সাধারণত: এই সব কাজের বিষয় নেশাগ্রস্ত এবং সব সময় ঘড়ির আগে ছুটতে চায়। এই সব

ব্যক্তিরা মাত্রাতিরিক্ত উচ্চাকাঙ্খী, অপরের উপর প্রভাব বিস্তার করতে চায় এবং অপরের কথা কম শোনে, উপরন্তু অপরের কথা বাধা সৃষ্টি করে। যেহেতু এই সব ব্যক্তি নিজেকে খুব বেশী প্রকাশ করতে আগ্রহী এবং অত্যধিক অনুভূতিপ্রবন, সেজন্য এসব ব্যক্তিরা কম সহানুভূতির পাত্র হন এবং সহজে উপেক্ষিত হন।

রাস্তায় চলার সময় এই সব ব্যক্তিরা গন্তব্যস্থলে যাওয়ার জন্য স্বল্প দৈর্ঘ্যের পথটি বেছে নেন, উচ্চ শব্দে গাড়ীর হর্ণ বাজান, রাস্তায় চলার নিয়মকে *(Traffic Rules)* গালাগালি দেন কোন স্থানে তাড়াতাড়ি পৌছানোর জন্য। সারিতে দাঁড়ানো বা শ্লথ গতিসম্পন্ন স্বয়ংক্রিয় সিঁড়ি এই সব মানুষের বিরক্তি বাড়িয়ে দেয়। এমনকি বাড়ীতেও এই সব ব্যক্তিরা সব সময় চেষ্টা করেন একই সময়ে এক সঙ্গে অনেক কাজ করে ফেলতে। কর্মক্ষেত্রে এই সব ব্যক্তিরা যেহেতু উচ্চাকাঙ্খা সমন্বিত কার্যসূচীর দ্বারা পরিচালিত, সেহেতু সেখানে এঁরা কাজগুলিকে যথাসম্ভব টেনে নিয়ে যান, আরও কাজ দাবী করেন এবং অনেক সময় নিষ্ঠুর ভাবে কাজ করতে থাকেন। সামাজিক অনুষ্ঠানে দেখা যায়, কোন থিয়েটারের আসনে এই ব্যক্তি চঞ্চল ও অস্থির, কিন্তু সাধারণ কথোপকথন ধৈর্য্য সহকারে শুনতে ভীষণ ব্যস্ত।

প্রথম শ্রেণীর ব্যক্তিত্বসম্পন্ন মানুষদের নিম্নলিখিত মূল লক্ষণগুলো দেখে চেনা যায় :-

১) পরিচালনা করা কষ্টসাধ্য
২) প্রতিযোগিতামূলক
৩) আক্রমণাত্মক
৪) প্রতিক্রিয়াশীল
৫) অতি বেশী সময়ানুবর্তী
৬) অপরের উপর নিজের প্রভাব বিস্তার
৭) সদাই সময়ের অভাব
৮) প্রত্যেক কাজে পরিপূর্ণতাবাদী
৯) হঠাৎ ক্রোধের উদ্রেক
১০) বদ্ধ সংস্কারচ্ছন্ন
১১) অধৈর্য্য
১২) নিজের সম্পর্কে কথা বলতে ভালবাসে
১৩) অপ্রাসঙ্গিক বিষয়ে
১৪) কাজের নেশা কথা বলতে ভালবাসে না
১৫) অযথা সমালোচিত
১৬) প্রচন্ড ক্রোধের সঙ্গে প্রতিক্রিয়া করে হয়েছে বলে মনে করে
১৭) যে কোন বিষয়ে সময়ের জরুরী অনুভব করা
১৮) ক্ষিপ্ত বিরক্ত
১৯) অপরকে সব সময় দেখাতে চায়, যে কোন কাজ ঠিক কি ভাবে করা যায়
২০) অপরের কথায় বাধার সৃষ্টি করা

এই সব বৈশিষ্ট্যগুলো সকলের সামনে তুলে ধরে একজনকে যে ব্যক্তি তার পরিবেশকে নিয়ন্ত্রণ করতে চেষ্টা করে; যে কোন অবস্থায় কর্তৃত্ব করতে চেষ্টা করে কেবলমাত্র ইচ্ছাশক্তি, ব্যক্তিত্ব এবং দীর্ঘ কর্ম তালিকার দ্বারা। ফলে প্রথম শ্রেণীর ব্যক্তিরা সহজে প্রতিদ্বন্দ্বিতার সম্মুখীন হয় এবং চূড়ান্ত আবেগপ্রসূত ও শারীরিক ভীতি হিসাবে পরিবর্তন, নতুন ধারণা ও ভাব গ্রহণ করে। এসবগুলো যে কোন একজনকে একটি অদ্ভুত অতিকায় প্রাণী বা দৈত্য-দানব তৈরী করতে পারে। কিন্তু সৌভাগ্যবশত: কোন একজনের পক্ষে একই সময়ে এতগুলো চারিত্রিক দোষের অধিকারী হওয়া সম্ভব নয়। অপর পক্ষে এমন একজনকেও পাওয়া যাবে না, যার মধ্যে এই বৈশিষ্ট্যগুলোর একটাও নেই। যেহেতু প্রত্যেক ব্যক্তিই এক-একটি পৃথক-পৃথক সত্ত্বা, বিভিন্ন অবস্থায় তাদের প্রতিক্রিয়াও বিভিন্ন রকমের হয়।

যে সব ব্যক্তির উপরোক্ত বৈশিষ্ট্যগুলোর মধ্যে মাত্র অল্প কয়েকটা আছে, তাঁদেরকে দ্বিতীয় শ্রেণীর ব্যক্তিত্ব হিসাবে চিহ্নিত করা হয়। অদ্ভুত ভাবে এই সব ব্যক্তিরা পেছন দিকে থাকতে ভালবাসে এবং শান্তিপ্রিয় হয়। আচার-আচরণে ভদ্র, বাস্তববাদী আকাঙ্খা, বিশ্রাম ও বিনোদনের সময় খুঁজে পায় এবং নিজের প্রয়োজন অনুসারে কাজ করে। সময়তাড়িত না হয়ে এবং করুণাপূর্ণ হওয়ার জন্য এই সব ব্যক্তিরা সাধারণত: ধৈর্য্যশীল শ্রোতা হয় এবং কোন বৈপরীত্বের ক্ষেত্রে *"ক্ষমা কর ভুলে যাও"* - আদর্শ অনুসরণের পক্ষপাতী হয়।

নিম্নলিখিত লক্ষণগুলোর উপর ভিত্তি করে দ্বিতীয় শ্রেণীর ব্যক্তিত্বদের চিহ্নিত করা যায়:-

১) দেহমনকে এলিয়ে দেওয়া / চিত্তবিনোদন

২) আবেগহীনভাবে চলা

৩) সময়ানুবর্তী - যা হওয়া উচিত

৪) সহযোগিতার মনোভাব

৫) কদাচ ক্রোধ প্রকাশ করে

৬) অন্তর্মুখী নয়, সহজে মনের দরজা খুলে যায়

৭) ব্যক্তিগত সাফল্য প্রকাশ করার প্রয়োজন বোধ করে না

৮) অপরকে সন্দেহাবসর দান করে

৯) সহজে ভুল স্বীকার করে

১০) নমনীয়

১১) পরাজয়কে সহজে মেনে নেয়

১২) শত্রুদের এবং হতবুদ্ধি অবস্থাগুলোকে ভুলে যায়

১৩) অপরকে উৎসাহিত করে ও প্রশংসা করে

১৪) পরিশ্রান্ত হলে কাজ বন্ধ করে দেয়

১৫) উত্তেজিত হয় না

১৬) কখনো চরম অবস্থা বা শব্দ ব্যবহার করে না

১৭) নিজের দোষ-ত্রুটি জানতে চায়

১৮) সহজে কার্যভার হস্তান্তর করে

১৯) বেশীর ভাগ কৌতুক উপভোগ করে

২০) *"অহং"* সমস্যা কম

এই সব চরিত্রগত বৈশিষ্ট্যগুলো আসে আমাদের পরিবেশ, জীবনধারণ প্রণালী ও অভিজ্ঞতার মাধ্যমে; প্রথম শ্রেণীর ব্যক্তিদের চারিত্রিক বৈশিষ্ট্যগুলো চিহ্নিত করা হলে যে কোন মানুষের আচরণকে নিয়ন্ত্রিত করতে পারা যায়। ফলে মানসিক চাপের পরিমাণকে হ্রাস করতে পারা যায়। যদিও এই পরীক্ষা সুনির্দ্দিষ্ট ফলপ্রসূ নয়, তবু কিছু কিছু আচরণের ক্ষেত্রে এই পরীক্ষা সাধারণ পথপ্রদর্শক হিসাবে কাজ করে। জানিয়ে দিতে পারে মানসিক চাপের কারণগুলি।

Body's Response to Stress : মানসিক চাপের ক্ষেত্রে দৈহিক প্রতিক্রিয়া :

যেহেতু ইতিপূর্বেই আলোচিত হয়েছে কি ভাবে দু ধরণের ব্যক্তিত্ব একটি মানুষের মানসিক গঠনকে মানসিক চাপ অবস্থার সঙ্গে যুক্ত করে। মানসিক চাপের সঙ্গে আচরণ বা বোঝাপড়া করতে মানুষের শরীর কিছু-কিছু কাজের গতিকে বৃদ্ধি করে। এটা ঠিক একটা স্বয়ংক্রিয় নিরাপত্তা ব্যবস্থার মত, যা একটা আপৎকালীন জরুরী অবস্থায় বিভিন্ন যন্ত্রাংশকে প্রচন্ড ভাবে চালিত করে, অত্যধিক মানসিক যা চরম শারীরিক প্রতিক্রিয়ার সৃষ্টি করে, দেহ-মনের উপর এগুলির পার্শ্ব প্রতিক্রিয়া অস্বাস্থ্যকর।

তাৎক্ষনিক মৃত্যুর ঝুঁকি আছে, এমন অবস্থা বা হঠাৎ প্রতিদ্বন্দ্বিতার অবস্থায় দেহ অস্বাভাবিক প্রতিক্রিয়া তৈরী করতে পারে। এমন সব গল্প শোনা যায়, যেখানে কোন ব্যক্তি একটি অতিকায় বন্য জন্তুর সঙ্গে যুদ্ধ করতে যাচ্ছে বা পূর্ববর্তী কোন ব্যক্তির চেয়ে দ্রুততর গতিতে দৌড়চ্ছে কিংবা বেঁচে থাকার জন্য কল্পনাতীত অধিক পরিমাণ ভারোত্তোলন করেছে। খেলাধূলার তথ্য-ভান্ডার রেকর্ড গড়ায় ইতিহাসে ভরা।

এই উদাহরণগুলো যতই সংক্ষিপ্ত হোক, এগুলি ব্যক্তি মানসে একটি বিরাট প্রতিদ্বন্দ্বিতার সৃষ্টি করে।

* জীবনের ঝুঁকিপূর্ণ অবস্থাগুলোও মানব মনের দৃঢ় প্রতিজ্ঞার মাধ্যমে অবিশ্বাস্য ক্ষমতার প্রকাশ করে। উপরন্তু এই সব সংক্ষিপ্ত একক অবস্থাগুলো মানসিক চাপ সৃষ্টিকারী অবস্থাগুলোকে অনণ্যসাধারণ ক্ষমতায় রূপান্তরিত করে।

এ ঘটনা বেশীর ভাগ সময়ে দেখা যায় - যখন কোন একজন মানুষ মানসিক চাপ সমন্বিত কোন প্রতিদ্বন্দ্বিতার সম্মুখীন হয়, তখন সে এগিয়ে যেতে থাকে, কদাচ তার জীবনের ঝুঁকি দেখা যায়। এই সব থেকে তার ভবিষ্যত জীবনের পরিকল্পনা, সকলের সঙ্গে সম্পর্কের ভারসাম্য, ভবিষ্যতের আর্থিক পূর্বাভাস, জীবন ধারণ প্রণালীর পরিবর্তন বা নতুন-নতুন অবস্থার মধ্যে প্রবেশ ইত্যাদি সূচীত হয়।

* মানসিক চাপের প্রতিক্রিয়ার ফলে দেহের মধ্যে *'হরমোন'*-গুলোর নি:সরন আরম্ভ হয়। এগুলো হচ্ছে *"অ্যাড্রোনালাইন"(Adrenaline)* এবং *"কর্টিসলস্"*। শারীরিক প্রতিক্রিয়া নির্দ্ধারনে *"অ্যাড্রোনালাইন"* -য়ের ভূমিকা খুবই গুরুত্বপূর্ণ। পরবর্তী অনুচ্ছেদে এই বিষয়টি আরও বিশদভাবে আলোচিত হবে।

দেহের উপর এই সব হরমোনের নি:সরনের ফল হচ্ছে হৃদ্স্পন্দন এক লাফে বেড়ে যাওয়া, হৃদ্স্পন্দনের গতি বৃদ্ধি হওয়া এবং বুক ধড়ফড় করা। দেহের মধ্যে খুব দ্রুত রক্ত সঞ্চালিত হতে থাকে; হৃদ্স্পন্দন বৃদ্ধির সঙ্গে-সঙ্গে ধমনীগুলো সঙ্কুচিত হতে থাকে এবং এর ফলে রক্তের চাপ বৃদ্ধি পায় এবং ধমনীগুলোর দ্রুত অনিচ্ছাকৃত আকস্মিক আক্ষেপ শুরু হয়। *"অ্যাড্রোনালাইন"* হরমোন নি:সরন পেশীগুলোকে সঙ্কুচিত করে এবং এর ফলে শরীরে অনেক বেশী অক্সিজেনের প্রয়োজন হয়। *"অ্যাড্রোনালাইন"*-য়ের গতি অনেক বেড়ে যায়। এর ফলে দ্রুত অথচ অনিয়মিত শ্বাস-প্রঃশ্বাস চলতে থাকে।

Effect of Excessive Stress on the Body : (দেহের উপর অত্যধিক মানসিক চাপের ফল):-

মানসিক চাপের ফল বেশীর ভাগই দেহের উপর এবং মনের উপর খারাপ প্রতিক্রিয়া করে।

১) হৃদ্স্পন্দনের গতি বৃদ্ধি করে

২) রক্তচাপ বৃদ্ধি করে

৩) পেশীগুলোতে টান-টান অবস্থার বৃদ্ধি করে

৪) G.S.R.হ্রাস পায়

৫) শ্বাস-প্রঃশ্বাসের গতি বৃদ্ধি হয়

৬) অক্সিজেনের প্রয়োজন বৃদ্ধি পায়

৭) ধমনীগুলোর সঙ্কোচন ও সম্প্রসারন বৃদ্ধি পায়

৮) "এস. কর্টিসল" *(S. Cortisol))*বৃদ্ধি পায়

৯) "এস. ক্যাটেকোলামাইনস" *(S. Catecholamins)* বৃদ্ধি পায়

১০) রক্তে শর্করার মাত্রা বাড়ে

১১) "সিরাম কোলেষ্টেরল" বৃদ্ধি পায়

১২) পাকস্থলীতে অম্ল রস বৃদ্ধি পায়

১৩) রক্ত জমাট হওয়ার প্রবণতা বৃদ্ধি পায়

১৪) মুখের লালা শুকিয়ে যায়

১৫) অন্ত্র ও মূত্রথলির সুস্থ অবস্থা বিঘ্নিত হয়

এই হরমোন নি:সরনের ফলে অন্য যেসব প্রতিক্রিয়া দেখা যায়, তা হচ্ছে "সিরাম কোলেষ্টেরল" লাফ দিয়ে বেড়ে যাওয়া এবং পাকস্থলীতে অম্ল রসের উদ্ভব। এই দুটিই মানব দেহের বিভিন্ন কাজকে গতিসম্পন্ন করতে জ্বালানী হিসাবে কাজ করে। শরীরে চামড়ার বৈদ্যুতিক প্রতিরোধ ক্ষমতা কমে যায়, যেহেতু মানসিক চাপপ্রসূত ঘর্মাক্ততা চামড়ার বহি:পৃষ্ঠকে বিদ্যুৎ পরিবাহিতার স্বপক্ষে আনে।

এই ঘটনা মানসিক চাপের স্তরের তারতম্যকে পরিমাপের একটা সুযোগ এনে দেয়। পরবর্তী অধ্যায়ে এ সম্পর্কে শারীরিক পুনর্বিচারের জন্য আলোচনা করা হবে।

পাকস্থলীতে অম্ল রস নি:সৃত হওয়ার সুস্পষ্ট প্রতিক্রিয়া হিসাবে পাকস্থলীতে ঘায়ের সৃষ্টি হতে পারে এবং ক্রমাগত উচ্চ রক্তচাপ হৃদ্‌রোগের আক্রমন ঘটাতে পারে। আর যেসব প্রতিক্রিয়া দেখা যায়, তা হচ্ছে মুখের লালা শুকিয়ে যাওয়ার ফলে মুখগহ্বর খুবই শুষ্ক অবস্থায় থাকে। অন্ত্র ও মূত্রথলির সুস্থ অবস্থার অবনতি ঘটে, কোষ্টকাঠিন্য দৃষ্ট হয়। পরবর্তী অধ্যায়ে লক্ষণগুলোকে চেনা এবং যথাযথ প্রতিক্রিয়া করে মানসিক চাপের স্তরকে কি ভাবে হ্রাস করা যায়, তা আলোচিত হয়েছে।

Functioning of the Brain (Rational and Emotional Cortex): মস্তিষ্কের কাজ (যুক্তিবাদী বহিরাবরণ ও আবেগ উৎপাদনকারী বহিরাবরণ) :

বিগত ছয় দশক মস্তিষ্ক সম্বন্ধে প্রচুর তথ্য সরবরাহ করেছে। নতুন ও জটিল প্রযুক্তিবিদ্যা চিকিৎসা বিজ্ঞানের গবেষণার বহু দরজা খুলে দিয়েছে, কিন্তু এখনো অনেক ফাঁক থেকে গেছে অজানা, বিশেষত: সেই সব রোগ সম্পর্কে, যেসব রোগের জন্ম বা সৃষ্টি মস্তিষ্কের মধ্যে হয়। একটা জটিল স্নায়বিক প্রেরকগুলোর বুনন, স্নায়বিক নালীপথ এবং অসংখ্য কেন্দ্র সম্পর্কে বিশদ ভাবে বিশ্লেষন হয়েছে বটে, কিন্তু এই সমস্তগুলোকে আয়ত্তাধীনে রাখার বিষয়টি এখনো উহ্য আছে বা স্থির ভাবে সংজ্ঞা দেওয়া হয়নি।

আমরা যে জ্ঞান পেয়েছি, তা থেকে এটা খুব স্পষ্ট করে বোঝা যায় যে, মস্তিষ্কের নির্দ্দিষ্ট দুটি অঞ্চল আছে – "সেরিব্রাল কর্টেক্স" *(Cerebral Cortex)* এবং "ইমোশনাল কর্টেক্স" *(Emotional Cortex)*। মস্তিষ্কের বাকী অংশগুলো *(থ্যলামাস - Thalamus, মিড্‌ব্রেন - Midbrain, পনস্‌ - Pons, মেডুলা - Medulla, সেরিবেলাম - Cerebellum)* এই দুই অঞ্চলকে যথাযথ ভাবে কাজ করতে সাহায্য করে; এই দুই অঞ্চলকে দেহের বিভিন্ন অংশের সঙ্গে যুক্ত করে; সেরিব্রাল বহিরাবরণ ও ইমোশনাল বহিরাবরণ দ্বারা গঠিত মানব দেহের মধ্যে যে প্রধান পরিগনক যন্ত্র আছে, তার ভিতরে ও বাইরে সংবাদ পরিবহন করে।

Cerebral Cortex-"সেরিব্রাল কর্টেক্স" বা সেরিব্রাল বহিরাবরণ খুবই উন্নত এবং আমাদের সব রকম ইন্দ্রিয়গ্রাহ্যতা, দেহ সঞ্চালন, বিশ্লেষন ক্ষমতা, যুক্তিসঙ্গত চিন্তাধারার জন্য দায়ী। জীব জগতে মানুষকে কর্তৃত্ব করতে সক্ষম বা সমর্থ করে তুলেছে মানব দেহের এই অঞ্চল। এই অঞ্চলের কয়েকটি সুনির্দ্দিষ্ট ভাগ আছে। অন্য সব কাজ ছাড়াও এই ভাগগুলো যে বিশেষ কাজগুলো করে, তা হচ্ছে দেহের দৃষ্টিশক্তি, শ্রবণ শক্তি, বিভিন্ন অঙ্গ-প্রত্যঙ্গের সঞ্চালন ইত্যাদিকে আয়ত্তাধীন রাখা ও পরিচালনা করা। মস্তিষ্কের ক্ষমতা আছে কোন একটা দৃশ্যমান সূত্র ধরার, তাকে পুরোপুরি বিশ্লেষন করার, কি প্রতিক্রিয়া করতে হবে তা নির্দ্ধারন করা এবং সঙ্গে-সঙ্গে সেই কাজ সম্পূর্ণ করতে প্রয়োজনীয় অঙ্গ-প্রত্যঙ্গকে তড়িৎ বেগে চালু করা। এত সব করতে মস্তিষ্কের সময় লাগে এক সেকেন্ডের এক ক্ষুদ্রাংশ।

আমার দিকে এক টুকরো পাথর ছোঁড়া হয়েছে; মূহুর্তের মধ্যে চোখ এই বিষয়টি *"সেরিব্রাল কর্টেক্স"* জানিয়ে দিল; সেরিব্রাল বহিরাবরণ সঙ্গে-সঙ্গে বিশ্লেষন করে ফেলল পাথর টুকরোটার আকার, গতি, লক্ষ্যবস্তু এবং আমার

দেহকে আঘাত করার সম্ভাবনা কতটুকু; সঙ্গে-সঙ্গে বিশ্লেষন করার পর দেহের শত-শত পেশীকে সঞ্চালিত হতে আদেশ দিল। যার ফলে ধাবমান পাথরের পথ থেকে দেহকে দূরে সরিয়ে নিয়ে দেহকে আঘাত থেকে রক্ষা করল। এসব করতে মস্তিষ্কের সময় লাগে এক সেকেন্ডের অতি ক্ষুদ্র এক ভগ্নাংশ। *"সেরিব্রাল"* বহিরাবরণ নামক হিসাব রক্ষক ও কার্য পরিচালক অঙ্গের বিশেষ ক্ষমতা।

"সেরিব্রাল কর্টেক্স" বিশাল পরিমাণ তথ্য গুদামজাত করে ধরে রাখতে পারে, আবার মূহুর্তের মধ্যে সেগুলোকে ফিরিয়ে আনতে পারে এবং তৎক্ষনাৎ নির্ভুলভাবে ঐগুলো ব্যবহার করতে পারে। এটা অনেকটা পরিসংখ্যান ভিত্তিক পদ্ধতিতে কাজ করা, তবে মানুষের তৈরী যে কোন কম্পিউটারের চেয়ে বেশি কর্মক্ষম।

দীর্ঘ কুড়ি বছর পর মন্টি নামে আমার এক বন্ধুর সঙ্গে দেখা হয়েছিল। সঙ্গি-সঙ্গে *"সেরিব্রাল কর্টেক্স"* তার মুখের মত যত মুখমন্ডল মস্তিষ্কের জমা ফাইলের মধ্যে আছে, তাদের মেলাতে আরম্ভ করল। হাজার-হাজার মুখের মধ্যে মন্টির মুখের ফাইলটা খুলে গেল আমার সামনে। আমি শুরু করলাম কথা বলতে - তার ভাই সম্পর্কে, তার পারিবারিক জীবন সম্বন্ধে, তার অতীত জীবন সম্বন্ধে এবং আরও অনেক বিষয় সম্বন্ধে কথা বলতে আরম্ভ করলাম, যেমন ভাবে পরিসংখ্যান আমার সামনে *(স্মৃতিতে)* উম্ঘাটিত হতে লাগল। প্রতেকটি ঘটনা ঘটেছে তাৎক্ষনিক ভাবে। এই হচ্ছে *"সেরিব্রাল কর্টেক্স"*-য়ের বিস্ময়কর কর্মক্ষমতা।

"সেরিব্রাল কর্টেক্স" যুক্তিবাদীও বটে। যে কোন অবস্থাকে স্পষ্ট ভাবে বুঝতে পারে এবং আমাদের প্রায় সকল কাজের অন্তর্নিহিত অর্থ বা প্রতিফলন খুব পরিস্কার ভাবে বিশ্লেষন করতে পারে।

এই গ্রন্থি *(সেরিব্রাল কর্টেক্স)* জানে কোন্ খাদ্যটা শরীরের পক্ষে ভালো এবং কোন্টা খারাপ। এটা একটা বুদ্ধিমান মেশিন বা যন্ত্র, যা আমাদের শরীরকে, আমাদের কাজগুলোকে এবং সহস্র-সহস্র কোষকে নিয়ন্ত্রিত করে, যতদিন আমরা বেঁচে থাকি।

অপর পক্ষে আবেগতাড়িত অথবা অঙ্গ সম্পর্কিত বহিরাবরণ *(Emotional or Limbic Cortex)* থাকে সেরিব্রাল বহিরাবরণের ঠিক নীচে। এর মধ্যে থাকে হাইপোথ্যালামাস *(Hypothalamus)*, অ্যামিগ্ডালা *(Amygdala)*, আন্কাস *(Uncus)*, ম্যামিলারি বডি *(Mamillary Body)* এবং আরও অনেক দেহাংশ। এই মস্তিষ্ক আমাদের সব রকম আবেগের পীঠস্থান।

যেমন যৌন ইচ্ছা, ক্রোধ, মানসিক অসুস্থতা, লোভ, দু:খ এবং আরও অনেক অসংলগ্ন খেয়ালী কাজ ও ব্যবহার, যা আমাদের আবেগজনিত মস্তিষ্কের কাজ। এই *"ইমোশন্যাল কর্টেক্স"* *"সেরিব্রাল কর্টেক্স"*-য়ের সঙ্গে যুক্ত এবং Endocrine Gland = *"এন্ডোক্রাইন গ্ল্যান্ড"*-য়ের সঙ্গেও যুক্ত। আবার দেহকে পরিচালনা করে এই *"লিম্বিক"* বা *"ইমোশন্যাল কর্টেক্স"* *"সেরিব্রাল কর্টেক্স"*-য়ের সঙ্গে যৌথ ভাবে কাজ করে। কিন্তু যখন এই *"ইমোশন্যাল কর্টেক্স"* বিদ্রোহ করে এবং নিজে কাজের দায়িত্ব গ্রহণ করে, তখন অযৌক্তিক আচরণ, মানসিক চাপ ও মানসিক রোগ দেখা দেয়।

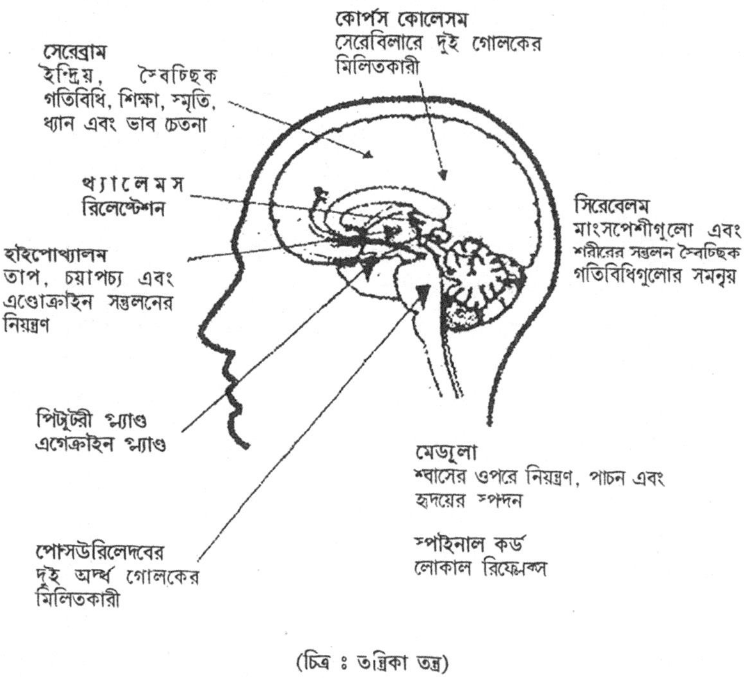

(চিত্র ঃ তন্ত্রিকা তন্ত্র)

হৃদরোগাক্রান্ত একজন ধূমপায়ীকে পরামর্শ দেওয়া হয়েছিল ধূমপানের বিরুদ্ধে। কিন্তু সে ধূমপানের ইচ্ছা অনুভব করে এবং তার "সেরিব্রাল কর্টেক্স" প্রাপ্ত তথ্যের বিশ্লেষণ করে এবং হৃদযন্ত্রের উপর ক্ষতিকর ফল আসবে এরূপ অভিমত প্রকাশ করে। যথার্থভাবে *"না"* অভিমত প্রকাশ করে। কিন্তু তামাকের স্বাদ, *"নিকোটিন"* প্রসূত উচ্চ ও বদ্ধমূল অভ্যাসের দ্বারা পরিচালিত হয়ে *"ইমোশনাল কর্টেক্স"* জয়লাভ করে এবং *"হ্যাঁ"* - এই অভিমত প্রকাশ করে। যুক্তিবাদী মনকে অতিক্রম করে একটা সিগারেট ধরায়।

কি ভাবে মস্তিষ্কের এই দুটি নিয়ন্ত্রনকারী অঞ্চল কাজ করে, তার বর্ণনা আমাদেরকে একটা সুনির্দ্দিষ্ট পথের নির্দেশ দিতে পারে। জানা যাবে আমাদের জীবনের সমস্ত মানসিক চাপকে কি ভাবে সুষ্ঠু ভাবে প্রশমিত করা যায়। মানসিক চাপজনিত বেশীর ভাগ আচরণ ও মানসিক রোগ আসে মস্তিষ্কের এই দুই অংশের মধ্যে সহযোগিতার ও সমন্বয়ের অভাব থেকে।

শৃঙ্খলাবোধের মাধ্যমে যদি আমরা আমাদের আবেগ উৎপাদনকারী গ্রন্থি *(ইমোশনাল কর্টেক্স)*-কে নিয়ন্ত্রিত করতে পারি এবং যথাযথ নির্ভুল সংবাদ পরিবেশন করে *"সেরিব্রাল কর্টেক্স"*-কে অনেক বেশী সমর্থন জানাতে পারি, তবে আমরা অচিরেই জীবনের বেশীর ভাগ মানসিক চাপকে সম্বরন করতে পারব। এই বইয়ের দ্বিতীয় ভাগে ধ্যানের মাধ্যমে কি ভাবে ঐ সম্ভাবনাকে ফলপ্রসূ করা যায়, তা আলোচিত হয়েছে।

The Stress Axis : *(মানসিক চাপের অক্ষ)* :

পূর্ববর্তী পরিচ্ছেদ ব্যাখ্যা করেছে মস্তিষ্কের এই দুটো অঞ্চল বা গোলক কি ভাবে কাজ করে এবং একটা বোধ বা ধারণা দিয়েছে কি ভাবে কোন বিষয়ে বহিরাগত কোন তথ্য দেহের মধ্যে অনুভূতির সৃষ্টি করে; আবার অনুভূতি আনে ঐ বিষয়ে চিন্তা এবং তৎপরে ঐ চিন্তা কাজের রূপ পায়। এ বিষয়েও ব্যাখ্যা করেছে যে, ঘটনা এবং অনুভূতি মধ্যে অনৈক্য মানসিক চাপের সৃষ্টি করে। ফলে *"ভারসাম্য"* কথাটার গুরুত্ব বাড়িয়ে দেয়; যদি ব্রেনের এই

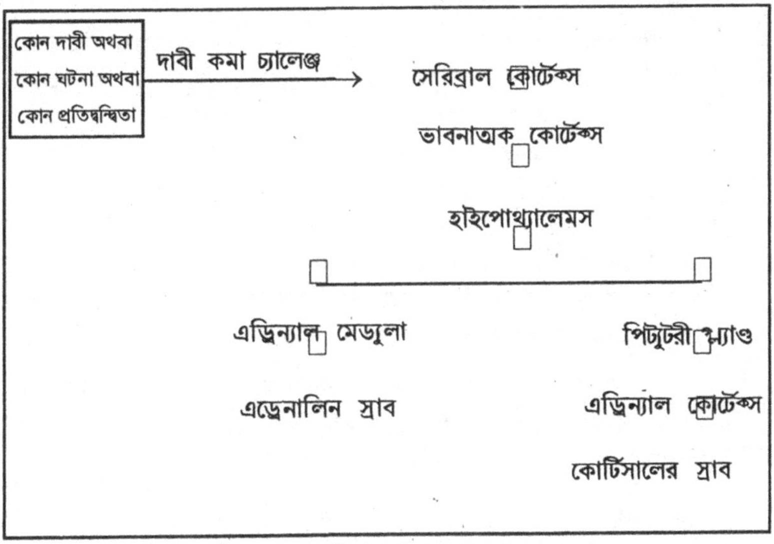

চিত্র :- মানসিক চাপের অক্ষ বা পথ।

অংশের মধ্যে যথাযথ ভারসাম্য রক্ষা করা যায়, তবে মানসিক চাপকে আয়ত্তাধীন করা যায়। এই অনৈক্য কি প্রতিক্রিয়া সৃষ্টি করে, তা আরও বিশদভাবে দেখা প্রয়োজন। প্রতিক্রিয়ার অর্থ হচ্ছে মানসিক চাপ অনুভব করার পর দেহের মধ্যে হারমোনের প্রতিক্রিয়া কি! মানসিক চাপের বহি:প্রকাশের কারণ দেহের মধ্যে *"অ্যাড্রেনালাইন" (Adrenaline)* এবং *"কর্টিসল" (Cotisol)* নামে দুটি প্রধান হারমোনের নি:সরন। হারমোন দুটি একটা গ্রন্থি থেকে নি:সৃত হয়, যা কিডনী বা বৃক্কের ঠিক উপরে থাকে।

এই গ্রন্থিটি *"সুপ্রারেনাল" (Suprarenal)* বা *"অ্যাড্রিনাল" (Adrenal)* গ্রন্থি নামে পরিচিত। এই গ্রন্থিটির দুটি সুস্পষ্ট পৃথক অঞ্চল আছে - যথা *"অ্যাড্রিনাল মেডুলা" (Adrenal Medulla)* এবং *"অ্যাড্রিনাল কর্টেক্স" (Adrenaal Cortex)*। *"মেডুলা" (Medulla)* নি:সৃত করে *"অ্যাড্রিনাল" (Adrenal)* ও *"নন্ অ্যাড্রিনাল" (Non-Adrenal)* এবং *"কর্টেক্স" (Cortex)* নি:সৃত করে *"কর্টিসল" (Cortisol)*। শল্য চিকিৎসার দ্বারা অথবা পরীক্ষামূলকভাবে যদি এই দুটি অঞ্চলকে মস্তিষ্ক থেকে বাদ দেওয়া যায়, তবে মানসিক চাপের বেশীর ভাগ প্রতিক্রিয়াকে আমাদের দেহের উপর থেকে সরানো সম্ভব হবে। কিন্তু বিপরীত পক্ষে একই সঙ্গে যে কোন অস্বাভাবিক জরুরী অবস্থাকে নিয়ন্ত্রণ করার ক্ষমতাও চলে যাবে।

অতএব কি ভাবে এই দুটি হারমোন নি:সৃত হয় এবং রক্তের সঙ্গে এদের সংমিশ্রন কে করে - সে বিষয়টি আরও বিশদ ভাবে পর্যালোচনা করা প্রয়োজন।

"হাইপোথ্যালামাস" (Hypothalamus) হচ্ছে আমাদের মস্তিষ্কের *"ইমোশন্যাল কর্টেক্স"* বা *"লিম্বিক কর্টেক্স"*-য়ের একটি অংশ। এটি আমাদের শরীরের সমস্ত *"এন্ড্রোক্রাইন"* গ্রন্থিগুলোকে পরিচালনা করে। এই গ্রন্থিগুলো হচ্ছে - "পিটুটরী গ্রন্থি" (Pituitary), *"থায়রয়েড" (Thyroid)*, *"থায়মাস" (Thymus)*, *"অ্যাড্রেনাল" (Adrenal)* এবং *"প্যানক্রিয়াটিক আইলেটস্" (Pancreatic Islets)*। মস্তিষ্কের এটি একটি অতি শক্তিশালী অঙ্গ, যা আমাদের দেহের সমস্ত স্বয়ংক্রিয় কাজগুলোকে পরিচালনা করে; যেমন - হৃদস্পন্দনের গতি, শ্বাস-প্রঃশ্বাস, পাকস্থলীর কাজ এবং আমাদের দেহের অভ্যন্তরস্থ বহুবিধ কাজ, যা প্রতিনিয়ত চলছে।

তখনই *"হাইপোথ্যালামাস"* উদ্দিপ্ত হয়, যখন কোন একটা দাবী, ভীতি অথবা প্রতিদ্বন্দ্বিতার সম্মুখে *"সেরিব্রাল কর্টেক্স"* ও *"লিম্বিক কর্টেক্স"* পরস্পরের প্রতি পারস্পরিক প্রতিক্রিয়া করে।

যদি এই দাবীগুলো মস্তিষ্কের দুই *"কর্টেক্স"* অঞ্চলের দ্বারা যথাযথ ভাবে পূরণ হয়, তবে এগুলি মানসিক চাপ সৃষ্টিকারী হারমোনের নি:সরনকে তরান্বিত

করবে না। এই মানসিক চাপের অক্ষরেখা বা গতিপথ মস্তিষ্কের মধ্যে সৃষ্টি হয়ে *"অ্যাড্রেনাল গ্রন্থি"*-তে শেষ হয় এবং এটি একটি *"হট্‌লাইন"* বা বিদ্যুত গতিতে সোজাসুজি যোগাযোগ ব্যবস্থার মত কাজ করে।

যখনই এই *"হাইপোথ্যালামাস"* উদ্দীপ্ত হয়, তখনই এটি সহানুভূতিশীল বা সমবেদী শিরাগুলির মাধ্যমে *"অ্যাড্রেনাল মেডুলা"* *(Ardenal Medulla)*-কে আদেশ দেয় *"অ্যাড্রেনালাইন"* *(Adrenaline)* নিঃসরনের জন্য এবং *"পিট্যুটরী"* *(Pituitary)* গ্রন্থির মাধ্যমে *"অ্যাড্রেনাল কর্টেক্স"* *(Ardenal Cortex)*-কে আদেশ দেয় *"কর্টিসল"* *(Cortisal)* নিঃসরনের জন্য। এই দুই ধরনের হারমোন শরীরকে তৈরী করতে থাকে মানসিক চাপ ও তার প্রতিক্রিয়ার সঙ্গে লড়াই করার জন্য। এই প্রতিক্রিয়াগুলো হচ্ছে রক্তচাপ বৃদ্ধি পাওয়া, হৃদ্‌স্পন্দনের গতি বেড়ে যাওয়া, রক্তে কোলেষ্টেরলের পরিমাণ বেড়ে যাওয়া, পাকস্থলীতে অম্ল রসের সৃষ্টি হওয়া ও বৃদ্ধি পাওয়া এবং মানসিক চাপের অপরাপর প্রতিক্রিয়া। *"হাইপোথ্যালামাস"* একবার উজ্জীবিত হলে সে আপনা-আপনি একই কাজ করতে থাকে এবং মানসিক চাপ সৃষ্টিকারী "হারমোন"-য়ের স্তরকে রক্তের মধ্যে বাড়াতে থাকে। ধীরে-ধীরে এটি গৃহীত মানসিক চাপের সঙ্গে নিজেকে স্থিতিশীল করার চেষ্টা করে।

দ্রষ্টব্য:- চিকিৎসা বিজ্ঞান মানসিক চাপকে এই ভাবে বর্ণনা করে – *"যে কোন একটা দাবীর পরিপ্রেক্ষিতে দেহ-মনের প্রত্যুত্তর বা প্রতিক্রিয়া"*; ঐ দাবীটা দৈহিক হতে পারে অথবা মানসিক হতে পারে; বাস্তবিক হতে পারে বা কাল্পনিক হতে পারে। এই প্রতিক্রিয়া হচ্ছে *"হাইপোথ্যালামাস"*-য়ের নির্দেশ অনুসারে *"অ্যাড্রোলাইন"* ও *"কর্টিসল"*-য়ের নিঃসরন।

Stress related Ailments: (মানসিক চাপের ফলে দৈহিক বিকার বা রোগ সমূহ) :

দেহযন্ত্রের মূল পরিচালন কেন্দ্র হচ্ছে *'ব্রেন'* বা মস্তিষ্ক এবং দেহের প্রত্যেক কাজে এই *'ব্রেন'* নির্দেশ পাঠায়। সেজন্য *'ব্রেন'*-য়ের উপর যে কোন চাপ দেহযন্ত্রের কাজের উপর অনেক বেশী চাপ সৃষ্টি করে। মানসিক চাপ *'ব্রেন'*-য়ের উপর ভীষন ধরণের প্রতিক্রিয়ার সৃষ্টি করে; এমনকি অতিরিক্ত চাপের ফলে রক্তপাত, পক্ষাঘাত এবং হৃৎপিন্ডের আকস্মিক অচলাবস্থা বা *'স্ট্রোক'*-ও হতে পারে। বর্তমান জগতের বহু রোগ প্রত্যক্ষ বা পরোক্ষ ভাবে মানসিক চাপের সঙ্গে যুক্ত। এই রোগগুলিকে *'সাইকোসোমেটিক ডিজিজ'* *(Psychosomatic Disease)* বা মানসিক বিকারজাত শারীরিক ব্যাধি বলা হয়। এই শব্দটি গ্রীক শব্দমালা থেকে গ্রহণ করা হয়েছে - *'সাইকি'* *(Psyche)* কথার অর্থ অন্তঃস্থ তেজ বা আত্মা বা মন; *'সোমা'* *(Soma)* কথার অর্থ দেহ।

অর্থাৎ মনের বিকারের ফলে দৈহিক অসুস্থতা। *'সাইকোসোমাটিক'* অসুখগুলো কিছু সাধারণ সমস্যার সৃষ্টি করে। যেমন - রোগ সংক্রমণ, আকস্মিক দুর্ঘটনা ও ক্ষত, পুষ্টিহীনতা ইত্যাদি; এগুলির একাধিক বার হওয়া এবং বিপজ্জনক ভাবে হওয়া।

হৃদ্‌রোগ গভীর ভাবে মানসিক চাপের সঙ্গে সম্পর্কযুক্ত এবং আরও কতিপয় রোগ আছে, যেগুলো মানসিক চাপজাত হৃদ্‌রোগের সঙ্গে সম্পর্কযুক্ত। যেমন-

১) ধমনীগত হৃদরোগ

২) পাকস্থলীর ক্ষত বা ঘা

৩) উচ্চ রক্তচাপ

৪) ব্রঙ্কিয়াল অ্যাজমা *(শ্বাসনালীগত হাঁফানি)*

৫) মধুমেহ রোগ *(ডায়াবেটিজ)*

৬) অন্ত্রের জ্বালাপ্রদ লক্ষণাবলী

৭) হতাশায় ভেঙ্গে পড়া

৮) একজিমা বা চুলকানি

৯) নিদ্রাল্পতা

১০) উত্তেজনাপ্রসূত মাথা ধরা

১১) গেঁটে বাত

১২) বৃহদন্ত্রের ঘা জনিত প্রদাহ

১৩) রতিক্রিয়ায় অক্ষমতা

১৪) মহিলাদের মাসিক সমস্যা

১৫) মেরুদন্ডের রোগ বিশেষ

১৬) *'মাইগ্রেন' (Migraine)*, অর্থাৎ *"সারভাইক্যাল স্পন্ডাইলোসিস"*

১৭) সরিয়াসিস্ *(Psoriasis)*

১৮) "থায়রয়েড" গ্রন্থির গোলমাল চামড়ায় এক ধরনের পচা ঘা

১৯) পিঠ ও ঘাড়ের ব্যথা

২০) কোন-কোন বিষয়ে বা বস্তুতে দৈহিক বিরাগ

২১) কোষ্টকাঠিন্য

২২) সাধারণ সর্দ্দি

"সাইকোসোমাটিক" অসুস্থতা অর্থাৎ মানসিক রোগের বহি:প্রকাশ শারীরিক অসুস্থতার মাধ্যমে অনেকে মনে করেন এটি একটা কাল্পনিক ব্যাপার। অর্থাৎ একটি ব্যক্তি এক সময়ে অসুস্থতা বোধ করে, কিন্তু তার দেহে কোন রোগ নাই। কিন্তু *"সাইকোসোমাটিক"* অসুস্থতা *(Psychosomatic illness)* একটা বাস্তব রোগ - যেমন *"অ্যাপেন্ডিসাইটিস" (Appendicities)* অথবা রোগাক্রান্ত ফুসফুস *(Infected Lungs)* । এই অসুখে সব চেয়ে গুরুত্বপূর্ণ বিষয় হচ্ছে - এই রোগটির উৎপত্তি ও বৃদ্ধির জন্য মানসিক, সামাজিক ও পরিবেশগত উপাদানগুলি যথেষ্ট সক্রিয় ভূমিকা গ্রহণ করে। এমনকি এই রোগে একজন কঠোর মানসিকতাসম্পন্ন ব্যক্তি এবং একজন দুর্বল মানসিকতাসম্পন্ন ব্যক্তি একই অবস্থার সম্মুখীন হয়।

এই সব *"সাইকোসোমাটিক"* অসুস্থতাকে নিরাময় করা যায় রোগীর মানসিক অবস্থার পরিবর্তন ঘটিয়ে অথবা পরিবেশের পরিবর্তন ঘটিয়ে অথবা উভয়ের পরিবর্তন ঘটিয়ে। আধুনিক চিকিৎসা বিদ্যা এই সব মানসিক ও আবেগপ্রসূত উপাদানগুলোকে এই রোগ নির্নয়ের ক্ষেত্রে এই রোগ বিশ্লেষনের ক্ষেত্রে অবহেলা করেছে। দিনে-দিনে এই বিষয়ে গবেষনাগত যত ফলাফল প্রকাশিত হচ্ছে, এই রোগ সম্পর্কে সংকীর্ণ দৃষ্টিভঙ্গীও পরিবর্তন হচ্ছে।

তৃতীয় অধ্যায়

মানসিক চাপ সম্বরন
(Managing Stress)

A practical model for managing Stress : মানসিক চাপ নিয়ন্ত্রণের একটা বাস্তব নকশা :-

এ পর্যন্ত আপনাদের মানসিক চাপের প্রকৃতি ও লক্ষণ সম্বন্ধে পরিচিত করা হয়েছে। কি ভাবে *"ব্রেন"* মানসিক চাপকে দেখে এবং কেন এবং কি ভাবে দেহের অনিচ্ছাকৃত প্রতিক্রিয়ার সৃষ্টি হয়, তা আলোচিত হয়েছে। এই সমস্ত আলোচনা আপনাদের সুযোগ দিয়েছে বুঝতে ঐ ঘটনাটি যার নাম *"স্ট্রেস রিঅ্যাকসন"*। মানসিক চাপ সম্পর্কে আলোচনার ক্ষেত্রে মানসিক চাপের ফলে দৈহিক লক্ষণগুলোকে চেনা এবং শারীরিক প্রতিক্রিয়াগুলোর সঙ্গে পরিচিত হওয়া বিশেষ গুরুত্বপূর্ণ। কোন একজনের বংশগত ও পরিবেশগত পরিমন্ডল বা গঠনকে সম্পূর্ণ ভাবে জানা মানসিক চাপ নিয়ন্ত্রণের কার্যকরী বাস্তব নকশা তৈরীর ক্ষেত্রে গুরুত্বপূর্ণ। মানসিক চাপ নিয়ন্ত্রণ পদ্ধতিতে চারটি সুস্পষ্ট পদক্ষেপ বা স্তর আছে।

1. **Identify Stress :** মানসিক চাপকে চেনা। তার প্রক্রিয়াকে চেনা।
2. **Stop Stress reaction :** উত্তরোত্তর মানসিক চাপ যাতে বৃদ্ধি না পায়, সেজন্য মানসিক চাপজনিত প্রতিক্রিয়াকে কমিয়ে ফেলা।
3. **Release Stress :** মানসিক চাপকে হ্রাস করা অর্থাৎ মানসিক চাপের ফলে যে রাসায়নিক নিঃসরণ দেহের মধ্যে ঘটেছে, তাকে কমিয়ে ফেলা।
4. **Beat Stress :** যেটুকু মানসিক চাপ তলানি হিসাবে পড়ে আছে, তাকেও নির্মূল করা।

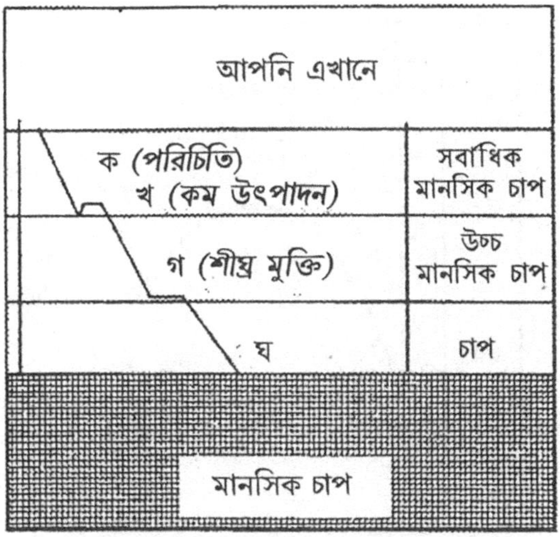

(মানসিক চাপ ব্যবস্হাপনার চার পদক্ষেপ)

How much Stress is beneficial : কতটুকু মানসিক চাপ দেহ-মনের পক্ষে উপকারী :-

যেমন অত্যধিক মানসিক চাপ দেহ-মনের পক্ষে ক্ষতিকর, তেমনি বিশেষ-বিশেষ চাপহীন, শ্রমহীন অবস্থা মনের উপর নেতিবাচক প্রতিক্রিয়ার সৃষ্টি করে এবং ক্ষতিকারক। এই অবস্থাগুলোর মধ্যে উল্লেখযোগ্য হচ্ছে একঘেঁয়েমিজনিত বিরক্তি, অলসতা এবং অনেক সময় হতাশা। মানসিক মৌলিক ক্ষমতা এবং দৈহিক সক্ষমতাগুলোকে যাচাই করা বা পরীক্ষা করাই হচ্ছে প্রকৃত বস্তু, যা জীবনকে তৈরী করে। মানসিক চাপযুক্ত অবস্থা আমাদেরকে দেয় প্রতিদ্বন্দ্বিতার সম্মুখীন হওয়ার এবং সর্বশক্তি দিয়ে কাজ করার দৃঢ় মনোবল বা প্রেরণা।

অত্যধিক কাজের বোঝার মাধমে দেহের উপর অত্যধিক আকাঙ্খা বা দাবী অথবা অপরিচিত ভীতিপ্রদ অবস্থার মাধ্যমে মনের উপর অধিক দাবী মানসিক চাপের ক্ষতিকর বৈশিষ্ট্যগুলোকে তৈরী করতে আরম্ভ করে। নিম্নে দেওয়া রেখাচিত্রটা অপেক্ষাকৃত সুবিধাজনক মানসিক চাপ অঞ্চলে থেকে চূড়ান্ত বা সর্বোৎকৃষ্ট কর্মক্ষমতা প্রকাশ করা যায় কি ভাবে, সে সম্বন্ধে উত্তম ধারণা দেয়।

অনেক সময় আসে, যখন কোন কাল্পনিক বা বাস্তবিক চাহিদা মেটাতে আমরা আমাদের দেহ-মনের সমস্ত সঙ্গতিকে উজাড় করে দিই। আমরা দেহের *"হারমোন"* নিঃসরনকে জ্বালানী হিসাবে এবং দৈহিক সচেতনতা

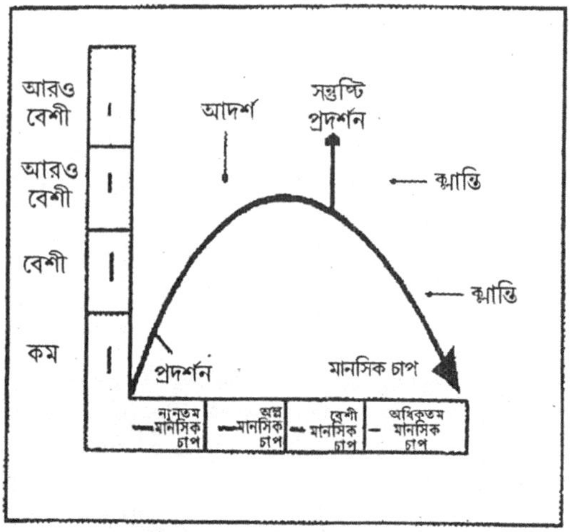

ব্যক্তির প্রদর্শন ক্ষমতা চক্র

উদ্বুদ্ধ করতে পারি স্বাভাবিকভাবে কিছুক্ষনের জন্য। কিন্তু এই চূড়ান্ত অবস্থায় আমাদের দেহের কাজ করার ক্ষমতা সীমিত। প্রত্যেক মানুষের ক্ষমতার ও ধৈর্য্যের সীমা আছে। এই অবস্থা আমাদের জীবনে যে বিষয়গুলিকে এড়িয়ে এসেছি, সেগুলির প্রতি ফিরে তাকাতে এবং ভারসাম্য তৈরী করতে বাধ্য করে। কর্মবিরতি, ভিন্ন ধরণের কাজকর্ম এবং নতুন ধরণের বিনিয়োগ আমাদেরকে নতুন ভাবে উদ্বুদ্ধ করে, যেন একটা মেরামত করা মেশিন নতুন কর্মক্ষমতা নিয়ে কাজ আরম্ভ করেছে।

How Stress is produced : মানসিক চাপ কি ভাবে সৃষ্ট হয় :-

যখন *"সেরিব্রাল কর্টেক্স"*-তে একটা প্রদত্ত তথ্য "লিম্বিক-কর্টেক্স"-

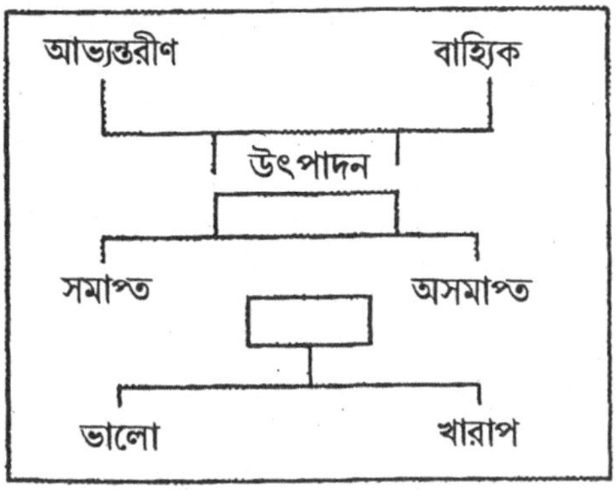

মানসিক চাপ ব্যবস্থাপনা মডেল

য়ের আবেগতাড়িত প্রচেষ্টার সঙ্গে সামঞ্জস্যহীন হয়ে পড়ে তখন মানসিক চাপের অশুভ বা খারাপ প্রতিক্রিয়াগুলো সঙ্গে-সঙ্গে তৈরী হতে আরম্ভ করে। কিন্তু মানসিক চাপপূর্ণ অবস্থার সৃষ্টি হয় নিম্নলিখিত কোন একটা বা একাধিক উপাদানের সম্মিলিত বহি:প্রকাশের ফল।

1. External Causes : বহিরাগত কারণসমূহ *(মানসিক চাপ সংগঠক)*

এগুলো হচ্ছে বিশেষ অবস্থা বা পরিবেশ যেগুলো আমাদের কাছে বহিরাগত। এগুলো কাজের মধ্যে দৈনন্দিন জীবনে প্রকাশ পায় পরিবেশের বা অবস্থার পরিবর্তনের মাধ্যমে; কিংবা কোন প্রতিদ্বন্দ্বিতার মধ্য দিয়ে যেগুলোকে অন্য কোন ব্যক্তি বা পরিবেশ তৈরী· করে। মানসিক চাপ নিয়ন্ত্রণের একটা সফল পদ্ধতি বা কার্যক্রম তৈরী করতে যেহেতু এই অবস্থাগুলোকে চেনা বিশেষ গুরুত্বপূর্ণ, সেহেতু কয়েকটি উদাহরণমূলক নমুনা বিশ্লেষন করব, যেসব নমুনাগুলো জীবনের বিভিন্ন অধ্যায় থেকে পাওয়া।

2. Internal Conditioning : আভ্যন্তরীন অবস্থা বা শর্তাবলী:-

মানুষ বংশগত ও পরিবেশগত গঠনের ফল। অবশ্যই বংশগত বৈশিষ্ট্যের উপর আমাদের কোন নিয়ন্ত্রণ নেই। কিন্তু মানসিক দিক থেকে ভালো থাকার এটি একটা নির্দ্ধারক বা নিয়ন্ত্রক এবং সেদিক থেকে এ বিষয়ে জ্ঞান থাকা আবশ্যক। মানসিক চাপ ও শারীরিক বিকৃতির মাধ্যমে বা রোগের মাধ্যমে মানসিক রোগের বহি:প্রকাশ সম্পর্কে আলোচনার ক্ষেত্রে মনস্তাত্ত্বিক ভালো থাকার একটা গুরুত্বপূর্ণ ভূমিকা আছে, এ কথা আমরা বিশ্লেষন করেছি। আভ্যন্তরীন পরিবেশ গঠিত হয় ব্যক্তির অতীত অভিজ্ঞতা, প্রশিক্ষণ, মূল্যবোধ ও আকাঙ্খা ইত্যাদির উপর নির্ভর করে। আবার এগুলো মানুষের বিশ্বাস, আশা, আচরণ ও ব্যাকুল উচ্চাকাঙ্খাকে রূপ দান করে এবং এই ভাবে এগুলো আভ্যন্তরীন উপাদানগুলোকে প্রভাবিত করে। ঐগুলো আভ্যন্তরীন অবস্থার সঙ্গে পরিচিত, মানসিক চাপযুক্ত অবস্থার প্রতি আমাদের বদ্ধমূল ধারণা এবং ঐ ধারণাপ্রসূত প্রতিক্রিয়া সম্বন্ধে আমাদের বোধকে বৃদ্ধি করে। অর্থাৎ আমাদের প্রত্যেকের কোন-কোন বিষয়ে কিছু-কিছু পূর্বাহ্নে গৃহীত বদ্ধমূল ধারণা থাকে এবং ঐ ধারণার বশবর্তী হয়ে কিছু-কিছু প্রতিক্রিয়া সম্পন্ন করি। আভ্যন্তরীন অবস্থার সঙ্গে পরিচিতি থাকলে প্রতিক্রিয়া সম্পর্কে সার্থক বিশ্লেষন করা সম্ভব হয়। এইটি হচ্ছে একটা বিশেষ অঞ্চল, যেখানে আমরা কিছু প্রভাব বিস্তার করতে পারি।

এই অধ্যায়ের পরবর্তী অনুচ্ছেদে উপরোক্ত দুটি কারণ বিভিন্ন অবস্থাতে মানসিক চাপ সৃষ্টিতে কি ভাবে কাজ করে, সে সম্বন্ধে আলোচনা করা হয়েছে। এই আলোচনা বা বিশ্লেষন মানসিক চাপ প্রতিরোধের প্রস্তুতি কি ভাবে হবে এবং আভ্যন্তরীন পরিবেশে ঐ ব্যক্তি বিশেষের অক্ষমতা ও ত্রুটি-বিচ্যুতিকে সংশোধন করবে, তা দেখিয়ে দিতে পারবে।

The External Stressors : মানসিক চাপ সৃষ্টিকারী বহিরাগত উপাদান সমূহ :-

আমাদের জীবনের বেশীর ভাগ কর্মময়তা অতিবাহিত হয় গৃহের পরিবেশে কিংবা কর্মস্থলের পরিবেশে। অবশ্যই ভবিষ্যৎবাণী করা যায় যে, যেসব বহিরাগত মানসিক চাপ সৃষ্টিকারী উপাদানগুলো আমাদের সব চেয়ে বেশী প্রভাবিত করে, সেগুলো জীবন ও জীবিকার সঙ্গে সম্পর্কযুক্ত এবং আমাদের পরিবার ও বন্ধুদের সঙ্গে সম্পর্কযুক্ত। উপরন্তু আমাদের চার দিকের যে পৃথিবী আছে, যা আমাদের উপর সতত প্রভাব বিস্তার করছে, সেখানে কিছু-কিছু নতুন বিচার্য বিষয় এবং পরিবর্তন আসে। এগুলো আমাদের নিয়ন্ত্রণের বাহিরে এবং এগুলোর তীব্রতা নির্ভর করে আমাদের জীবনের উপর, ব্যক্তিগত মতামতের উপর এবং মনোভাবের উপর।

কতগুলো বিচিত্র উদাহরন, যার মধ্যে অনেকগুলোকে গভীর ভাবে চেনা যায়, সেগুলোকে তালিকাবদ্ধ করা হল পরে একটা তথ্যফলক তৈরীতে সাহায্য করার জন্য। এই প্রচেষ্টা এনে দেবে পথনির্দেশক, তবে সমস্যার সমাধান নয়।

Society and Family : সমাজ ও পরিবার :-

জীবনসঙ্গী বা সঙ্গিনীর সঙ্গে সম্পর্ক একটা মূল বিষয়। সেজন্য পতি বা পত্নীর উদাসীন মানসিকতা, কর্তৃত্ব করার মানসিকতা, বিশ্বাসঘাতকতা মানসিক চাপের এবং বিশৃঙ্খল সম্পর্কের অন্যতম বিচিত্র কারণ।

পরিবারের সদস্যদের অবাস্তব আকাঙ্খা, সদস্যদের সঙ্গে যোগাযোগের স্বল্পতা, অযৌক্তিক অগ্রগণ্যতা নিরূপন, অযৌক্তিক নীতিবোধ এবং মূল্যবোধ ক্রমাগত সংঘর্ষের কারণ। প্রতিনিয়ত অতিথি বা আগন্তুকদের আসা, পরিবারের কোন সদস্যের কঠিন অসুস্থতা, অসহযোগী প্রতিবেশী ইত্যাদি মানসিক চাপের উৎস হয়।

Occupation : পেশা বা বৃত্তি :-

দিনের এক-তৃতীয়াংশ সময় আমরা কাটাই কর্মক্ষেত্রে। সেখানে মানসিক

চাপের অনেক কারণ ঘটতে পারে। একজন বদমেজাজসম্পন্ন উর্দ্ধতন কর্মচারী, একজন অসহযোগী সহকর্মী, একজন অদক্ষ কর্মে অনিচ্ছুক অধঃস্তন কর্মী - এরা কর্মক্ষেত্রে মানসিক চাপ সৃষ্টি করতে পারে। নতুন প্রযুক্তিবিদ্যা অথবা নতুন কাজের জন্য প্রয়োজনীয় নতুন দক্ষতা প্রচন্ড রকমের উৎকণ্ঠা ও মানসিক চাপ আনে। আমলাতান্ত্রিক বা লাল ফিতার পরিচালন, স্বল্প পরিসরে কাজের দায়িত্ব, অসম্পূর্ণ-পুনর্মূল্যায়ন, কাজের সাফল্যের অত্যল্প স্বীকৃতি বা পুরস্কার ব্যবস্থা - এগুলো সংস্থাগত উপাদান যা মানসিক চাপ সৃষ্টি করে। আরও যেসব চাপ সৃষ্টিকারী উপাদান আছে, তাদের মধ্যে প্রধান হচ্ছে বারংবার সময় সীমা নির্দ্ধারন বা সংক্ষেপন, স্বল্প সংখ্যক ছুটির দিন, বার-বার কাজের সময় বৃদ্ধি করা বা অনিয়মিত ভাবে কাজের সময় পরিবর্তন করা।

Physical and Psycholosical Causes : দৈহিক এবং মনস্তাত্ত্বিক কারণ সমূহ :-

অতি অল্প স্বাস্থ্যবিধিসম্মত পরিবেশ, যেমন আলোর অভাব, শব্দ দূষন, নোংরা - ধূলো ময়লা এবং বায়ু চলাচলের অব্যবস্থা মানসিক চাপের সৃষ্টি করে। কর্মক্ষেত্রে অত্যধিক তাপ, অকেজো পুরাতন যন্ত্রপাতি ও অস্বাস্থ্যকর কর্মকেন্দ্র, খুব আঁটো-সাঁটো বা খুব ঢিলেঢালা পোষাক এবং এমন কি অবিশ্রামভাবে অনেকক্ষন ধরে এক ভাবে, বাঁকা ভাবে দাঁড়িয়ে বা সোজা দাঁড়িয়ে কাজ করার দ্বারাও দৈহিক চাপ তৈরী হয়।

কর্মক্ষেত্রে রাজনীতি, সহকর্মীদের রসিকতা , স্বল্প নিরাপত্তা ব্যবস্থা, অত্যধিক জনাকীর্ণ বা বিশৃঙ্খল পরিবেশ কঠিন মানসিক চাপ সৃষ্টি করে।

Moral Values and Social Changes : নৈতিক মূল্যবোধ ও সামাজিক পরিবর্তন :-

এ বিষয়টি তখনই প্রাসঙ্গিক হয়ে ওঠে, যখন দ্রুত সামাজিক পরিকাঠামোর পরিবর্তন ঘটে, যখন উন্নত যোগাযোগ ব্যবস্থা, প্রযুক্তিগত উন্নতি, অর্থনৈতিক স্বাধীনতা পৃথিবীকে সংকুচিত করে এবং একটা সংকীর্ন ভৌগলিক সম্প্রদায়ে পরিনত করে।

নতুন প্রজন্ম বেড়ে উঠেছে নিত্য নতুন তথ্য গলাধঃকরন করে, সহনশীল ও মিশ্র সাংস্কৃতিক জীবন ধারণ প্রণালীর উপর নির্ভর করে। এই অবস্থা বংশগত ব্যবধানকে বাড়িয়ে দেয়, এমন কি একটা সুবিস্তৃত ফাটলের সৃষ্টি করে। সততা বা কর্তব্যপরায়ণতার মানগুলো, নৈতিকতা ও মানসিক বিস্তৃতি

ইত্যাদি নতুন ভাবে পরিবেশিত হচ্ছে। এইসব নতুন-নতুন মানদণ্ডের উপর ভিত্তি করে ছোটরা গড়ে উঠছে; বেছে নিচ্ছে বড়দের সঙ্গে কি ভাবে কথা বলবে, কোন্ জীবন ও জীবিকা পছন্দ করবে ইত্যাদি।

জনাকীর্ন শহরগুলো, ব্যবসায়ী সংস্থার দ্রুত অগ্রগতি, প্রতিদ্বন্দ্বিতামূলক জীবন ধারণ প্রণালী মানবাধিকার ভঙ্গের, শোষণের ও নিকৃষ্ট অপরাধ সংগঠনের পীঠস্থান হিসাবে গড়ে উঠেছে।

অর্থ, নতুন জীবন ধারণ প্রণালী এবং চাক্‌চিক্য হচ্ছে বর্তমান শহুরে সমাজে প্রবেশের বা গ্রহণযোগ্যতার নির্ভরযোগ্য উপাদান। এই ব্যবস্থা বিরাট সংখ্যক গরীব সম্প্রদায়কে তৈরী করছে। এই ব্যবস্থার দ্বারা প্রত্যক্ষভাবে প্রভাবিত হচ্ছে যারা কিংবা যাদের আদর্শগুলো প্রতিদ্বন্দ্বিতার সম্মুখীন হচ্ছে, তাদের মধ্যে মানসিক চাপ সৃষ্টি করছে।

Economic : অর্থনৈতিক :-

কেবলমাত্র আর্থিক সঙ্কট, আকস্মিক অর্থনৈতিক উত্থান -- ব্যক্তিগত এবং পেশাগত মানসিক চাপ সৃষ্টি করতে পারে। অর্থের অভাব, ক্ষুদ্র বিনিয়োগ, আর্থিক বাজারে পরিবর্তন ভীষন ধরণের মানসিক চাপ সৃষ্টি করতে পারে। সরকারী নীতির অপ্রতুলতা, প্রতিকূল আন্তর্জাতিক প্রবাহ অথবা ত্রুটিপূর্ণ পরিচালন সংস্থাকে বা কর্মদানকারী সংগঠনকে ঝুঁকিপূর্ণ অবস্থার মধ্যে ফেলতে পারে, ফলে অংশীদারদের মানসিক চাপ সৃষ্টি হয়।

Political : রাজনৈতিক কারণ :-

যে কোন দলের বা সংস্থার রাজনীতি, রাজ্যের অথবা রাষ্ট্রের রাজনীতি প্রত্যক্ষ ভাবে উর্দ্ধতন পরিচালক থেকে সর্ব্বনিম্ন স্তরের কর্মীর মানসিক চাপ সৃষ্টি করতে পারে। পরোক্ষ ভাবে প্রভাবিত করতে পারে তাদেরকে, যাদের আশা-আকাঙ্খা ধ্বংস হয়েছে নীতিভ্রষ্ট, স্বার্থপর ও অকর্মণ্য পরিচালনের জন্য। দুর্বল নেতৃত্ব নির্দেশের অপচয় ঘটায়, অপূর্ণ প্রতিশ্রুতি ও হতাশা বৃদ্ধি করে। এর ফলে উত্তরোত্তর চারিত্রিক দূষণ, কাজে অদক্ষতা, দাঙ্গা ও লড়াই আরম্ভ হয়। এসবই আনে নিরাপত্তাহীনতা, ভয় এবং মানসিক চাপ।

Ecology and Environment : মানুষের পরিবেশ সম্পর্কিত বিদ্যা ও প্রাকৃতিক পরিবেশ:-

অনেক সময় মানসিক চাপ সৃষ্টি হয় আমাদের চার দিকের পৃথিবীকে অপব্যবহার করার মধ্যে দিয়ে। এগুলো প্রাকৃতিক পরিবেশ সম্পর্কিত

হতে পারে -- যেমন পরিবেশ দূষণ, ভূপৃষ্ঠের তাপমাত্রা বৃদ্ধি, অথবা বনভূমি ধ্বংস; এগুলো সামাজিক হতে পারে -- যেমন অপরিকল্পিত ভাবে উন্নয়ন বা নগরায়ন, মহামারী; এগুলো শিল্পায়নজনিতও হতে পারে -- যেমন পরমাণুঘটিত বিপদ সমুহ, পেশাগত আকস্মিক দুর্ঘটনা, প্রাকৃতিক সম্পদের যথেচ্ছ শোষণ ইত্যাদি।

বিশেষ দ্রষ্টব্য :-

স্পষ্ট ভাবে বলা যায় - মানসিক চাপ কেবলমাত্র কোন ঘটনার প্রত্যক্ষ ফল বা প্রতিক্রিয়ার মধ্যে সীমাবদ্ধ নয়, ঐ সমস্ত উপাদানের উপরও নির্ভরশীল, যেসব উপাদান আছে সেগুলো আমাদের চিরায়ত বিশ্বাস ও জীবন ধারণের পথে বাধার সৃষ্টি করে। এই সব উপাদানগুলোকে মিতব্যয়িতার সঙ্গে ঠিক ভাবে পরিচালনা করার অক্ষমতা উত্তেজনাপূর্ণ অবস্থাকে বাড়িয়ে দেয়, ফলে মানসিক চাপ আরও বৃদ্ধি পায়।

Internal conditioning or Mind-set :- আভ্যন্তরীন অবস্থা বা মনের গঠন :-

আমাদের আচরণগত ও নীতিগত প্রতিক্রিয়া সেই সব উপাদানের উপর নির্ভর করে, যেগুলো বিভিন্ন অবস্থায় মানসিক চাপ সৃষ্টি করে। এগুলো আমাদের দৈহিক অস্তিত্বের অঙ্গ, আমাদের দৈহিক অস্তিত্ত্বের বাইরের উপাদানগুলোর মত নয়। এটিকে আরও সর্বজনগ্রাহ্য পরিচিত শব্দ -- *"মনের গঠন"* হিসাবে বলা যায়। *"মনের গঠন"* বলতে বোঝায়, যেসব শিক্ষা আমরা প্রতি দিন গ্রহণ করে থাকি, যেসব মূল্যবোধ আমরা আয়ত্ত করেছি দিনের-পর-দিন এবং যেসব ঘটনা আমরা এতদিন ধরে দেখে আস্‌ছি -- সেসবের একটা সমন্বয়। এই সমন্বিত উপাদানগুলো আমাদের দৃষ্টিভঙ্গী ও মানসিক শৃঙ্খলাবোধকে রূপ দেয়, যা আমাদের জীবনের চলার পথকে এগিয়ে নিয়ে যায়। একটা নবজাত শিশুর কোন মানসিক গঠন নেই। সেজন্য তার কোন নির্দিষ্ট অভিমত বা নির্দিষ্ট বিশ্বাসও নেই। সেজন্য অতি সহজে মন্তব্য করা যায় যে, যদিও *"মনের গঠন"* বিষয়টি বহু দিনের তৈরী বদ্ধমূল অবস্থা, তবে এটা সহজাত উপাদান নয়।

যদি আমি একজন চূড়ান্ত রক্ষণশীল নিরামিষভোজী হই, আমিষ খাদ্যের দৃশ্য বা গন্ধ আমার মনের আভ্যন্তরীন অবস্থা বা পরিকাঠামোতে একটা মানসিক চাপ সৃষ্টি করবে। একজনকে ধূমপান করতে দেখলেই অন্য একজন, যার ধূমপানে আসক্তি নেই এবং ধূমপান করেন না, তিনি ক্ষুব্ধ

প্রতিবাদ সঙ্গে-সঙ্গে জানাবেন। বহিরাগত মানসিক চাপ সৃষ্টিকারী উপাদানগুলোর প্রতি আমাদের কি ধরনের প্রতিক্রিয়া হবে, তা নির্ভর করে এই মনের গঠনের উপর এবং এর উপর নির্ভর করে আমাদের মানসিক চাপ কতখানি উৎপন্ন হবে, সেটা। এই মানসিক পরিবেশ নির্দ্ধারিত করে পৃথিবীতে আমরা কি কাজ করব এবং কি প্রতিক্রিয়া করব। আমাদের এখন জানা প্রয়োজন কি ভাবে এই আভ্যন্তরীন পরিবেশগত উপাদানগুলো আমাদের আচরণে বৃদ্ধি পায় ও প্রকাশ পায় এবং কোথায় এই উপাদানগুলোর উৎস।

Beliefs Preferences and opi nion : বিশ্বাস, পছন্দের ধারা ও মতামত :-

অতি অন্তরঙ্গ আপন মনে করে কিছু-কিছু সত্যকে আমরা ধরে থাকি, যেহেতু এগুলো আমরা শিশুকাল থেকে শিখে এসেছি-- যেমন খাদ্যের স্বাদ *(খাদ্যাভ্যাস)*, পোশাক-পরিচ্ছদ ইত্যাদি যেগুলোর সঙ্গে আমরা বহুদিন ধরে অভ্যস্ত এবং যে ধরনের মতামত বা বিচার-বিশ্লেষন করতে অভ্যস্থ সেগুলো এই তালিকার অন্তর্ভূক্ত।

(২) **Value system and Morality** : **মূল্যবোধ ও নৈতিকতা :-** এগুলো হচ্ছে বিশেষ রীতি বা মান, যার দ্বারা আমরা সমাজে আমাদের ব্যক্তিগত আকাঙ্খা ও বৈশিষ্ট্যকে বিশেষ স্থান করে দিতে পারি।

(৩) **Prioritis** : **পছন্দের ক্রম :-** জীবনে আমরা যা হতে চাই এবং জীবনে যা অবশ্য করণীয়, তা নির্ভর করে জীবনের স্তর, সময় ও ব্যক্তিগত অবস্থার উপর। আবার এই চাহিদাগুলো পরিশ্রুত হয় আমাদের বিশ্বাস ও মূল্যবোধের দ্বারা।

(৪) **Social Expectations** : **সামাজিক আকাঙ্খা :-** একটা দৃঢ় সংগঠিত সমাজ ব্যবস্থায় একটা উঁচু ধরণের কাজ বা পদমর্যাদা এবং যৌথ পরিবার ইত্যাদি মানুষের মনে নানা ধরণের আকাঙ্খার উদ্রেক করে এবং ঐসব আকাঙ্খাকে পূরণ করতে মানুষ বিশেষ পথ অবলম্বন করে কোন দ্বিধা না করে।

(৫) **Sense of Duty and perfectionism** : **কর্তব্যবোধ এবং সম্পূর্ণতা :-** পরিবারের প্রতি, বন্ধুদের প্রতি, সম্প্রদায়ের প্রতি আমাদের সুগঠিত দায়বদ্ধতা আছে এবং পুঙ্খানুপুঙ্খ ভাবে বিশ্লেষণ ও সম্পূর্ণতা নির্ভর করে আমাদের শিক্ষা ও ব্যক্তিগত চরিত্রের উপর।

(৬) **Communication skill** : যোগাযোগের বা তথ্য বিনিময়ের দক্ষতা :- যেভাবে আমরা সংবাদ পরিবেশন করি অথবা বিশেষ শব্দগুলো ব্যবহার করি, সেগুলো নির্ভর করে আমরা আমাদের পরিমণ্ডলে যা দেখি এবং বাড়ীতে, বিদ্যালয়ে এবং কর্মস্থলে যা শিখেছি, তার উপর।

(৭) **Materialistic expectations** : বস্তুতান্ত্রিক আকাঙ্খা :- অর্থের গুরুত্ব এবং অর্থ দ্বারা যা ক্রয় করা যায়, তার গুরুত্ব আমাদের বয়স বাড়ার সঙ্গে-সঙ্গে বৃদ্ধি পায়। এগুলি আরও বৃদ্ধি পায় আমাদের আশা, আকাঙ্খা ও বাইরে ব্যক্তিগত প্রতিষ্ঠা ও স্বীকৃতির প্রয়োজন।

(৮) **Self esteem : আত্ম মূল্যায়ন** :- আমরা নিজেদেরকে কি ভাবে দেখি, তা নির্ভর করে আমরা শৈশবাবস্থা থেকে কি ভাবে প্রতিফলিত হয়েছি এবং বয়ঃকালে সমাজের কাছ থেকে যা পেয়েছি। যে মুখোশটি আমরা পরে থাকি, তা বলে দেয় আমরা কত উঁচু বা কত নীচু মানের ব্যক্তিত্ব।

What influences Internal Conditioning : কোন্-কোন্ বিষয় আভ্যন্তরীণ অবস্থাকে প্রভাবিত করে :-

পূর্ববর্তী তালিকা ব্যাখ্যা করেছে বিভিন্ন অঞ্চল বা উৎস, যেখানে আমাদের আচরণকে নিয়ন্ত্রিত করেছে আমাদের আভ্যন্তরীন মানসিকতা। এই আভ্যন্ত রীন অবস্থাকে যারা নির্দ্ধারিত করে, তাদের তালিকা নিম্নে প্রদত্ত হল।

1) Parents : পিতা-মাতা : পিতা-মাতার ব্যক্তিগত আচরণ, তাঁদের অভিজ্ঞতা, তাঁদের পরস্পরের সঙ্গে সম্পর্ক, শিশুদের মনের উপর একটা বিরাট ছাপ রেখে যায়। আমাদের পিতা-মাতা তাঁদের আচরণে যে আস্থা ও স্নেহের বহি:প্রকাশ ঘটান, তা অনুকরন প্রবৃত্তির মাধ্যমে আমরা আমাদের চরিত্র গঠনের ভিত্তি হিসাবে আত্মস্থ করি।

2) Family : পরিবার :- বর্দ্ধিত পরিবার পিতা-মাতার আচরণকে গঠন ও সংযত করে। আমাদের কাছে এদের গুরুত্ব অনেক বেশী। ঠাকুর্দা-ঠাকুমা, কাকা-কাকী, পিসী-মাসী, পিসেমশাই-মেসোমশাই, খুড়তুতো-জ্যাঠতুতো-মামাতো-মাসতুতো ভাই-বোন ইত্যাদির ভূমিকা তাদের সঙ্গে নৈকট্যের উপর নির্ভর করে। একটা যৌথ পরিবারে এই সব সদস্য-সদস্যাদের প্রভাব থেকে রেহাই পাওয়া কষ্টকর। বর্তমান যুগের পরিবার ছোট এবং মা-বাবা ও তাঁদের সন্তান-সন্ততিদের নিয়ে গঠিত এবং প্রত্যেকের কিছু-কিছু প্রভাব আমাদের চরিত্রে স্থান পায়।

3) Society : সমাজ :- আমাদের আচার-আচরণের উপর কঠোর অনুশাসন এবং আকাঙ্খার বোঝা চাপিয়ে দেয় সমাজের গঠন ও প্রকৃতি।

4) Friends and Colleagues : বন্ধু ও সহকর্মীরা : সমাজের এই অংশটির সঙ্গে আমরা খুবই অন্তরঙ্গ ভাবে প্রতিক্রিয়া করি এবং বাইরের জগতের সঙ্গে সম্পর্ক তৈরীর ক্ষেত্রে আমরা নিজেদের জন্য কিছু-কিছু নিয়ম তৈরী করি।

5) Religion and Spiritual Training : ধর্ম ও আধ্যাতিক শিক্ষা : ধর্মপুস্তকের উপদেশ, ধর্মীয় অনুশাসন, যা আমরা গ্রহণ করি, সেগুলি আমাদের প্রাথমিক নীতিবোধ ও ঈশ্বর বিশ্বাসে ভিত্তি তৈরী করে। আধ্যাত্মিক শিক্ষা ধর্মগ্রন্থের আদর্শ বা দর্শন অনুধাবন করতে এবং নিজেকে জানতে সাহায্য করে।

6) Educational Institution : বিদ্যালয় : আমাদের বিদ্যালয়গুলো এবং সম্মানীয় শিক্ষকরা তাঁদের পঠন-পাঠন, দক্ষতা ও আচরণের মধ্য দিয়ে আমাদের মত ও চরিত্র গঠনে বিরাট ভূমিকা গ্রহণ করেন।

7) Physical Appearance : চেহারা : একটা মানুষের চেহারা অপর একজনের মনে নিরাপত্তাহীনতা, সচেতনতা এবং জটিলতার সৃষ্টি করতে পারে। কোন একজন মানুষ, যার চেহারা স্থূলাকৃতি অথবা যার মুখমন্ডল বিকৃত, সে ব্যক্তি সদাই নিজের সম্বন্ধে বেশী রকম সচেতন হয়ে অস্বস্তিতে ভুগছে এবং লাজুক। কোন একটা মন্তব্যকে বিশ্লেষন করা, এমন কি প্রতিক্রিয়া করার একটা প্রবণতা দেখা যায়, যদি ঐ মন্তব্যটা কারও চেহারা বা উচ্চতা অথবা দৈহিক বৈশিষ্ট্যকে নির্দেশ করে। অনেক সময় সুদর্শন চেহারাও মানসিক চাপ সৃষ্টির কারণ হয়; যখন ঐ সুন্দর বা সুন্দরী অপরের যথেষ্ট আকর্ষণ আহরণ করতে অসমর্থ হয় কিংবা যখন সে অনুভব করে যে, তাকে অযথা সরিয়ে দেওয়া হচ্ছে অথবা যখন তার দৈহিক সৌন্দর্য ম্লান হতে শুরু করে।

8) Media and Literature : গনমাধ্যম ও সাহিত্য : সহজলভ্য বা মনোনীত কোন গনমাধ্যম, সাহিত্য, চিত্ত বিনোদনের পথ কিছু নিয়ম এবং মাপকাঠি *(বা মান)* তৈরী করে, যা কালক্রমে রূপ পরিগ্রহ করে গৃহীত বিশ্বাস ও ধারণা হিসাবে। অনুকরনীয় ব্যক্তিদের, মানুষের আচরণকে, সামাজিক নিয়ম-কানুন ও আকাঙ্খা ইত্যাদিকে দেখা যায় প্রায়ই নিত্য-নতুন রূপ নিতে। এই সব হওয়ার কারণ পরিবর্তনশীল গনমাধ্যম, সাহিত্য,

বিনোদন পদ্ধতি ইত্যাদি উৎস থেকে পাওয়া তত্ত্বগুলোকে নিজের মধ্যে আত্মস্থ করার জন্য।

9) Financial Resources and Status : আর্থিক সঙ্গতি ও আভিজাত্যপূর্ণ পদমর্যাদা :- কোন ব্যক্তির আর্থিক সঙ্গতি তার নিজের সম্পর্কে উঁচু ধারণা এবং নিরাপত্তাকে প্রভাবিত ও উদ্দীপ্ত করে। আবার অধিক পরিমাণ সম্পদ থাকলে তাকে রক্ষা করা এবং ঐ সঙ্গে আভিজাত্য রক্ষা করার সমস্যা দেখা দেয়। ফলে মানসিক চাপ আসতে পারে।

10) Personal Experiences: ব্যক্তিগত অভিজ্ঞতা : প্রত্যেক মানুষ সারা জীবন শিক্ষা লাভ করে । *"জীবনের শিক্ষাকেন্দ্র"* চলতে থাকে, মানুষের দৃষ্টিভঙ্গী ও আচরণকে বিশেষ ভাবে রূপায়িত করে। যেমন লাভ-ক্ষতি, বিফলতা ও সাফল্য মনকে তৈরী করে অতীতের অনুরূপ অবস্থার সঙ্গে লড়াই করতে।

চতুর্থ অধ্যায়

Dealing With Stress: মানসিক চাপ সম্পর্কে আলোচনা

Anticipating Stress : মানসিক চাপের পূর্বাভাস :-

মানসিক চাপ অবশ্যই আভ্যন্তরীন অবস্থা এবং *"বহিরাগত চাপ সৃজনকারী উপাদান"*-য়ের সমন্বয়। একটা ইতিবাচক দৃষ্টিভঙ্গী এবং সঙ্গতিপূর্ণ শিক্ষা বা অভ্যাস মানসিক চাপের পূর্বাভাস দেওয়ার দৃঢ় ক্ষমতা তৈরী করে এবং এই সঙ্গে অপর একটা দৃশ্য গড়ে উঠেছে, তা হচ্ছে এক দিকে একজন রোগাক্রান্ত ব্যক্তি, অপর দিকে একজন খোলা মনের মানুষ, যে অন্যদের মন্তব্য বা বক্তব্যকে নিজের মধ্যে স্থান দেয়। এই অনুচ্ছেদে যে উদাহরণগুলো ব্যবহার করা হয়েছে এই বিষয়কে বিশ্লেষন করতে, তা জৈন দর্শন *"অনেকান্ট" (Anekant)* থেকে গৃহীত।

External Stressors - A Reality of Life :-বহিরাগত চাপ সৃজনকারী উপাদান সমূহ - জীবনের একটা বাস্তবতা :-

যেহেতু ইতিপূর্বেই ব্যাখ্যা করা হয়েছে যে, বহিরাগত চাপ সৃজনকারীগুলো হচ্ছে জীবনের সেই সব বাস্তবতা, যা আছে আমাদের চার দিকের পরিবেশের মধ্যে; মানুষের সাথে মানুষের পারস্পরিক প্রতিক্রিয়ার মধ্যে; আমাদের চার দিকের পৃথিবীকে উপলব্ধির মধ্যে। তাদের প্রভাব সম্বন্ধে একটা স্পষ্ট ধারণা এবং ওদের প্রতি আমাদের প্রতিক্রিয়ার একটা পক্ষপাতহীন হিসাব বা পরিসংখ্যান অবশ্যই আমাদেরকে সাহায্য করতে পারে মানসিক চাপ বিষয়ে আলোচনার ক্ষেত্রে। এই পদ্ধতিকে সাহায্য

করার জন্য পূর্ববর্তী অধ্যায়ে ঐ উপাদানগুলোকে পৃথক-পৃথক শ্রেণীতে ভাগ করা হয়েছে। এমন কি কিছু-কিছু বিষয়কে বিশেষ ভাবে চিহ্নিত করা হয়েছে মানসিক চাপ সৃষ্টিতে তাদের পরোক্ষ প্রভাব ও সুদূরবর্তীতার জন্য। অন্যথায় সেগুলো বাদ পড়ে যেত।

প্রকৃতপক্ষে বহিরাগত চাপ সৃষ্টিকারী উপাদানগুলো, যা বহিরাগত বাস্তবতার দ্বারা গঠিত, তাদেরকে বিশ্লেষন করার জন্য একটা বাস্তবমুখী উপায় আছে এবং এই উপায়কে আমরা একটা ইতিবাচক ব্যাখ্যা দিতে পারি। এই উপাদানগুলো আমাদের দেহের দিক থেকে বাহিরের বস্তু এবং বেশীর ভাগ ক্ষেত্রে আমরা নির্দ্ধারন করতে পারি, তারা কত গুরুত্বপূর্ণ। মানসিক চাপকে নিয়ন্ত্রিত করার পরিপ্রেক্ষিতে আমরা সাত স্তরের একটা পদ্ধতি উল্লেখ করছি। যথা :-

(১) মানসিক চাপকে চেনা

(২) মানসিক চাপকে সামান্য পরিবর্তন করা

(৩) মানসিক চাপকে এড়িয়ে যাওয়া

(৪) মানসিক চাপকে গ্রহণ করা

(৫) মানসিক চাপের সঙ্গে লড়াই করা

(৬) বিশেষ-বিশেষ ক্ষেত্রে মানসিক চাপ সম্বন্ধে উদ্বেগহীন হয়ে থাকা এবং

(৭) ইতিবাচক প্রচেষ্টা।

Identifying : চিহ্নিত করা বা চেনাঃ

চিহ্নিতকরণ সম্ভবত: অর্ধেক সমাধান। যদি কেউ জানতে পারে ট্রেন দেরী করে চলছে পরিচালনের ক্রুটির জন্য, তাহলে ট্রেন দেরী করার জন্য যে মানসিক চাপ, তার অর্ধেক সমাধান বা প্রতিকার করা হয়। এই পূর্বাহ্নে জ্ঞাত হওয়া ব্যাপারটা রেল কর্মীদের প্রথম দর্শনের ক্রোধও কিছুটা কমায়। অপর অর্ধেক মানসিক চাপ প্রশমিত হয় বিভক্ত হয়ে (১) মানসিক ভাবে প্রস্তুতি নিয়ে দেরীতে ট্রেন পৌঁছনোর ব্যাপারে জ্ঞাত হয়ে ও পরিবর্তিত সময়সূচীর সঙ্গে মিলিয়ে নেওয়ার কাজে; (২) কর্তৃপক্ষের কাছে অভিযোগ জানানোর কাজে। প্রস্তুত থাকতে হয় জরুরী কারণে দীর্ঘ বিলম্বের জন্য। অনুরূপ ভাবে আবহাওয়া, বৃষ্টি, উচ্চ তাপ এবং অধিক শীত প্রভৃতি মানসিক চাপ

সৃষ্টি করতে ব্যর্থ হয়, যেহেতু ঘটনাগুলো প্রাকৃতিক কারণেই স্বাভাবিক বলে আগেই চিহ্নিত থাকে। যদি তুমি কোন একজন কঠিন উর্দ্ধতন কর্মচারী পাও, তার ধরণ-ধারণ, পছন্দ-অপছন্দের দিকে দৃষ্টি দাও এবং লক্ষ্য কর তোমার ধরণ-ধারণ, নিয়ম-নীতি ও বিশ্বাসের সঙ্গে কোথায় বাধার সৃষ্টি করছে বা প্রতিদ্বন্দ্বিতা করছে। সর্বাগ্রে চিহ্নিত কর কোন্ বিষয়টা মানসিক চাপ সৃষ্টি করছে। এই উদাহরণের সঙ্গে ব্যক্তিগত বিষয়গুলোকে বৃত্তিগত বা পেশাগত দিক থেকে পৃথক করতে এবং হিসাব করে দেখবে মানসিক চাপটা তৈরী হয়েছে নিজের কোন ত্রুটির জন্য অথবা উর্দ্ধতন কর্মীটি মূলত: একজন কঠিন ব্যক্তি। এর দ্বারা কাজের পরিকল্পনামাফিক একটা কাজের সম্পর্ক রচনা করা যায়।

Modifing : *(মানসিক চাপের গভীরতা, বৈশিষ্ট্য ইত্যাদি)* রূপ পরিবর্তন ঘটান :-

এগুলো হচ্ছে বহিরাগত মানসিক চাপ সৃজনকারী উপাদান, যেগুলোকে অনেকাংশে পরিশ্রুত করা যায়। যদি স্নানঘরে একটা কম ক্ষমতাসম্পন্ন আলো থাকে, তবে স্নানঘরটাকে অন্ধকার-নোংরা মনে হবে, মানসিক অস্বস্তি বোধ করবেন। অধিকতর ক্ষমতাসম্পন্ন আলো ব্যবহার করলে অস্বস্তি কেটে যায়। অনুরূপ ভাবে যদি আপনি দেখেন যে, প্রতি দিন কর্মস্থলে পৌঁছতে দেরী হচ্ছে, কারণ আপনি অধিক সময় বিছানায় শুয়ে থাকছেন অথবা দেরীতে শুতে যাচ্ছেন; এক্ষেত্রে অতি সহজেই অবস্থার পরিবর্তন ঘটাতে পারেন। এই পরিবর্তনের দ্বারা আপনি যান-বাহনের সমস্যা এড়াতে পারেন, কর্মস্থলে বাধাশূণ্য ভাবে বেশী সময় কাজ করতে পারেন; এর ফলে উর্দ্ধতন কর্মীর সঙ্গে আপনার একটা মধুর সম্পর্ক গড়ে উঠবে।

Avoiding : এড়িয়ে যাওয়া :

কিছু-কিছু বহিরাগত চাপ সৃজনকারী উপাদান আছে, যাদেরকে এড়িয়ে যাওয়াই ভালো। তিনি একজন দাবীদার আত্মীয় *(বা ধারপ্রার্থী)* হতে পারেন কিংবা তিনি একজন খারাপ প্রতিবেশী হতে পারেন। সাধারণ মানুষের মত এদেরকে পরিবর্তন করা যাবে না। সেজন্য সব চেয়ে ভালো এদের সঙ্গে যথাসম্ভব কম যোগাযোগ রাখা। যদি কোন বিশেষ ব্যাঙ্কের পরিষেবা খারাপ হয়, আমরা আরও ভালো পরিষেবা প্রদানকারী ব্যাঙ্কের সঙ্গে যুক্ত হতে পারি। জনাকীর্ণ রাস্তা কিংবা বাজারে ব্যস্ত সময়ের ভীড় অথবা অনুরূপ অন্য সব বিরক্তিকর বিষয়গুলো, যাদেরকে পরিবর্তন করার ক্ষমতা আমাদের নেই, সেগুলোকে এড়িয়ে যাওয়াই ভালো; তাহলে মানসিক চাপ সৃষ্টি হবে না।

Accepting : গ্রহণ করা :

পরিবর্তিত অবস্থাকে মেনে নেওয়ার দ্বারা মানসিক চাপ হ্রাস করা উদ্ধৃতি:- আমার পক্ষে - "অরুন্ধতি সাহায্য কর - সাহস দাও পরিবর্তন করতে, যা আমি পারি, ধৈর্য্য দাও গ্রহণ করতে, যা আমি পারি না, জ্ঞান দাও, পার্থক্য নির্ণয় করতে দুটির মধ্যে।"

বহিরাগত চাপ সৃজনকারী উপাদান — যেমন সামাজিক পাপ বা কলুষতা, অবিবেচক পিতা অথবা অস্বাস্থ্যকর কর্ম পরিবেশ প্রভৃতি একান্ত ভাবে বাস্তব বিষয়, যা পরিবর্তন করা যায় না বা গ্রহণ করা যায় না। অনেক সামাজিক পরিবর্তন এবং রীতি আছে, যেগুলো এই শ্রেণীর অন্তর্ভুক্ত। যেমন আমরা পিতার সঙ্গে সম্পর্ক ছিন্ন করতে পারি; পছন্দমত সামাজিক পরিবেশে স্থানান্তরিত হতে পারি, শল্য চিকিৎসার দ্বারা নিজের চেহারার পরিবর্তন করতে পারি... কিন্তু এই প্রচেষ্টাগুলো আমাদের সকলের আয়ত্তের মধ্যে নাও আসতে পারে। সেজন্য সব চেয়ে ভালো পথ হচ্ছে এসব বিষয়ে একটা ইতিবাচক মানসিকতা তৈরী রাখা এবং যথেষ্ট কৌতুক সহকারে মনে রাখতে হবে — *"যদি একটা লেবু দেখতে পান, তবে তাকে লেমোনেড মনে করুন।"* সুপরিকল্পিত ভাবে একটা বাস্তবকে মেনে নিলে মানসিক দ্বন্দ্ব বা সংঘাতকে দূরীভূত করা যায় এবং এর ফলশ্রুতি হিসাবে মানসিক চাপের পরিবর্তে একটা উজ্জ্বল দিক ফুটে উঠতে পারে। অতএব অবস্থার উন্নতি ঘটিয়ে একটা ফলপ্রসূ প্রচেষ্টা গ্রহণ করা যেতে পারে আত্ম-করুণার কাছে মাথা নত না করে।

এমন অনেক অবস্থার সৃষ্টি হতে পারে, যখন কোন বিশেষ একটা বিষয়কে গ্রহণ করা যায় না এবং এড়িয়ে যাওয়াও যায় না। এই অবস্থায় লড়াই করে পূর্বাবস্থায় ফেরৎ পাঠানো ভালো। এটা একটা গুরুত্বপূর্ণ পদক্ষেপ এবং আমি প্রার্থনা করি আপনারা কখনো যেন এই অবস্থায় না পড়েন। আপনারা একথাও চিন্তা করবেন না যে, দিনে ১২ ঘন্টা অস্ত্র ছাড়া যুদ্ধ করে যেতে হবে কিংবা ক্ষিপ্ত মত-বিনিময় করতে হবে। একটা সুচিন্তিত সপ্রমাণ অবস্থান অবশ্যই বিপজ্জনক বা সংঘর্ষমূলক প্রতিক্রিয়া নয়।

এই লড়াইটা হওয়া উচিত একটা সুপরিকল্পিত কার্যক্রম এবং এই কার্যক্রম তখনই গ্রহণ করা যেতে পারে, যখন আপনার বেঁচে থাকার বা টিঁকে থাকার প্রশ্ন প্রতিদ্বন্দ্বিতার সম্মুখীন হয়। কেউ একজন আপনার কাছে টাকা ধার নিয়ে ফেরত দিতে চাইছে না, আদর্শ পথ হচ্ছে আইনের পথে লড়াই করা।

অবশ্যই আপনার পক্ষে যথেষ্ট সুবিধা হবে, যদি আপনার কাছে লিখিত নথিপত্র থাকে আপনার কাজকে সমর্থন করার জন্য। তবে আপনার কাজ ও

অবস্থান সম্পর্কে বারংবার চিন্তা করা প্রয়োজন... বিশেষত: যদি আপনার লড়াইটা স্থানীয় কোন সমাজবিরোধী খারাপ লোকের সঙ্গে হয়।

Selective Indifference: (বিশেষ-বিশেষ অবস্থায় উদাসীন বা উদ্বেগহীনভাবে থাকা) :-

এই পদক্ষেপটা পূর্ববর্তী কয়েকটা আলোচনার সঙ্গে সম্পর্কযুক্ত; বিশেষ করে জীবনের যে সব বাস্তব বিষয়গুলো এড়িয়ে যাওয়া কাজের সঙ্গে সম্পর্কযুক্ত এবং যেসব বাস্তব বিষয়গুলো মেনে নেওয়া কাজের সঙ্গে সম্পর্কিত। অনেকগুলি বহিরাগত চাপ সৃষ্টিকারী উপাদান বা ঘটনা আছে, যেগুলোর সঙ্গে আমাদের ব্যক্তিগত অত্যাবশ্যক প্রয়োজনের কোন যোগসূত্র নাই অথবা যেগুলোর কোন প্রত্যক্ষ ফল কোন একক ব্যক্তির উপর বর্তায় না। ঐসব ভয়ঙ্কর বাস্তবতা, যা আমাদের ভাবপ্রবণতাকে ভেঙ্গে দেয় এবং এ বিষয়ে কিছু করার জন্য আমাদের নিজেদেরকে বাহবা দেয়, সেসব বাস্তবতার প্রতি আমাদের চেতনা বা সংবেদনশীলতাকে পরখ করা বা প্রশ্নের মাধ্যমে যাচাই করা হচ্ছে প্রাথমিক পদক্ষেপ। অর্থাৎ ঐসব ঘটনার দ্বারা আমরা কতটা অভিভূত, তা দেখা। আমাদের সৃষ্টি ও মতামতের নমনীয়তা এই ধরণের মানসিক চাপকে নিয়ন্ত্রণ করতে সাহায্য করে।

রাজনৈতিক বক্তব্য, জঙ্গীবাদের ঘটনা, ফুটবল খেলায় জয়, রাজনীতিবিদদের বিরূদ্ধে কলুষিত ঘটনার অভিযোগ বা কেলেঙ্কারীর অভিযোগ আমাদের মূল্যবোধকে অবনমিত করতে পারে; কিন্তু উদাসীনতা বা নির্লিপ্ততার মধ্য দিয়ে আমাদের প্রতিক্রিয়াকে সম্বরন করা যায়। কিছু মানুষ আছে, যাদের অভ্যাস আছে সব বিষয়ে নাক গলান এবং অহেতুক মানসিক চাপকে ডেকে আনা। আশা করি, আপনি সেই শ্রেণীভুক্ত ব্যক্তি নন। মোট কথা, আমরা একটা মানসিক চাপকে বিপজ্জনক হওয়ার আগেই তাকে প্রতিক্রিয়াহীন করে ফেলতে পারি।

Positive Focus Towards Change (পরিবর্তনের কেন্দ্রবিন্দুকে স্পষ্ট ভাবে দেখা) :-

পৃথিবীতে এমন অনেক অবস্থা আসে, যা আমরা কখনো কল্পনা করতে পারি না অথবা অতীতে ঐসব অবস্থার মধ্যে কখনো পড়িনি। আজকের পৃথিবীতে পরিবর্তন হচ্ছে কেবলমাত্র একটা নির্দ্দিষ্ট ধারায়। পরিবর্তন আনে নতুন তথ্য, প্রয়োজন ও প্রতিদ্বন্দ্বিতা। মানুষের একটা সহজাত প্রবণতা আছে নতুন কিছু বা অজানা কিছু এলেই তাকে ত্যাগ করা বা বাধা দেওয়া।

এই নতুনকে গ্রহণ না বর্জন সেই সিদ্ধান্ত নিতে না পারার জন্য মানসিক চাপের সৃষ্টি হয়। একটা নতুন ধারণা বা উৎপাদিত দ্রব্যকে গ্রহণ বা বর্জনের আগে আমাদের উচিত বিশ্লেষন ও হিসাব করে দেখা যে, এই নবাগত ধারণা আমাদের প্রয়োজন এবং উদ্দেশ্যের উপযোগী কতখানি হবে। এই নবাগত ধারণা বা বস্তুর ধনাত্মক কেন্দ্রবিন্দু হচ্ছে এর থেকে কতটা সুযোগ-সুবিধা পাওয়া যেতে পারে। এই ধরণের মানসিক গঠন সহকর্মীদের ও শিক্ষকদের সঙ্গে সম্মিলিত ভাবে কাজ করতে সাহায্য করে এবং মানসিক চাপযুক্ত অবস্থাকে অতিক্রম করতে সাহায্য করে।

Changing the Internal Conditioning (আভ্যন্তরীণ মানসিক পরিকাঠামোর পরিবর্তন সূচিত করা) :-

স্পষ্টত: মানসিক চাপ উৎপাদনকে কমানোর পথ হচ্ছে একটা *"ছাঁকনী"* পদ্ধতি ব্যবহার করা, যার দ্বারা বহিরাগত চাপের প্রভাবকে উন্নত করা যায় *(স্বপক্ষে আনা যায়)* এবং যে কোন ব্যক্তির আভ্যন্তরীণ মানসিকতাকে নতুন ভাবে শৃঙ্খলাবদ্ধ করা যায় ও সুসজ্জিত করা যায়। সব চেয়ে বড় কাজ হচ্ছে কোন ব্যক্তির মনোভাব বা আচরণকে পরিবর্তন করা। অনেক সময়ে কোন-কোন ব্যক্তিকে ক্ষোভের সঙ্গে অসহায় ভাবে বলতে শোনা যায় যে, সে ঐ পরিবর্তিত অবস্থার মধ্যেই জন্মেছে। সময়ের সঙ্গে-সঙ্গে আমাদের আভ্যন্তরীণ মানসিকতা বা মনের গঠনের পরিবর্তন ঘটে। *"সাওল"*-য়ের মতে এই পরিবর্তন অবশ্যই সকলের পক্ষে সম্ভব। শৈশবে যা একদিন ভালো লাগত, বয়ঃক্রমকালে সে জিনিসটা খারাপ মনে হতে পারে। যেমন, আমি দু বছর আগে নুডলস্ খেতে একদম ভালবাসতাম না... কিন্তু এখন প্রায় প্রতি দিনই নুডলস্ খাই। এসবই সম্ভব আভ্যন্তরীণ মানসিকতার পরিবর্তনের দ্বারা। এই পরিবর্তন সম্ভব হয় জ্ঞান আহরণ, অভিজ্ঞতা অর্জন ও শৃঙ্খলাবোধের দ্বারা। আমরা প্রত্যেকেই যদি অতীতের দিকে ফিরে তাকাই, দেখব অতীতে অনেক কিছুকেই আমাদের ভালো লাগত না... কিন্তু এখন পরিবর্তিত মানসিকতায় বেশ ভালো লাগে।

যে সব উপাদান মনের গঠনকে রূপ দেয়, তাদের সম্পর্কে সম্যক জ্ঞান এবং যেভাবে মনের বহিঃপ্রকাশ ঘটে, তা প্রাথমিক ভাবে নির্দেশ দেয় কি ভাবে মানসিক চাপকে বন্ধুত্বপূর্ণ ভাবে উপভোগ করা যেতে পারে এবং মানসিক চাপ ও মনের গঠনের মধ্যে সমন্বয় সাধন করা যেতে পারে। রূপান্তরিত করার কাজের দ্বারা যে সুবিধাগুলো পাওয়া যায়, সেগুলো চিহ্নিত করলে কাজ করার ইচ্ছা বৃদ্ধি পাবে।

আমরা এখন তিনটি প্রাথমিক মতবাদ নিয়ে আলোচনা করব, যা এক্ষেত্রে বিবেচনা করা অত্যাবশ্যক এবং যে সুবিধাগুলো পরিবর্তিত মানসিক গঠনের সঙ্গেই প্রকাশ পাবে, সেগুলো আলোচিত হবে।

Change with Society: (পরিবর্তনশীল সমাজ ব্যবস্থার সঙ্গে মনের গঠনের পরিবর্তন) :-

আমরা ইতিপূর্বে আলোচনা করেছি যে, প্রযুক্তিবিদ্যার পরিবর্তন, অর্থনীতির পরিবর্তন এবং যোগাযোগ ব্যবস্থার পরিবর্তন সমাজের সামগ্রিক রূপ পাল্টে দেয়। কাজের রীতির উপর, স্ত্রী-শ্রমিক বা কর্মীদের ভূমিকার উপর, একক পরিবারের উপর এবং বংশগত ব্যবধান *(প্রাচীন ও নবীনদের মধ্যে)*-য়ের উপর তাদের প্রভাবের দ্বারা এই পরিবর্তন তারা আনে।

আমাদের মধ্যে বেশীর ভাগ মানুষ বড়দেরকে যেভাবে সম্বোধন করি এবং পরিবারের মধ্যে যে ভাবে ব্যবহার করি এবং সমাজে যে সব অনুষ্ঠান সংঘটিত হয় - নবীন প্রজন্ম সেগুলোকে যথার্থ বা সত্য বলে মনে করে না। টি.ভি., সিনেমা, সাহিত্য আধুনিক প্রজন্মকে তাদের আচরণ, চেহারা ও পছন্দের বিষয়ে বেশী প্রভাবিত করে। যে কোন ব্যক্তির পক্ষে এই পরিবর্তনকে হয় বাধা দেওয়া, না হয় তারিফ করতে অভ্যস্ত হওয়া প্রয়োজন। উচ্চ মূল্যবোধ ও সুস্থ পরিবেশে প্রতিপালন বা বেড়ে উঠলে আচরণে বলিষ্ট আদর্শগুলো প্রকাশ পাবে। যদি দৃষ্টি নিবদ্ধ থাকে কেবল দৃশ্যমান ওপরের বিষয়গুলোতে এবং কোন দিক থেকে যদি পরস্পরকে না মেনে নেয়, তবে প্রবীণদের সঙ্গে নবীনদের বংশগত ব্যবধান বাড়তে থাকবে। পিতা-মাতার সঙ্গে সন্তানদের ব্যবধান বেড়ে যাওয়ার মত কষ্টদায়ক আর কিছুই হতে পারে না। নবীন প্রজন্মের সঙ্গে এই যে ব্যবধানের উদাহরণ, এটি একটি বিচিত্র বিষয়। তবে এই ব্যবধান পরিবারের অন্য সদস্যদের সঙ্গে, সহকর্মীদের সঙ্গে, প্রতিবেশীদের সঙ্গে এবং অন্য সব পরিচিতদের সঙ্গেও হতে পারে, যদি আলোচ্য ব্যক্তিটি তার চলার পথে খুবই অনমণীয় থাকে। যে কোন ব্যক্তির পক্ষে সব কিছুকে মেনে নেওয়া সম্ভব নয় ঠিকই, কিন্তু নতুন-নতুন ধারণাকে আহ্বাণ করার জন্য মনের দরজা উন্মুক্ত রাখা একান্ত প্রয়োজন। এর সুবিধাগুলো হচ্ছে - অনেক বেশী অন্তরঙ্গ সম্পর্ক, যেহেতু অভিজ্ঞতা ও জ্ঞান মনের খোরাক যোগায়, সেজন্য ব্যক্তিগত উন্নতি আসে। একটা খোলা মন ঝুঁকিপূর্ণ সংগঠনমূলক কাজে উৎসাহ দেয় এবং পেশাগত সাফল্য আনে।

Theory of "Anekant" : "অনেকান্ত" মতবাদ :-

"অনেকান্ত" শব্দটা জৈন দর্শন থেকে গ্রহণ করা হয়েছে। এই শব্দটির অর্থ হল *"বহুমুখী দৃষ্টিকোণের মতবাদ"*। *"অনেকান্ত"* বলেছে প্রত্যেকে যে যার নিজের পথে আচরণ করবে বা চিন্তা করবে, যেহেতু প্রত্যেকের সেই অধিকার আছে। *"অনেক"* কথার অর্থ একের অধিক এবং *"অন্ত"* কথার অর্থ *"শেষ"*

বা *"ফল"*। অর্থাৎ একটা ঘটনা বা বস্তু সম্পর্কে একাধিক মত বা মন্তব্য থাকতে পারে। এটা প্রকৃত পক্ষে বিশ্লেষণ ও দৃষ্টিকোণের বিষয়।

কোন একটা বিষয়ে পিতা এবং পুত্র একমত নাও হতে পারে। বংশগত ঐক্য মতাগত ঐক্যকে নিশ্চিত রূপে প্রমাণ করে না। উভয়ের অধিকার আছে ব্যক্তিগত চিন্তাধারাকে প্রকাশ করার এবং *"অনেকান্ত"* অনুসারে তাদের ব্যক্তিগত ধ্যান-ধারণার পরিপ্রেক্ষিতে উভয়ে ঠিক ও নির্ভুল। কোন রং নির্বাচনের ক্ষেত্রে স্ত্রী তার স্বামীর থেকে পৃথক মত পোষণ করতে পারে অথবা গৃহসজ্জার ব্যাপারে বা পরিচ্ছন্নতার ব্যাপারে ভিন্ন মত পোষণ করতে পারে। *"অনেকান্ত"* অনুসারে কেউই পুরোপুরি ভুল নয়।

যদি আপনি *"অনেকান্ত"* মতবাদকে গ্রহণ করেন, তবে আপনি সহজে আপনার আভ্যন্তরীন মানসিকতাকে পরিবর্তন করতে পারবেন। অন্যদেরকে আপনি সহজে বুঝতে পারবেন এবং তাদের চিন্তাধারাকে সহজে বিশ্লেষণ করতে পারবেন। অপরের দৃষ্টিকোণ সম্বন্ধে আপনি অনেক বেশি সহ্যশীল হবেন। যদি তাদের মতামত নাও মেনে নিতে পারেন, তবুও তাদেরকে অনেক বেশী বুঝতে পারবেন। দেখামাত্র বাধা প্রদান করা থেকে যে মানসিক চাপ সৃষ্টি হয়, তাকে হ্রাস করতে পারবেন। মানসিক চাপ নিয়ন্ত্রণের ক্ষেত্রে *"অনেকান্ত" (Anekant)* একটা সহজ... কিন্তু খুবই গুরুত্বপূর্ণ মতবাদ।

Mutual Gain : পারস্পরিক উপকার :-

মানসিক চাপের প্রভাবকে হ্রাস করার তৃতীয় পথ হচ্ছে *"দেওয়া-নেওয়া"* পদ্ধতি বা *"দেওয়া-নেওয়া"* দর্শন। পৃথক মতাবলম্বী দুজন মানুষ যদি একত্রে থাকতে চায়, তাহলে তাদের মেনে নিতে হবে যে, তাদের দৃষ্টিভঙ্গী ও মতামত পৃথক। এই একত্রে থাকার প্রচেষ্টা থেকে দেওয়া-নেওয়া পদ্ধতির মাধ্যমে তারা একটা বোঝাপড়ার মধ্যে চলে আসে। এই বোঝাপড়ার অর্থ আত্ম-সমর্পন নয়... বরং পারস্পরিক লাভ বা সুবিধা। অতি সহজ ভাবে বলা যায় -- প্রয়োজনগুলোকে নিজেদের মধ্যে ভাগ করে নেওয়া এবং ছোটখাট দাবীগুলোকে সমর্পন করা। এর দ্বারা উন্নততর সম্পর্ক গঠন করা যায় এবং আবেগকে প্রশমিত করা যায়।

দলের বা সমাজের সব সদস্যেরই এই মতবাদ বোঝা উচিত, কারণ পারস্পরিক লাভের জন্য পারস্পরিক ত্যাগ স্বীকার করা। সেজন্য *"সাওল হার্ট প্রোগ্রাম"*-তে জীবনসঙ্গী / সঙ্গীনিকে নিয়ে আসার প্রথা চালু আছে। যদি পরিবারের আরও বেশী সদস্যকে সঙ্গে আনার ব্যবস্থা করা সম্ভব হত, তা হলে আরও ভালো হত।

Anekant : Theory of Multiple view points : "অনেকান্ত" অথবা একাধিক দৃষ্টিকোণের মতবাদ :-

এই মতবাদ অনুসারে কোন একটা অবস্থা বিভিন্ন ব্যক্তির দ্বারা বিভিন্ন ভাবে প্রত্যক্ষ হয়। এই উপলব্ধিকরণ নির্ভর করে ব্যক্তির নিজের প্রতিপালন পদ্ধতির উপর, নিজের শিক্ষার উপর, নৈতিক মূল্যবোধের উপর, পছন্দের উপর এবং অনুরূপ বিষয়ের উপর। প্রত্যেক মানুষের নিজের চিন্তাধারা আছে এবং অধিকার আছে মতামত প্রকাশ করার। *"অনেকান্ত"*-য়ের জ্ঞান প্রত্যেক মানুষকে সাহায্য করে অনেক সংঘর্ষ এড়িয়ে যেতে। কারন এই জ্ঞান অপরের ভিন্নধর্মী মতামতের প্রতি একটা সংবেদনশীল মানসিকতা সৃষ্টি করতে সাহায্য করে।

Story of the Elephant and three blind men : হাতী ও তিন অন্ধের গল্প :-

তিনজন অন্ধ ব্যক্তিকে একটা হাতীর সামনে দাঁড় করিয়ে বলা হয়েছিল হাতীর গায়ে হাত দিয়ে স্পর্শ করে হাতীর বর্ণনা করতে। প্রথম ব্যক্তি বলেছিল হাতীকে থামের মত দেখতে, কারণ সে কেবলমাত্র হাতীর পা ছুঁয়েছিল। দ্বিতীয় ব্যক্তিটি বলেছিল, হাতী দড়ির মত... যেহেতু সে তার লেজটা ধরেছিল। তৃতীয় ব্যক্তি বলেছিল, হাতী একটা হাতপাখার মত, কারণ সে একটা কান ধরেছিল।

এই সত্য কাহিনী স্পষ্ট ভাবে *"অনেকান্ত"*-য়ের অর্থ চিত্রিত করে। এই *"অনেকান্ত"* গুরুত্ব আরোপ করে সেই অবস্থায়, যেখানে আমাদের দৃষ্টিভঙ্গী ও মতামত নির্ভর করে আমাদের ব্যক্তিগত জ্ঞান ও অভিজ্ঞতার উপর। অতএব আমাদের মনের দরজা যথেষ্ট খুলে রাখতে হবে অপরের মতামতকে স্থান দিয়ে মনের ছবিটাকে সম্পূর্ণ চাপমুক্ত রাখার জন্য।

Releasing Stress : মানসিক চাপকে হ্রাস করা :-

যখন মানসিক চাপ উৎপাদিত হয়, তখন সেটি ব্রেন এবং সমস্ত শরীরে তার প্রভাব ছড়িয়ে দেয় শিরা-উপশিরা দিয়ে। এই মানসিক চাপের প্রভাব সময়ের সাথে-সাথে কমতে থাকে । মানসিক চাপ যত বেশী হবে, তার প্রভাবও তত বেশী সময় ধরে থাকবে। যাই হোক, আগে বা পরে, শীঘ্রে বা দেরীতে মানসিক চাপ এক সময় চলে যায়; আমরা চাপমুক্ত হয়ে ভুলে যাই; কিন্তু শরীর এই চাপের ক্ষতিকর পার্শ্ব-প্রতিক্রিয়াগুলোকে ধরে রাখে বা বহন করতে থাকে। পরবর্তী অনুচ্ছেদে কি ভাবে মানসিক চাপকে যথাসম্ভব তাড়াতাড়ি দূরীভূত করে ক্ষতিকর প্রতিক্রিয়াগুলোকে ন্যুনতম পর্যায়ে আনা যায় -- সে বিষয়ে আলোচনা করা হয়েছে।

মানসিক চাপ কখনই অধিকতর পছন্দের বিষয় নয়... কিন্তু এটা সৃষ্টি হয়, যখন আভ্যন্তরীন মানসিক গঠন বহিরাগত চাপ সৃজনকারী উপাদানের মধ্যে ভারসাম্যের অভাব ঘটে। যখন *'মন'* এই মানসিক চাপ নিয়ে কাজ করছেীণ তখন ভারসাম্য অবস্থাকে বিশ্লেষণ করা বা পরিশ্রুত করা সম্ভব নয়। কিন্তু যখনই মন একটু চাপমুক্ত হবে, তখনই আমরা ফিরে দেখতে পারি বহিরাগত চাপের উপাদান বা চাপ সৃজনকারী বিষয়টি কি এবং আভ্যন্তরীন মানসিক গঠনটা তখন কি ছিল। এদের কোনটিকে কি আমরা দুর্বল বা মন্থর শক্তিসম্পন্ন করতে পারতাম? আমরা ভারসাম্যহীনতাকে কিছুটা সংশোধন করতে পারতাম মাত্র।

মানসিক চাপ উৎপাদনের একটা নমুনা এবং হ্রাস করার সম্ভাবনাগুলোকে বিশ্লেষণ করলে আমরা জানতে পারব কোন্ পদক্ষেপগুলো সব চেয়ে বেশী কার্যকরী। এই বিশ্লেষণ ও ভবিষ্যতের অনুরূপ অবস্থাকে আয়ত্তাধীন করার জন্য মনকে তৈরী করতে সাহায্য করে। অবস্থার পরিপ্রেক্ষিতে এই অসুবিধা সৃষ্টিকারী নির্দেশক, যা সমাধান রূপে প্রকাশ পায় তা প্রকৃত পক্ষে মানসিক চাপকে হ্রাস করে।

উৎপাদিত মানসিক চাপকে তাড়াতাড়ি হ্রাস করার ব্যাপারে আরও দুটি পদ্ধতি আছে। সেগুলো হচ্ছে *"কায়োৎসর্গ"* এবং *"ধ্যান"*। সেগুলো ধ্যানের অধ্যায়ে পুঙ্খানুপুঙ্খরূপে আলোচনা করা হবে।

Dealing with Acute and Chronic Stress : তীব্র এবং দীর্ঘস্থায়ী মানসিক চাপ :-

তীব্র মানসিক চাপে একজন ধীর মস্তিষ্কসম্পন্ন ধৈর্য্যশীল মানুষও বিচার-বুদ্ধি হারিয়ে ফেলতে পারে। প্রায়ই একজনকে প্রতিক্রিয়াশীল ও যুক্তিহীন দেখায়, যখন সে ক্রোধের বশবর্তী হয় এবং শারীরিক ও মৌখিকভাবে ঐ ক্রোধ প্রকাশ করে। অপেক্ষাকৃত শান্ত মুহূর্তে যদি আপনি এই চারিত্রিক বৈশিষ্ট্যকে চিহ্নিত করতে পারেন, তবে ঐ অবস্থাকে আয়ত্তে আনার জন্য আগে-ভাগে মানসিক প্রস্তুতি নিতে পারেন নিম্নবর্ণিত কাজগুলো মাথায় রেখে।

Try not to react : চেষ্টা করুন প্রতিক্রিয়া না করতে :-

আপনার ক্রোধ প্রশমিত হয়ে কিছু যুক্তিবাদী মানসিকতাকে পুন:প্রতিষ্ঠিত করুক। দশ পর্যন্ত সংখ্যা গুনুন, দীর্ঘশ্বাস গ্রহণ ও ত্যাগ করতে থাকুন অথবা নিজেকে ঐ অবস্থা থেকে বিচ্ছিন্ন করুন। এর দ্বারা কিছু মানসিক ভারসাম্য আসতে পারে। এই কাজ তাৎক্ষনিক প্রতিক্রিয়া এড়িয়ে যেতে সাহায্য করবে। ক্রোধের তাৎক্ষনিক প্রতিক্রিয়া মানসিক চাপের চেয়েও বিপজ্জনক হতে পারে।

Another Point of View : অপর একটি দৃষ্টিকোণ :-

যেহেতু *"অনেকান্ত"* নীতি বলছে, অপর কোন প্রচ্ছদপট থাকতে পারে, যা মানসিক চাপ সৃষ্টিকারী সমালোচনা বা মতামত তৈরী করতে পারে। এমনও হতে পারে যে, ঐ সমালোচনা থেকে অনেক মূল্যবান তথ্য সংগৃহীত হতে পারে। অথবা অন্য ব্যক্তিরা কিছু ভুল খবরের ভিত্তিতে সাধারণ ভাবে প্রত্যুত্তর দিচ্ছে।

Re-channelising the energy : শক্তিকে ভিন্ন পথে চালিত করা :-

নিজেকে অন্য কোন কাজে দৃঢ় ভাবে যুক্ত করে নিজেকে অন্য পথে চালিত করা অথবা দৌড়ন, সাঁতার কাটা, ভারোত্তোলন করা প্রভৃতি দৈহিক শ্রমসাধ্য কাজের মধ্য দিয়ে ক্রোধের মাধ্যমে যে উত্তেজনাপূর্ণ শক্তি সৃষ্টি হয়েছে তাকে চালিত করা।

Let off steam : পুঞ্জীভূত বাষ্প *(আবেগকে)* বেরিয়ে যেতে দেওয়া :-

ধ্বনি উৎপাদক একটা যন্ত্র বা বোর্ড আনুন এবং তার সামনে কথা বলে আবেগকে নিঃসৃত করুন। আপনার সঙ্গী বা বন্ধুদের নিশ্চয়ই এক জোড়া সহানুভূতিশীল কান আছে। একজন প্রশিক্ষক বা একজন বিশেষজ্ঞ এবং একজন পরামর্শদাতাকে আনুন, যিনি ঐ বিশেষ অবস্থাটা *(চাপ সৃষ্টি করেছে তার)* সম্পর্কে পর্যালোচনা করতে পারেন এবং মানসিক চাপকে হ্রাস করতে পারেন।

Forgiveness : ক্ষমা :-

ক্ষমা করার যে কলাবিদ্যা আছে, তা নম্রতা ও অহং সত্তাকে পরিচালিত করতে যথেষ্ট সাহায্য করে। জ্ঞানের সীমাবদ্ধতাকে চিহ্নিত করা অথবা অন্য সব ব্যক্তিদের জ্ঞান মানসিক চাপপূর্ণ অবস্থাকে যথাযথভাবে পরিচালন করতে সাহায্য করে। এই ধরণের ধৈর্য্য ও আত্মানুভূতি একটা জীবন ধারণের পথ হতে পারে। পরবর্তী অধ্যায়ে *"ধ্যান"*-য়ের অনুচ্ছেদে এই বিষয়ে আরও বিশদ আলোচনা আছে।

লক্ষণগুলোকে জানতে পারা হচ্ছে এক ধরণের সাময়িক সমাধান। অন্তর্নিহিত কারনগুলোর দিকে তাকালে আপনি বিস্মিত হবেন এটা জেনে যে, কদাচ একটা বা দুটো বিষয় অস্বাভাবিক পরিবেশটা তৈরী করছে, যা থেকে দীর্ঘস্থায়ী মানসিক চাপে একজন ভুগছে।

Non-Verbal Communication : অমৌখিক যোগাযোগ :-

বক্তব্যের শব্দ সম্ভারের উপর গুরুত্ব নয়, দৃষ্টি দিন বক্তার অনুভূতির উপর। এক্ষেত্রে কণ্ঠস্বর বিশ্লেষণ করুন, দৈহিক ভাষা বিশ্লেষণ করুন, বক্তব্যের শব্দ সম্ভারের উপর গুরুত্ব না দিয়ে কথা বলার ধরণ বা ভঙ্গীর উপর গুরুত্ব দিন। আবেগের কেন্দ্রবিন্দু একবার চিহ্নিত হলে, যে ব্যক্তির মন্তব্যের ফলে আপনার মানসিক চাপ সৃষ্টি হয়েছে, তাকে যথাযথভাবে সামলানো সম্ভব হবে।

Admitting Errors : ভুল স্বীকার :-

ভুল-ভ্রান্তি স্বীকার করে নিজের মনোবল বাড়ান। যদি আপনি মানসিক চাপ কমাতে চান, তাহলে এটা একটা বড় প্রতিষেধক। একটা ভুল ধারণাকে জোর গলায় সমর্থন করার দ্বারা নেতিবাচক চারিত্রিক বৈশিষ্ট্যকে কঠিনতর করা হয়।

Keep Your Word : প্রতিশ্রুতি রক্ষা করুন ঃ

নিজের প্রকাশ করা বক্তব্য অনুসারে কাজ সম্পন্ন করুন। যে কোন ধরণের প্রতিশ্রুতি অবশ্যই রক্ষা করা উচিত। অন্যথায় ঐগুলো ক্রমাগত উৎকণ্ঠার সৃষ্টি করে।

Assertive is not being Aggressive : কোন কিছু আস্থা সহকারে দৃঢ় ভাবে ঘোষণা করার অর্থ আক্রমণাত্মক হওয়া নয় :-

অনেক সময়ে মানুষ এই দুটো মানসিকতা গুলিয়ে ফেলে। সেসব বিষয়ে আস্থা সহকারে দৃঢ় ভাবে কোন ব্যক্তি ঘোষণা করেন, যেসব বিষয়গুলো ব্যক্তির আদর্শগুলোর সঙ্গে সামঞ্জস্যপূর্ণ এবং সেদিক থেকে ঠিক কাজ করে। আপনি যখন বুঝতে পারেন আপনি কোথা থেকে আসছেন এবং যে বিষয়ে কাজ করছেন সে বিষয়গুলোর উৎস কোথায়... তখন আপনি সততার সঙ্গে, শৃঙ্খলা রক্ষা করে এবং আস্থাপূর্ণভাবে যথাসময়ে কাজটি সুসম্পন্ন করতে পারেন।

The other positions : অন্য সব অবস্থা :-

আন্তরিক সহানুভূতিশীল হৃদয় দিয়ে অনুভব করে শোনা আপনাকে অন্য দৃষ্টিকোণ থেকে বিশেষ অবস্থাকে বিচার করতে সাহায্য করবে। আপনার সমালোচকের দৃষ্টিতে বিশেষ অবস্থা সম্পর্কে তার স্পষ্ট ধারণা তাকে প্রশ্ন করে জানা ভালো। কি ভাবে একাজ করা যায়, সে সম্পর্কে অনেক প্রামাণ্য পুস্তক আছে এবং নিয়মগুলো কেবলমাত্র ব্যবসায়িক অবস্থায় প্রযোজ্য নয়।

The better outcome : অপেক্ষাকৃত ভালো ফল :-

প্রত্যেকে অপেক্ষাকৃত ভালো ভাবে বেরিয়ে আসতে পারে, যদি কেউ চিন্তা করে যে, আপোস মীমাংসা তার নিজের ক্ষতি নয়... বরং উভয়ের লাভ। সামান্য ত্যাগ স্বীকার অপেক্ষাকৃত ভালো সমাধান দিতে পারে, সকলের জন্য সাফল্য আনতে পারে এবং অধিকতর সুসম্পর্ক আনতে পারে। এই *"জয়-জয়"* মানসিকতা সহযোগিতার মানসিক পরিবেশ তৈরী করে এবং দীর্ঘস্থায়ী একটা পরিবেশ সৃষ্টি করে।

Verbalise the expectation : আকাঙ্খাটা কথায় প্রকাশ করা :-

অনেক সময় প্রচুর মানসিক চাপের সৃষ্টি হয়, যখন বক্তব্য বা আকাঙ্খাটা স্পষ্ট ভাবে প্রকাশ পায় না। ভাষায় প্রকাশ করার দ্বারা কোন ব্যক্তির উদ্দিষ্ট ফল বা আকাঙ্খা ঠিক ভাবে বর্ণিত হয় এবং যারা এই ফল প্রকাশের সঙ্গে যুক্ত, তারা স্পষ্ট ভাবে বুঝতে পারে এবং কোন প্রকার সন্দেহ বা অনিশ্চয়তা না রেখে প্রতিক্রিয়া করতে পারে।

Positive Focus : আস্থাজনক দৃষ্টি :-

যে কোন একটা ফলশ্রুতি বা ঘটনার উপকারীতা অতি সহজে চিহ্নিত করা যায়, যদি আস্থাব্যঞ্জক মানসিক পরিবেশ থাকে; সুযোগ খুঁজতে থাকে এবং এই ঘটনার সঙ্গে যারা যুক্ত, তাদের অনুভূতি সম্পর্কে সহানুভূতিশীল হতে চেষ্টা করে। এই ধরণের মানসিক গঠন মানসিক চাপের বিরুদ্ধে একটা রক্ষাকবচের কাজ করে। ক্ষতি ও শত্রুতার পরিবেশ থেকে উদ্ভুত মানসিক চাপ, যা থেকে একজন নেতিবাচক মানসিকতার মানুষ ভুগতে থাকে, তা স্বাভাবিক ভাবে হ্রাস পায়।

To use communication Skill to cut down Stress : মানসিক চাপ হ্রাস করতে বাচন দক্ষতাকে প্রয়োগ করা :-

দুর্বল বাচন দক্ষতা বা বাচনভঙ্গী অনেক সময় ভুল বোঝাবুঝি, ভুল করা এবং সমাধান না হওয়া সমস্যার সৃষ্টি করে। বেশীর ভাগ মানসিক চাপ সৃষ্টিকারী অবস্থা এই বিষয়ের অন্তর্গত এবং ফল হিসাবে বাচন দক্ষতা বা যোগাযোগ দক্ষতা মানসিক চাপ সৃষ্টিকারী উপাদানগুলোকে কমায়। ডাঃ ডীন অর্নিস সাফল্যের সঙ্গে এই বাচন দক্ষতা বা যোগাযোগ দক্ষতা ব্যবহার করেন এবং তাঁকে দেখে এবং তাঁর কাছে শিখে আমি দারুণ ভাবে উপকৃত। এই দক্ষতাকে বৃদ্ধি করার জন্য অনেক বই, কর্মশালা এবং চমৎকার বক্তারা আছেন, যাঁরা এই দক্ষতা বৃদ্ধিতে সাহায্য করতে পারেন।

বাড়ীতে কিংবা কর্মস্থলে বাচনশৈলী একটা খুবই গুরুত্বপূর্ণ বিষয়। প্রকৃত পক্ষে সামাজিক দিক থেকে আগত মানসিক চাপের অর্ধেকের বেশী অংশ তৈরী হয় দুর্বল বাচনভঙ্গীর জন্য। আমি বিশেষ গুরুত্ব দিতে চাই বাচনভঙ্গীর বেশীর ভাগটাই বা সবটাই কি ধরণের শব্দ ব্যবহার করা হচ্ছে, তার উপর। যদিও এটি সীমিত নিরীক্ষণ। ভালো শ্রোতা হওয়ার মধ্যেও বাচনভঙ্গীর অনেক উন্নতি করার আছে এবং একজন গন আকর্ষন সৃষ্টিকারী বক্তা অঙ্গভঙ্গী ও গলার স্বরের উপর যথেষ্ট গুরুত্ব দেন। বাচনভঙ্গীর উন্নতির জন্য আমি কয়েকটা সাধারণ পরামর্শ দিচ্ছি, যা দিয়ে একজন আরম্ভ করতে পারে। একজন উৎসাহী পাঠক এ বিষয়ে অধিকতর গবেষণা করতে পারেন এবং বাচন দক্ষতার বিভিন্ন দিকের উন্নতির জন্য বিভিন্ন প্রামাণ্য গ্রন্থের সাহায্য নিতে পারেন।

Listen : শ্রবণ করা :-

যখন অপর ব্যক্তি কথা বলেন, তখন ভালো ভাবে মন দিয়ে শুনুন। প্রত্যেকেই চায় যে, তার কথা সকলে শুনুক। বক্তার শুধু ভাষা নয়, তার অনুভূতিটা ণও লক্ষ্য করুন। বক্তাকে প্রশ্ন করে বুঝিয়ে দিন, আপনি তার প্রতি আকৃষ্ট এবং তার বাণী আপনি বুঝতে পেরেছেন।

Distinguish between the Act and the Individual; Do not Insult : কাজ এবং ব্যক্তির মধ্যে পার্থক্য বিচার করুন; কাউকে বিদ্রুপ করবেন না :-

যখন পুনঃ পর্যালোচনা বা সমালোচনা করছেন, তখন মনোযোগ দিন উদ্দিষ্ট কাজটির উপর... কোন একক ব্যক্তির উপর নয়। যদি অতি সূক্ষ ভাবে এবং সাবধানতার সঙ্গে প্রয়োগ না করা হয়, তবে কোন ব্যক্তির ব্যক্তিগত সমালোচনা বিদ্রূপের শামিল হয়। আপনি স্পষ্ট ভাবে বুঝিয়ে দিন আপনি কেবলমাত্র আপনার মতামত প্রকাশ করছেন, যা পরবর্তী আলোচনায় ভুল বলেও প্রমাণিত হতে পারে।

Tone of Speech : বক্তৃতায় কণ্ঠস্বর :-

আপনার নিজের কণ্ঠস্বর নিজে শুনুন এবং নিশ্চিত হোন যে, আপনার কণ্ঠস্বরে কোন প্রকার আক্রমণাত্মক বা সংঘর্ষমূলক ভাব নেই। তবে কণ্ঠস্বর এমন হবে, যেন আপনি আপনার বিষয়টা স্পষ্ট করে বোঝাতে পারেন।

Delivery of Message : বক্তব্য প্রকাশ :-

নিশ্চিত হোন্ যে, আপনার বক্তৃতা সুসংগঠিত, বিষয়ের সঙ্গে সম্পর্কযুক্ত এবং আপনার কণ্ঠস্বর বিষয়বস্তুর সঙ্গে সামঞ্জস্যপূর্ণ।

Non-verbal Message : অকথিত বাণী :-

সরব বক্তৃতা আরম্ভের আগে আপনি আপনার বোধশক্তিকে কাজে লাগান। অবস্থা ও পরিবেশের সঙ্গে সঙ্গতি রেখে আঙ্গিক ভাষা *(অঙ্গভঙ্গী)*-র উপর গুরুত্ব দিন।

Time Management : সময়ের সদ্ব্যবহার :-

আমাদের প্রত্যেকের জন্য একটা দিন মানে ২৪ ঘণ্টা এবং এক্ষেত্রে কোন পক্ষপাতিত্ব নাই। আমেরিকার রাষ্ট্রপতি থেকে আরম্ভ করে সাধারণ গৃহিণী এবং রাস্তার ভিখারী... সকলেই কাজ করে চলেছেন প্রতি দিন ২৪ ঘণ্টায়। প্রত্যেককে ঐ সময়সীমার মধ্যে আরব্ধ কাজ সুসম্পন্ন করতে হয়। কে কত বেশী সাফল্যের সঙ্গে সব কাজ ও দায়িত্ব সম্পূর্ণ করতে পারেন, তা নির্ভর করে সময়ের সদ্ব্যবহারের ব্যক্তিগত দক্ষতার উপর। গুরুত্ব অনুসারে দায়িত্ব বা কাজগুলোকে ক্রমান্বয়ে সাজানো এবং তালিকাবদ্ধ করে সম্পূর্ণভাবে রূপায়িত করার ক্ষেত্রে যথেষ্ট মানসিক চাপ গ্রহণ করতে হতে পারে। এই ভাবে যে কোন কাজ আরম্ভ করার আগে ছোট-ছোট অংশে বিভক্ত একটা দীর্ঘমেয়াদী সময় সূচী প্রনয়ণ করা, যার দ্বারা মাঝে-মাঝে কৃতকর্মের পর্যালোচনা করা যায়। পুরো কাজটাকে তার পদ্ধতি বিভিন্ন অংশ অনুসারে কার্য সম্পাদনের জন্য বিভিন্ন ভাগে পরিকল্পনা করা প্রয়োজন, যাতে নির্দিষ্ট সময়ের মধ্যে পূর্ণ সাফল্যের সঙ্গে শেষ করা যায়। উদাহরনস্বরূপ ধরুন, একটা পরিবার ছুটি উপভোগ করবেন -- প্রথমে পরিকল্পনা করতে হবে বেড়াতে যাওয়ার গন্তব্যস্থল, কতখানি পথ বা দূরত্ব অতিক্রম করতে হবে -- কবে, কখন এবং কি ভাবে যাত্রা করা হবে। এই যাত্রার পদ্ধতি বা যানবাহন যেন পরিবারের সকলের কাছে গ্রহণযোগ্য হয়। সেই সঙ্গে এর পরেই আর্থিক আয়-ব্যয়ের একটা সূচী তৈরী করতে হবে, যার দ্বারা নির্দ্ধারিত ব্যয়সীমার মধ্যে থেকে সব চেয়ে বেশী বিশ্রাম-বিনোদনের আকাঙ্খাকে চরিতার্থ করা যায়, সব চেয়ে বেশী আরাম উপভোগ করা ও কার্য-সম্পাদন করা সম্ভব হয়। এরপর পরিকল্পনা মাফিক টিকিট ও সংরক্ষিত আসন সংগ্রহ করা; ভিসা ও ছুটির জন্য আবেদন করা; যানবাহনের ব্যবস্থা করা, যার দ্বারা পরিকল্পিত সময়সূচী অনুসারে কাজ করা যায়।

এসব পরিকল্পনা সূচী তৈরী করতে গিয়ে নিশ্চয়ই আপনি দেখছেন বিষয়গুলোকে গুরুত্ব অনুসারে ক্রমান্বয়ে তালিকাবদ্ধ করা এবং মাঝে-মাঝে কাজের গতি-প্রকৃতি সম্পর্কে পৃথক-পৃথক ভাবে পর্যালোচনা করা প্রয়োজন। অবশ্যই এই পদ্ধতিতে পৃথক-পৃথকভাবে পর্যালোচনা করার মধ্য দিয়ে মানসিক চাপ সৃষ্ট হওয়ার সম্ভাবনাকে বহুলাংশে হ্রাস করা যায়।

আবার অনেক পুস্তক, পদ্ধতি ও কম্পিউটার ব্যবস্থা আছে, যা বিভিন্ন কাজের জটিলতাকে বিশ্লেষণ করে পরিকল্পনা ও কর্মসূচী প্রনয়ণে সাহায্য করে। দৈনন্দিন সময়ের সদ্‌ব্যবহার ও সময়সূচী প্রনয়ণে আপনার পছন্দমত পরিকল্পনা ও সময়সূচী প্রনয়ণের জন্য আলাদা প্রনয়ণকারী সংস্থা পাওয়া যায়।

দিনের সময়ের মধ্যে ঘুম বা নিদ্রা একটা গুরুত্বপূর্ণ বিষয় এবং বেশীর ভাগ মানুষের ৭ থেকে ৮ ঘণ্টা ঘুম যথেষ্ট। দিনের পরিকল্পনাপ্রসূত সময়সূচীতে পরিবারের জন্য সময় নির্দিষ্ট রাখতে হবে। এছাড়া ব্যক্তিগত বিনোদন ও শখের জন্য সময় আলাদা রেখে কাজের সময় নির্দিষ্ট করা বাঞ্ছনীয়। এই সঙ্গে ভারসাম্য রক্ষা করতে হবে এক দিকে দায়-দায়িত্ব এবং অপর দিকে ব্যক্তিগত প্রয়োজনের মধ্যে। এখন গুরুত্ব অনুসারে ক্রমান্বয়ে সবগুলোকে সারা দিনের কর্মসূচীতে তালিকাবদ্ধ করতে হবে।

বিভিন্ন কাজের মধ্যে সময়কে ভাগ করুন। যদি আপনি অনুভব করেন যে, প্রদত্ত সময়ের মধ্যে আপনার করণীয় কর্তব্যগুলো সম্পাদন করা সম্ভব নয়, তবে আপনার কাজের কিছু-কিছু অংশ সহকর্মীদের কাছে হস্তান্তর করুন অথবা কিছু-কিছু কাজ আপনার কাজের তালিকায় অন্তর্ভুক্ত করা থেকে বিরত থাকুন। এসব কাজ করতে হবে দক্ষ বাচনভঙ্গীর সাহায্যে এবং নেতৃত্বসুলভ বৈশিষ্ট্যের মাধ্যমে। যদি একজন যত্ন সহকারে লক্ষ্য করেন, তিনি যদি দেখেন তাঁর সময়সূচীর অনেকখানি সময় পরিকল্পিত কাজে ব্যয় না হয়ে নষ্ট হয়েছে, তবে এটা হওয়ার কারণ তার দুর্বল বা ভুল পরিকল্পনা, অস্পষ্ট ক্রমান্বয় এবং নিয়ম-শৃঙ্খলার অভাব। সময় নষ্টকারী উপাদানের একটা তালিকা নিম্নে দেওয়া হল। এগুলো সম্বন্ধে সচেতন না হলে সময়জনিত মানসিক চাপ সৃষ্ট হবে এবং তা আপনার ব্যক্তিত্বের পরিপন্থী হবে।

Time Wasters : সময় নষ্টকারী উপাদানগুলো :-

(1) **Telephone interuptions** : দূরভাষের বিঘ্ন :- কিছু-কিছু ব্যক্তি আছেন, যাঁরা অপরিকল্পিত টেলিফোনে কথা বলেন এবং অনেকের মধ্যে বেশী সময় ধরে কথা বলার প্রবণতা দেখা যায় এমন কি কর্মব্যস্ত সময়েও।

(2) **Meetings : সভাগুলো** :- দুর্বল পরিকল্পনাপ্রসূত বা অপরিকল্পিত সভা, যেখানে অধিক সংখ্যক অংশগ্রহণকারী থাকে, সেসব সভায় অকারণে বেশ কিছু সময় নষ্ট হয় গল্প-গুজব বা আলোচ্যসূচী বহিঃর্ভূত বিষয়ে আলোচনা করে।

(3) **Visitors :** আগন্তুকরা :- ব্যক্তিগত বন্ধু ও আগন্তুকরা পূর্ব নির্দ্ধারিত সময় ছাড়াই আসেন এবং কাজে ব্যাঘাত ঘটান এবং অকারণে সময় খরচ করান।

(4) **Socialising : সমাজের কাজ** :- যখন কোন ব্যক্তি সমাজে গুরুত্বপূর্ণ ভূমিকায় অধিষ্ঠান করেন, তখন তার পরিচিতির দিক থেকে এবং পেশাগত দিক থেকে কিছু সামাজিক দায়বদ্ধতা থাকে। অপরিকল্পিত ভাবে ঐ সামাজিক কাজে সময় খরচ হয়। এটা বেশী দেখা যায়, যেখানে কোন ছোট সম্প্রদায় ও ঠাসা বুনন সংস্কৃতির মধ্যে পারিবারিক সম্পর্কটাই প্রধান।

(5) **Lack of Information** : তথ্যের অভাব :- অসম্পূর্ণ তথ্যের উপর নির্ভর করে কাজ করলে ভুলের সম্ভাবনা থাকে। ভুল হলে সংশোধন করা এবং একই কাজ বার-বার করতে অনেক সময় নষ্ট হয়। মানসিক চাপ বাড়তে থাকে।

(6) **Communication Breakdown** :- যোগাযোগ বিচ্ছিন্ন হওয়া :- এটা ঘটলে বিপজ্জনক ফলাফল আসতে পারে। সংবাদ বা তথ্যের পর্যালোচনা এবং তথ্য বিনিময়ের পরবর্তী পদ্ধতি। নিয়মিত তথ্য পরিবেশন, প্রতিষ্ঠানগত পত্র-পত্রিকা, সাময়িকী ইত্যাদি হচ্ছে কিছু-কিছু উপায়, যার দ্বারা সম্ভাব্য বা প্রকৃত এই সব সমস্যার পূর্বাভাস পাওয়া যায়। মানুষের সঙ্গে মানুষের যোগাযোগ বিচ্ছিন্ন হওয়ার ফলে পারস্পরিক সংঘর্ষ সৃষ্টি হতে পারে এবং এই সংঘর্ষ বা মতবিরোধ থামানোর জন্য কোন উৰ্দ্ধতন তৃতীয় ব্যক্তির হস্তক্ষেপ প্রয়োজন হতে পারে। পারিবারিক ক্ষেত্রে পরিবারের কোন সদস্য বা বন্ধ এই তৃতীয় ব্যক্তি হতে পারেন।

(7) **Competence matching** : যোগ্যতা অনুসারে সমকক্ষ হওয়া :- কোন কাজের ক্ষেত্রে কোন ব্যক্তি যোগ্যতার বিচারে উপযুক্ত বা সমকক্ষ শক্তিসম্পন্ন নাও হতে পারেন। সেক্ষেত্রে ঐ অযোগ্য ব্যক্তিটি ঐ কাজ করতে অধিক সময় নেবেন।

(8) **Red Tape : লাল ফিতা** :- যখন কোন কাজের রীতি-পদ্ধতি খুবই জটিল হয়, তখন স্বাভাবিক ভাবে অক্ষমতা ঢুকে পড়ে এবং সরকারী *"লাল ফিতার"* মত অকারণে পড়ে থাকে, সময় অতিক্রান্ত হয়; মানসিক চাপ বাড়তে থাকে।

(9) **Procrastination** : কাজে আলস্য বা গড়িমসি :- এটি মানুষের একটা বিশেষ চারিত্রিক বৈশিষ্ট, অনেকের মধ্যে দেখা যায়।

(10) **Failure to delegate : ক্ষমতা হস্তান্তরে অক্ষমতা** :- সিদ্ধান্ত গ্রহণের অধিকার হস্তান্তর করা এবং অন্য একজনকে শক্তিসম্পন্ন বা অধিকারসম্পন্ন করার মধ্যে যথেষ্ট ঝুঁকি আছে এবং কোন অধঃস্তনকে যোগ্যতাসম্পন্ন করার জন্য কিছু বাড়তি সময় ছেড়ে রাখতে হয়। এই সাময়িক পিছিয়ে পড়ার ভীতি ক্ষমতা হস্তান্তরকে বিঘ্নিত করে।

(11) **Undefined/Underdefined objectives :- ব্যাখ্যা বর্জিত বা অসম্পূর্ণ ব্যাখ্যাযুক্ত লক্ষ্যবস্তু :-** উদ্দেশ্যবিহীনভাবে কাজ করার অর্থ *'টলোমলো করতে থাকা কোন জাহাজের মত'* ভেসে থাকা। সময়ের যথাযথ ব্যবহারের দ্বারা মানসিক চাপমুক্ত হয়ে কাজ করতে হলে কাজের উদ্দেশ্য যথাযথ ভাবে বর্ণিত হওয়া প্রয়োজন।

(12) **Failure to set priorities : গুরুত্ব অনুসারে কাজগুলো ক্রমান্বয়ে সাজাতে ব্যর্থ হওয়া :-** যেহেতু প্রবাহমান সময় আমাদের আয়ত্তাধীন নয়, সেহেতু সীমিত সময়ের কাজগুলোকে সুসম্পন্ন করতে হলে গুরুত্ব অনুসারে, সময়ের সীমা অনুসারে, ক্রমান্বয়ে তালিকাবদ্ধ করা। অন্যথায় সময় অতিক্রান্ত হতে থাকবে, কাজ শেষ হবে না, মানসিক চাপ বাড়বে।

(13) **Lack of Crisis Manangement** : **আপৎকালীন বা জরুরী অবস্থাকে আয়ত্তে আনতে অক্ষমতা :-** তথ্য পরিবেশনের পদ্ধতিগত ত্রুটি, নিরাপত্তা ভঙ্গ, প্রযুক্তিগত অচলাবস্থা, দক্ষ নিয়ন্ত্রক ব্যক্তির আচমকা অনুপস্থিত এবং অনুরূপ জরুরী প্রয়োজনে কাজ করার পরিকল্পনা থাকা প্রয়োজন। সুনিয়ন্ত্রিত সংস্থায় একটা বিকল্প পরিকল্পনা থাকে।

(14) **Attempting to do too much at one time : এক সঙ্গে অনেক কাজ করার চেষ্টা :-** এর দ্বারা দৃষ্টিবিন্দু সরে যায়... কোন একটির উপর থাকে না। উৎকণ্ঠা আসতে পারে, যেহেতু একটির সঙ্গে আরও একটি বা একাধিক কাজের সংঘর্ষ আসতে পারে -- কোন্‌টি আগে করা হবে - এই নিয়ে। উদ্দিষ্ট সময়ের শেষে অনেকগুলো অসম্পূর্ণ কাজ বা খারাপ ভাবে শেষ করা কাজে হাত দেওয়ার চেয়ে অল্প যে কটি কাজ সুন্দরভাবে সুসম্পন্ন করা যায়-- সেটি ভালো। এতে মানসিক চাপ কম হয়, সময়েরও সদ্‌ব্যবহার হয়।

A Happy and Healthy Marriage : একটা সুখকর, সুস্থ বিবাহ :-

মানুষ এক সামাজিক জীব। মানবজাতি লেজহীন বানর রূপী পূর্বপুরুষ থেকে শুরু করে আজ পর্যন্ত গোষ্ঠী বা সম্প্রদায়ের অন্তর্ভুক্ত হয়ে বাস করছে। এই পৃথিবীতে নিজেকে রক্ষা করার জন্য, জীবনের প্রত্যেকটা দিক বা অংশকে পরিপুষ্ট করার জন্য আমরা এই পরস্পর নির্ভরশীল সামাজিক পরিকাঠামোর অংশ বিশেষ। অসামাজিক বা সমাজবিরোধী চারিত্রিক বৈশিষ্ট্যসম্পন্ন ব্যক্তিগুলো হচ্ছে ব্যতিক্রম এবং এই বিপথগামীদেরকে সহানুভূতি সহকারে দেখা প্রয়োজন। একজন সঙ্গী থাকার প্রয়োজন, এটা প্রত্যেক ব্যক্তি অনুভব করেন। এমন একজন সঙ্গী থাকবে, যে তার জীবনের সব সুখ-দুঃখ ও দায়-দায়িত্বের অংশীদার হবে। মানুষ যখন বড় হতে থাকে, তখন বাবা-মা একাজের অনেকখানি পূরণ করেন। কৈশোরের পরে অন্য একজনকে চায়। বিবাহ হচ্ছে এই জীবনসঙ্গীকে

আইনসঙ্গত স্বীকৃতি দান -- যার দ্বারা উভয়ে সম্মত হয় একত্রে বাস করতে এবং জীবনের সব আন্তরিকতা, সুখ-দুঃখকে ভাগ করে নিতে।

এই পারস্পরিক সম্মতি ও বোঝাপড়া অংশীদারী জীবনকে কঠিন বন্ধনে আবদ্ধ করে এবং সুখময় করে তোলে।

অদূর ভবিষ্যতে, শীঘ্রে বা দেরীতে ভাঙ্গন দেখা দেয় যখন, তখন উভয়ে দোষ-ত্রুটি খুঁজতে আরম্ভ করে; পরস্পরের প্রতি পরস্পরের ত্যাগ স্বীকার তখন প্রশ্নের সম্মুখীন হয় বা অভিযোগ আবিষ্কৃত হয়; অভ্যাস ও আকাঙ্খার ক্ষেত্রে তখন উভয়ের মধ্যে সামঞ্জস্যহীণতা প্রকাশ পায়। বেশীর ভাগ ক্ষেত্রে দেখা যায় একজন অপরজনের কাছে দূরতিক্রম্য আকাঙ্খা নিয়ে উপস্থিত হয়; দুর্বল বাচনভঙ্গী দিয়ে মনের সব কথা বলতে পারে না; যৌথ পরিবারের অন্য সদস্যদের দ্বারা ব্যক্তিগত ব্যাপারে হস্তক্ষেপ, সামঞ্জস্যহীন যৌন প্রয়োজন বা আকাঙ্খা, দৃষ্টিভঙ্গী ও বিশ্বাসের বা আস্থার পার্থক্য প্রকাশ পায়। দ্রুত পরিবর্তনশীল নমনীয় সামাজিক পরিবেশের সামনে আর্থিক স্বাধীনতা, ব্যক্তিগত উচ্চাকাঙ্খা, ব্যক্তিগত প্রয়োজন পূরণের ক্ষেত্রে নিজের বা অপরজনের যথেষ্ট আর্থিক সঙ্গতির অভাব বিবাহিত জীবনে বৈষম্য ও বিশৃঙ্খলার আগুনে ঘৃতাহুতির মত কাজ করে।

যদি স্বামী-স্ত্রী উভয়ের এই অসুবিধাগুলি বুঝতে সমর্থ হয় এবং খোলাখুলি আলোচনা ও যৌথ পরিকল্পনার দ্বারা যদি উভয়ে এই বিষয়গুলোকে সমূলে উৎপাটিত করে দূরে নিক্ষেপ করার জন্য প্রস্তুত থাকে, তবে বিবাহিত জীবন সুখকর হয়। যদি এই পারিবারিক জীবনে অংশীদারীত্ব পারস্পরিক বিশ্বাস, বোঝাপড়া এবং এক না হলেও একই ধরণের জীবিকার উপর ভিত্তি করে গড়ে ওঠে, তাহলে এই জীবনের লক্ষণগুলো মানসিক চাপের বিরুদ্ধে একটা জীবন বীমার মত কাজ করে।

ইতিপূর্বে যেমন আলোচিত হয়েছে, বহুলাংশে মানসিক চাপ প্রথমে সৃষ্টি হয় জীবনসঙ্গী / সঙ্গিনী এবং পরিবারের কাছ থেকে। এই সব সমস্যার অনেকগুলিকে মিটিয়ে ফেলা যায় যদি স্বামী-স্ত্রীকে ছোটখাটো লেনদেনের অভাব সম্বন্ধে বোঝানো বা পরামর্শ দান করে আশ্বস্ত করা যায় যে, লক্ষ্যবস্তু হচ্ছে উভয়ের সাধারণ স্বার্থ। *"পরস্পরের জন্য স্বার্থত্যাগ"*, *"পরস্পরের অনুভূতিকে ভাগ করে নেওয়া"* - এই দুটো পদক্ষেপ বিবাহিত জীবনকে পরস্পরের জন্য সুখময় করে তোলে। একজন অপরজনকে অবশ্যই তার কাজে, শখ পূরণে, স্বার্থ পূরণে সাহায্য করবে। প্রয়োজন হলে নিজের ব্যক্তিগত ইচ্ছাকে জলাঞ্জলি দেবে পরস্পরের ভালবাসা ও বন্ধনকে সুদৃঢ় করতে। *"Sacrifice"* বা *"ত্যাগ"* কথার অর্থ কোন প্রতিদানের আশা না করে কিছু দেওয়া; এবং কোন কাজে অংশ গ্রহণ করার অর্থ *"কিছু নেওয়া এবং দেওয়া"*।

প্রথমটি হচ্ছে ভালবাসার বহিঃপ্রকাশ এবং দ্বিতীয়টি বন্ধুত্বকে সুদৃঢ় করা। কিন্তু উভয় নীতিই আনে সুখসমৃদ্ধ বিবাহিত জীবন। এটাকে ব্যক্তিগত আপোষ-মীমাংসা মনে না করে এটাকে একটা সফল দম্পতির আবেগপ্রসূত বিনিয়োগ মনে করা উচিত।

কারও একথা মনে করা উচিত নয় যে, যখন দুজন ব্যক্তি এক সঙ্গে বসবাস করছে তাদের মধ্যে আদৌ কোন মতপার্থক্য বা গরমিল বা ছোটখাটো ঝগড়া হবে না। কিন্তু যদি পরস্পর বুঝতে পারেন এবং অন্যের সামর্থ ও ক্ষমতা সম্বন্ধে সচেতন হন, তবে বিবাহ দেহ-মনের উপর, আর্থিক অবস্থার উপর, কাজের উপর, সামাজিক ভিত্তির উপর মানসিক চাপের বা কষ্টের সম্ভাবনাকে কমিয়ে আনতে পারে; যে চাপ মানব জীবনের ভাগ্য পরিবর্তনের মাধ্যমে আসতে পারে।

Dealing with difficult people : জটিল ব্যক্তিদের সঙ্গে আচরণ করা :-

মানুষ সমাজবদ্ধ প্রাণী হিসাবে স্বাভাবিক ভাবেই মানসিক চাপের শিকার হয় *(যাকে আঘাত করা যায়)* বিশেষত: যখন সমাজের জটিল ব্যক্তিদের সঙ্গে আচার-আচরণ করতে হয়। যখনই এই ধরণের জটিল মানসিকতাসম্পন্ন ব্যক্তিদের সম্মুখীন হতে হয়, তখনই এসব মানুষের সঙ্গে সংঘর্ষ আরম্ভ হয়। কারণ এসব ব্যক্তির অন্য সকলের সঙ্গে প্রতিক্রিয়ামূলক কাজ করার ক্ষমতা, অনমনীয় বিশ্বাস ও নেতিবাচক মনোভাবের অধিকারী।

ইতিপূর্বে আমরা পরামর্শ দিয়েছি এসব ব্যক্তিকে যথাসম্ভব এড়িয়ে যাওয়ার জন্য; কিন্তু অনেক সময় দেখা যায় এসব ব্যক্তিরা উর্দ্ধতন কর্তৃপক্ষ বা কর্মী হতে পারেন; সহকর্মী হতে পারেন বা পারিবারিক সদস্য হতে পারেন, যাদেরকে এড়িয়ে যাওয়া সম্ভব নয়; বরং চাকুরী ছেড়ে দেওয়া বা শহর বা পরিবার ছেড়ে যাওয়া ভালো। সেজন্য বাচন দক্ষতাকে উন্নত করা, বিভিন্ন মানুষের সঙ্গে যোগাযোগকে উন্নত করা প্রয়োজন। অন্যথায় একটা জীবন্ত সমাজ ব্যবস্থায় *"সংঘর্ষ"* সহজাত বৈশিষ্ট্য হয়ে দাঁড়ায়।

ঐসব ব্যক্তিদের চারিত্রিক বৈশিষ্ট্যের একটা নমুনা তালিকা এবং সমস্যাগুলোর পরিচয় দেওয়া হল। সংঘর্ষকে আয়ত্তে আনা যায় কি ভাবে এবং দলবদ্ধভাবে কাজ করার উপকারিতা বা অন্তর্দৃষ্টি সম্পর্কে বইয়ের উল্লেখ করা যায়। অনেক সংস্থা আছে, যারা মেধা পরিমাপক বিষয় ও আচরণ পরীক্ষা বিষয়ে কাজ করে। সহকর্মীরা এই রেখাচিত্র গ্রহণ করে যোগাযোগ প্রচেষ্টাকে আরও সুষ্টু ভাবে প্রয়োগ করতে সাহায্য পান।

এসব ব্যক্তিদেরকে নিম্নলিখিত চারিত্রিক বৈশিষ্ট্য দিয়ে চেনা যায়:-

১) এরা প্রায়ই মারমুখী এবং অতি উচ্চস্বরে চিৎকার করে কথা বলে।

২) এরা আপনাকে দৈহিক বা মৌখিক ভাবে উত্ত্যক্ত করবে, বিদ্রুপ করবে *(গালাগালি দেবে)*, অপমান করবে।

৩) এরা সাধারণত: *'এ'* শ্রেণীভুক্ত ব্যক্তি *(এরা নিজেদেরকে অভ্রান্ত মনে করে)* এবং আপনি যদি *'বি'* শ্রেণীভুক্ত ব্যক্তি হন, তবে এদের সঙ্গে চোখাচোখি মিলিত হওয়াও কঠিন।

৪) এরা জনসমক্ষে আপনাকে *(বা যে কোন ব্যক্তিকে)* কর্কশ সমালোচনা ও বিদ্রুপ করতে পারে এবং বিশেষ ভাবে আপনার দুর্বল দিকগুলোতে আঘাত করে আপনার আত্মবিশ্বাসকে ধ্বংস করতে পারে।

৫) এদের উদ্দেশ্য সাধারণত: স্বার্থপর ও ব্যক্তিগত লাভ এবং সর্বক্ষেত্রে নিজেদেরকে উচ্চ শ্রেণীভুক্ত হিসাবে প্রকাশ করতে সচেষ্ট হয়।

এসব ব্যক্তিদের সঙ্গে আচরণের সময় নিম্নলিখিত বিষয়গুলো মনে রাখতে হবে:-

1) **Don't let them push around : তাদেরকে আপনার প্রতি হুকুম করতে বা তর্জন-গর্জন করতে দেবেন না :-** নিজের অধিকার, অনুভূতি এবং মতামত সম্পর্কে স্থির সংকল্প হোন্। এটা কোন সংঘাতমূলক কাজ নয়, তবে এটি সুসম্পন্ন করুন সুচিন্তিত এবং যথাযথ আচরণের মাধ্যমে।

2) **To express yourself : নিজেকে প্রকাশ করুন:-** *"আমি অনুভব করি ------------", "আমি বিশ্বাস করি --------"* ইত্যাদি স্পষ্ট ভাষায় এবং নিজের বক্তব্যের দায়-দায়িত্ব নিয়ে কথা বলুন। এর ফলে আপনার যুক্তির অস্পষ্টতা দূরীভূত হবে।

3) **Don't try to win : সব সময় জয় করার চেষ্টা করবেন না:-** বেশীর ভাগ ক্ষেত্রে এটা আপনার কাজ বা দায়িত্ব নয় - অন্য সব মানুষদের পরিবর্তন করা, বরং বর্তমান অবস্থাকে আয়ত্তে আনা আপনার কর্তব্য।

4) **Suggest a break : গতির মধ্যে একটা বিরতির নির্দ্দেশ দিন:-** যদি বর্তমানে তাদের অবস্থান সম্পর্কে কথা বলা অসম্ভব

হয়, তবে একটা বিরতির পর যখন উভয়ে নিজেদের মনোভাব বা অবস্থান সম্পর্কে চিন্তা করছেন এবং পুনরায় স্মরন করছেন, তখন আবার কথা বলা শুরু করুন।

5) **Accept their friendship :** তাদের বন্ধুত্ব গ্রহণ করুন:- যখন তারা বুঝতে পারছে যে, আপনি একটা বিষয়ে জয়ী হয়েছেন, তখন তারা একটু পিছিয়ে যেতে পারে... বিশেষত: উত্ত্যক্ত করা থেকে। দ্বিধাহীন ভাবে তাদের সন্ধি প্রস্তাব গ্রহণ করুন। এসব ব্যক্তিদের বন্ধু হিসাবে তৈরী করে কুকর্ম থেকে নিষ্ক্রিয় করে রাখা যায়।

6) **In case of Overtime, attack back :** বাড়তি সময়ের কাজে তাদেরকে আক্রমণ করুন:- আপনার কাছে তাদের ফিরে আসার প্রচেষ্টাকে প্রকাশ করে দিন; বিস্তারিত বর্ণনা ও তথ্য-প্রমাণ সহকারে তাদের আপনার সাথে এক সঙ্গে কাজ করতে উৎসাহিত করুন। যদি মতবিরোধটা ব্যক্তিগত বা অবস্থার সঙ্গে সম্পর্কযুক্ত হয়, তবে দাবী করুন তাদের বক্তব্যের যথার্থ ব্যাখ্যা করতে। অন্য সকলকে দলে অন্তর্ভুক্ত করুন এবং তাদের মতামত গ্রহণ করুন।

Food-habit suitable for Better Stress Manangement : মানসিক চাপ অপেক্ষাকৃত ভালো নিয়ন্ত্রণে উপযুক্ত খাদ্যাভ্যাস :-

বর্তমান সমাজব্যবস্থা নিজের চাপ ও সমস্যাগুলো নিয়ে মানুষের জীবনের প্রত্যেকটি অংশকে প্রভাবিত করে। এমন কি আমরা যা খাই, সেটাও বাদ যায় না। সুস্থ-সুন্দর স্বাস্থ্য পেতে এবং মানসিক চাপ সৃষ্টিকারী ঝুঁকিপূর্ণ উপাদানগুলোকে কমাতে একটা আস্থাব্যঞ্জক প্রচেষ্টা ও শৃঙ্খলাপূর্ণ ব্যবস্থা গ্রহণ করা প্রয়োজন, যার দ্বারা যখন যেখানে প্রয়োজন হবে, তখনই সেখানে সুচিন্তিত জীবন ধারণ প্রণালীর পরিবর্তন অনুসৃত করতে পারবেন। ব্যায়াম, বিশ্রাম ও খাদ্যাভ্যাস হচ্ছে বহিরাঙ্গিক কাজকর্মের সঙ্গে এগুলো আবশ্যকীয় পদক্ষেপ। আমরা লালন-পালনের বেশীর ভাগ বিষয় ইতিপূর্বেই আলোচনা করেছি; এখন *'পুষ্টি'* নিয়ে আলোচনা। লালন-পালন বা প্রতিপালন এবং পুষ্টি দিতে পারে সুন্দরভাবে প্রতিপালিত জীবন ধারণ প্রণালী।

খাদ্য সম্বন্ধে এত বেশী তথ্য থাকা সত্ত্বেও মানসিক চাপ প্রশমণের জন্য *'বিস্ময়কর খাদ্য'* বলে কিছু নাই। কোন একটা বিশেষ খাদ্য নাই, যা মানসিক চাপমুক্ত সুস্থ জীবনের পথ দেখাতে পারে। পরিবর্তে একটি নির্দ্ধারিত খাদ্যসূচী দেওয়া যায়, যা পুষ্টিকারীতা ও ব্যক্তিগত পছন্দকে অগ্রাধিকার দেবে। ভালো পুস্টিকর সুষম খাদ্যসম্ভার যথেষ্ট পরিমান শক্তি যোগাতে পারে, যা প্রয়োজনীয়

দৈহিক ওজন রক্ষায় এবং সমস্ত প্রকার মাইক্রো পুষ্টি ও ম্যাক্রো পুষ্টি সরবরাহে সাহায্য করতে পারে।

বর্তমানে প্রয়োজন একটা খাদ্যাভ্যাস তৈরী করা। এই খাদ্যাভ্যাসগুলোকে পরিবর্তন করা কষ্টকর। এই খাদ্যাভ্যাসগুলো জীবন ধারণ প্রণালীর সঙ্গে ওতপ্রোতভাবে জড়িত। কিন্তু সচেতন প্রচেষ্টার দ্বারা যে কোন ব্যক্তি ঐ অভ্যাসগুলোকে বদ্ধমূল করতে পারে। আবার পরিবর্তন করতে পারে আমাদের দৈনন্দিন কর্মসূচীতে। আমরা যা খাই, তার মধ্যে নতুনত্ব ও বৈচিত্র আনা মূল উদ্দেশ্য। একটা সুস্বাস্থ্যসম্পন্ন দেহ চূড়ান্ত ধরণের মানসিক চাপ নিয়ন্ত্রণ করতে পারে।

Guidelines for a Healthy Diet : স্বাস্থ্যকর খাদ্যসম্ভারের নির্দেশিকা :-

নিম্নে স্বাস্থ্যকর খাদ্যসম্ভারের তালিকা দেওয়া হল, যা আমাদের দৈনন্দিন জীবনে অনুসরণ করা যায়।

a) Regular and frequent Meals : নিয়মিত ও স্বল্প সময় ব্যবধানে পর-পর খাদ্য গ্রহণ :- প্রাতঃভোজন থেকে আরম্ভ করে সারা দিনে ৪ থেকে ৫ বার খাদ্য গ্রহণ রীতি করুন এবং নির্দিষ্ট সময় পর-পর স্বল্প পরিমিত খাদ্য সারা দিন ধরে খেতে থাকুন। অধিক ভোজন পুরোপুরি বন্ধ করতে হবে, বিশেষতঃ যখন আমরা বার-বার খাদ্য গ্রহণ করছি দুটি কিংবা তিনটি মূল খাদ্য গ্রহণের পরিবর্তে। চেষ্টা করুন, রাতের ডিনারে সব চেয়ে কম খেতে, কারণ এই খাদ্য গ্রহণের পর আমরা খুব কম দৈহিক শ্রমসাধ্য কাজ করি। প্রাতঃভোজনটা ভালো হওয়া প্রয়োজন, কারণ সারা দিনের কাজের শুরুতে উত্তম পরিমাণ দৈহিক জ্বালানী থাকা প্রয়োজন। যথাযথ খাদ্য যথাযথ পরিমানে বার-বার যথাসময়ে খাওয়া দেহের ওজনকে প্রকৃত ভারসাম্য অবস্থায় রাখে। এই খাদ্য সুপরিচিত সাময়িক ঝোঁকপূর্ণ তৈরী খাদ্যের সম্ভার *(যা খাদ্যের পরিমাণ হ্রাসের দিকে লক্ষ্য রাখে, কিন্তু শরীরের প্রয়োজনের দিকে দৃষ্টি দেয় না)*-য়ের থেকে পৃথক।

b) Fiber-rich foods : তন্তুবহুল খাদ্য :- যেসব খাদ্যে অধিক পরিমাণে তন্তু আছে, তা গ্রহণ করা উচিত। যেগুলোয় জটিল কার্বো হাইড্রেটস্... বিশেষতঃ তন্তু আছে, সেগুলো খাবেন। শস্যের মধ্যে, ফলের মধ্যে এবং সব্জীর মধ্যে জটিল কার্বো হাইড্রেটস্ বেছে নিন সরল কার্বো হাইড্রেটসের পরিবর্তে । সরল কার্বো হাইড্রেটস্ থাকে চিনিতে, মধুতে এবং হাল্কা পানীয়তে। আপনার খাদ্যসম্ভারে গোটা দানা শস্য, ডাল, শিম, অঙ্কুরিত শস্য গ্রহণ করুন।

দ্রবনীয় তন্তু, যেগুলি সব রকমের শিম, মটর, ওট, আপেল, কমলা লেবু, গাজর প্রভৃতির মধ্যে থাকে, সেগুলো রক্তে শর্করার ভাগকে কমায়। এগুলো রক্তে কোলেষ্টেরলের ভাগও কমায়। অদ্রবনীয় তন্তু, যা গোটা শস্য ও গমের খোসা ও সব্জীর মধ্যে পাওয়া যায়, তা কোলনের মধ্যে জল ধরে রাখতে সাহায্য করে... ফলে কোষ্ঠকাঠিন্য ও কোলন-ক্যান্সার থেকে রক্ষা পাওয়া যায়। তন্তুসমৃদ্ধ খাদ্য কম পরিমাণ *"ক্যালোরি"* প্রদান করে অনেকক্ষন ধরে চিবিয়ে খেতে হয় এবং অনেকক্ষন ধরে পেট ভর্তি আছে অনুভূত হয়।

c) Avoid Foods that are rich in fat and cholesterol = যেসব খাদ্যে চর্বিজাতীয় দ্রব্য ও *"কোলেষ্টেরল"* অধিক পরিমানে আছে, সেসব খাদ্য বর্জনীয় : - যথাসম্ভব অল্প পরিমাণ চর্বিযুক্ত ও স্বল্প কোলেষ্টেরলযুক্ত খাদ্য গ্রহণ করা ভালো। যথাসম্ভব অল্প পরিমাণ চর্বিযুক্ত খাদ্য, যেমন ভোজ্য তেল, মাখন, ঘি ইত্যাদি যথাসম্ভব স্বল্প পরিমাণে খাদ্য প্রস্তুতিকরণে ব্যবহার করা। আমিষ জাতীয় খাদ্য, যেমন – লাল মাংস, মুর্গী, মাছ, ডিম প্রভৃতি এবং দুগ্ধজাত খাদ্য খুবই স্বল্প পরিমাণে খাওয়া উচিত। এগুলোতে কোলেষ্টেরল বেশী পরিমাণে থাকে এবং স্বাভাবিক ভাবে মানসিক চাপ বৃদ্ধিতে সাহায্য করে।

d) Reduce salt, sugar and spices : কাঁচা নুন, চিনি এবং মশলা যথাসম্ভব কম খাওয়া উচিত :- অধিক পরিমাণে কাঁচা নুন খাওয়া ঠিক নয়... বিশেষতঃ যাঁরা উচ্চ রক্তচাপে ভুগছেন। খাদ্যে সুস্বাদ আনার জন্য বিকল্প তৈরী জিনিষ, যেমন – লাইম জুস্, তেঁতুল, পুদিনা, ধনেপাতা, গোলমরিচ ইত্যাদি আছে। এগুলো ব্যবহার করা চলে। তবে অধিক মশলাযুক্ত খাদ্য *"গ্যাসট্রোইন্টেস্‌টিন্যাল ট্রাক"* বা পৌষ্টিক নালীর পাতলা আস্তরনের পক্ষে ক্ষতিকারক। চিনি বেশী খেলে রক্তে শর্করার ভাগ বাড়বে এবং সেটা মধুমেহ রোগের রোগীদের পক্ষে ক্ষতিকারক।

e) Maintain and ideal weight : একটা আদর্শ দৈহিক ওজন ধরে রাখুন :- একটা স্বাস্থ্যসম্মত দৈহিক ওজন রক্ষা করতে চেষ্টা করুন। বাড়তি ওজনের প্রতি গ্রাম হৃৎপিণ্ড ও অন্য সব গুরুত্বপূর্ণ অঙ্গ-প্রত্যঙ্গের ওপর বাড়তি বোঝা হয়ে দাঁড়ায়। ওজন হ্রাস করার জন্য ভালো খাদ্যাভ্যাস তৈরী করুন -- যেমন অধিক সময় ধরে সম্পূর্ণ চিবিয়ে-চিবিয়ে খাওয়া, ধীরে-ধীরে খাওয়া, থেমে-থেমে খাওয়া ইত্যাদি। এই অধ্যায়ের গোড়ায় যে পরামর্শ দেওয়া হয়েছে, সেই অনুসারে নির্দিষ্ট খাদ্য খাওয়া। শ্রমসাধ্য দৈহিক কাজ-কর্মের পরিমাণে বৃদ্ধি করুন, যার দ্বারা *"কার্ডিওভাস্‌কিউলার" (Cardiovascular)* সিস্টেম বা হৃৎপিণ্ড ও রক্তবাহ নালিকাগুলো এবং মাংসপেশীগুলো শক্তিশালী হয় এবং বাড়তি চর্বিজাতীয় বস্তুকে দেহের মধ্যে পুড়িয়ে ফেলা যায়।

f) Avoid Monotonous Diet : প্রতি দিন একই ধরণের খাদ্য গ্রহণ বর্জন করুন :- বেশীর ভাগ খাদ্যে বিভিন্ন ধরণের পুষ্টি আছে, তবে কোন একটা খাদ্যদ্রব্যে সুস্বাস্হ্যের জন্য প্রয়োজনীয় সব রকমের পুষ্টিকারীতা যথাযথ পরিমাণে থাকে না। সেজন্য প্রধান পাঁচটি শ্রেণীর খাদ্য *(কার্বো হাইড্রেটস্, প্রোটিন, ফ্যাট, ভিটামিন ও মিনারেলস্)* থেকে বেছে নিয়ে সুষম খাদ্যসম্ভার তৈরী করুন, যা প্রয়োজনীয় সব রকম পুষ্টি দেবে।

ভুলে যাবেন না, বৈচিত্র্য হচ্ছে জীবনের সুস্বাদ এবং আমাদের জিহ্বার স্বাদকোরকগুলো বোঝে।

Sex and Stress Management : যৌন আবেদন ও মানসিক চাপ নিয়ন্ত্রণ :-

বারো বছর থেকে পনেরো বছর বয়সের পর আসে কৈশোর এবং কৈশোরের পর থেকে মানব দেহের সংরক্ষিত বস্তুর ঘনত্ব বাড়তে থাকে। এই তরল বস্ত বা *"হ্রমন"* উত্তেজনাপূর্ণ আচরণের আকাঙ্খাকে বাড়িয়ে দেয়, যা চূড়ান্ত অবস্থায় লালসা, ক্রোধ, যৌন ক্ষুধা প্রভৃতি প্রবল উত্তেজনা প্রকাশ পায়। পুরুষদের মধ্যে *"অ্যান্ড্রোজেনস্" (Androgens)* এবং স্ত্রীদের মধ্যে *"ওয়েষ্ট্রোজেনস্" (Oestrogens)* হচ্ছে প্রকৃতি প্রদত্ত বস্তু, যা এই আকাঙ্খাকে ধরে রেখে প্রাণী জগৎকে পুরুষানুক্রমে এগিয়ে নিয়ে যায়।

যৌন নিবৃত্তি *(নিঃসরন)* আনন্দ দেয় এবং দেহের সব পেশীগুলোকে এবং ব্রেনকে বিশ্রাম দেয়। এটি অবশ্যই একটা প্রধান *"মানসিক চাপ"* প্রশমণকারী। পরস্পরের কাছে সুখকর যৌন সম্পর্ক হচ্ছে একটা সুনিশ্চিত লক্ষন একত্রে পাশাপাশি থাকার যোগ্যতার, আন্তরিকতার এবং উভয়ের প্রতি সাধারণ আকর্ষনের। এই সম্পর্কের ভূমিকা বিশেষতঃ জীবনসঙ্গী / সঙ্গিনীর সঙ্গে ইতিপূর্বে চিহ্নিত হয়েছে একটা গুরুত্বপূর্ণ বিষয় হিসাবে, কোন বিশেষ ব্যক্তির মানসিক চাপ কতখানি, তা জানার ব্যাপারে।

অপর পক্ষে, যৌনকার্য থেকে বঞ্চিত হওয়া বা বঞ্চিত করা থেকে মানসিক চাপ সৃষ্টি হয়। কারন যৌন আবেদনের পুনঃ পর্যালোচিত *(নিস্ফল)* সংবাদ ব্রেনকে বিশ্রাম দেয় না। বেশীর ভাগ বলাৎকার ও যৌন অপরাধ সংঘটিত হয় যৌন মিলন না ঘটার জন্য। অনেক সমাজ ব্যবস্থায় বিবাহ হচ্ছে যৌন কাজের আইনগত স্বীকৃতি। আবার বিবাহ বর্তমানে একই সময়ে বহুবিবাহ থেকে বিরত করতে এবং বিবাহিত জীবনের আস্থা ও প্রতিশ্রুতিকে যথাযথ কার্যকরী করতে প্রয়োজনীয়। যোগী এবং আধ্যাত্মিক জগতের মানুষরা বিশেষ প্রশিক্ষণের

দ্বারা এবং অনুশীলণের দ্বারা এই *"হারমোন"* জনিত প্রবৃত্তি থেকে বিরত থাকার সম্পূর্ণ মানসিক ক্ষমতা লাভ করেন ধ্যানের সাহায্যে।

বঞ্চিত যৌন ক্ষুধাকে শান্ত করার নিরাপদ উপায় হস্তমৈথুন। যৌন ক্ষুধাকে নিবৃত্ত করার ক্ষেত্রে ধ্যান ও যোগ ব্যায়াম যথেষ্ট সাহায্য করে। যৌন চিত্র, বিকৃত যৌন কাজ এবং বেশ্যাবৃত্তি যৌন ক্রিয়াজাত মানসিক চাপ কমাতে কিছুটা সাহায্য করে ঠিকই... কিন্তু এগুলোর থেকে খুবই ভয়ঙ্কর শারীরিক ও মানসিক বিপদের সম্ভাবনা আছে। সাময়িক বা অনিয়মিত যৌন উপভোগের ক্ষেত্রে বর্তমান সামাজিক নিয়মগুলো অনেক নমণীয় ও শিথিল এবং মানুষ যৌন উপভোগের অনেক বেশী সুযোগ পাচ্ছে। কিন্তু এই সম্পর্ক ও প্রতিশ্রুতি ভঙ্গের ভীতি থেকে মানসিক চাপ সৃষ্টি হতে পারে। কিশোর-কিশোরীদের মধ্যে যৌন উপভোগ, অনিচ্ছাকৃত গর্ভসঞ্চার বর্তমান সামাজিক পরিবর্তনেরই ফল। উদার খোলামেলা যৌন কাজকর্ম, যৌন রোগ এবং জীবন বিপন্নকারী ভয়াবহ *"এইড্স" (AIDS)* রোগ ডেকে আনতে পারে।

পঞ্চম অধ্যায়

Some other Stress manangement techniques : মানসিক চাপ নিয়ন্ত্রণের আরও কয়েকটি কৌশল:-

মানসিক চাপকে কখনো শূণ্যতে আনা যাবে না এবং সেটা উচিতও নয়। আমরা ইতিপূর্বে আলোচনা করেছি মানসিক চাপের কিছু-কিছু ভালো দিক আছে । যেমন - নতুন-নতুন সৃষ্টিমূলক কাজের জন্য, বিশেষ ভূমিকা ও দায়িত্ব পালনের জন্য, প্রতিদ্বন্দ্বিতার সম্মুখীন হওয়ার জন্য এবং মানসিক চাপের ভূমিকা আমাদের বেঁচে থাকার জন্য। উপরন্তু পূর্বে কতগুলো পদ্ধতি আলোচিত হয়েছে যে, কি ভাবে মানসিক চাপকে নিয়ন্ত্রণ করা যায় এবং ঐ পদ্ধতিগুলোর সঙ্গে ধ্যানের সম্পর্ক। আর কতকগুলো ছোট-ছোট... কিন্তু কার্যকরী পথ আছে মানসিক চাপকে নিয়ন্ত্রিত করার জন্য।

ঐ পদ্ধতিগুলোর মধ্যে কয়েকটি নিম্নে আলোচিত হল। এই পদ্ধতিগুলোর সম্বন্ধে সচেতন থাকা আমাদের দৈনন্দিন জীবনের অবিচ্ছেদ্য অংশ। এগুলো মানসিক চাপ নিয়ন্ত্রণের অস্ত্র হিসাবে কাজ করবে।

Hobbies and Pastimes : শখ ও অবসর বিনোদন :-

কতগুলো কাজ আছে, যারা আমাদেরকে মূল কাজ বা কর্মস্রোত থেকে আনন্দদায়ক ভাবে বিচ্ছিন্ন করে এবং এই কাজগুলো আমরা যথেষ্ট আকর্ষর্ণন ও মনোযোগ সহকারে সুসম্পন্ন করার চেষ্টা করি। এই কাজগুলোকে বলা হয়

'শখ'। এগুলো অদ্ভুত সুন্দর ভাবে মানসিক চাপকে সম্পূর্ণ ধ্বংসকারী বোমার মত কাজ করে। যেহেতু এগুলো আমাদেরকে অপ্রীতিকর ও মানসিক চাপযুক্ত চিন্তা থেকে বিচ্ছিন্ন করে, এগুলি শান্তি বা আত্মসম্বরন পুনরুদ্ধারের, আমাদের চিন্তাগুলোর পুন:পর্যালোচনার এবং পুনর্নবীকরণের সুযোগ দেয়। কতগুলো বিশেষ কাজ আছে, যা সর্বসাধারণের পক্ষে সম্পাদনযোগ্য... সেগুলোর একটা তালিকা নিম্নে দেওয়া হল।

গাড়ীতে দীর্ঘপথ ভ্রমণ করা, গান-বাজনা শোনা, পুরোন দিনের ফোটো দেখা, টি.ভি.-তে সেসব ছবি দেখা, যেগুলো বর্তমান মানসিক চাপপূর্ণ বিষয় থেকে পৃথক। আর যেসব কাজ একজন করতে পারে, সেগুলো হচ্ছে খেলার ছলে হতবুদ্ধিকর সমস্যাগুলোর সমাধান করা বা কোনাকুনি শব্দ সংযোজন করা, সিনেমা দেখতে যাওয়া, ঐকতান সৃষ্টিকারী বাদ্যযন্ত্রের সমন্বয়ে অংশ গ্রহণ করা। অনেকে আবার কল্পিত সমস্যা বা জটিল অংকের সমাধান করেন, অনেকে শ্লথ গতিতে কনুই ঝুঁকিয়ে দৌড়তে যান; বেলজিয়াম রাষ্ট্রে অনেকে খনিজ জলের ঝর্নায় *(Spa = স্পা)* যথেচ্ছ ভাবে বা অসংযত ভাবে স্নান উপভোগ করতে যান; ফিন্‌ল্যান্ডের মত রাষ্ট্রে অমণনকে *'সউনা' (sauna)* বা বাষ্পপূর্ণ স্নানঘরে স্নান উপভোগ করতে যান; আবার অনেকে সরাইখানার একান্ত সাজঘরে সাজসজ্জা করতে যান। আবার কেউ-কেউ কোন বন্ধুর বাড়ী বা পুরোন আত্মীয়ের বাড়ীতে বেড়াতে যান। শিশুদের সঙ্গে খেলা করা বা কোন সামাজিক কাজে স্বেচ্ছাসেবক হয়ে সময় খরচ করার মধ্যেও মানসিক চাপ থেকে দূরে থাকা যায়।

"শখ"-গুলো হচ্ছে সেসব কাজ, যাদের মধ্যে মানুষ বিশ্রাম ও আনন্দ উপভোগ করেন, সেগুলোও মানসিক চাপ হ্রাস করে। এগুলোর মধ্যে উল্লেখযোগ্য হচ্ছে পোষা প্রাণীর রক্ষণাবেক্ষন করা, *"অ্যাকুয়ারিয়ামে"* মাছ পোষা, বাগান করা, গান-বাজনা করা, পুরোন দেশ-বিদেশের স্ট্যাম্প, মুদ্রা , ম্যাপ ও ছবি সংগ্রহ করে রাখা, ব্যক্তিগত আকর্ষণে কোন লেখা বা স্থানের সম্বন্ধে গবেষনা করা।

কতগুলো অতি সাধারণ শখ বা অবসর বিনোদনের নাম দেওয়া হল :-

১) গল্প-গুজব করা
২) পশু-পাখী পোষা
৩) বাগান করা
৪) কমপিউটারে খেলা
৫) দীর্ঘ পথ গাড়ী চালানো
৬) গান-বাজনা শোনা
৭) গান বা বাদ্যযন্ত্র বাজানো
৮) গান গাওয়া
৯) তাস খেলা
১০) কল্পিত সমস্যার সমাধান ও শব্দ গঠন

১১) শিশুদের সঙ্গে খেলা করা	১২) নিজে-নিজে সাজ-সজ্জা করা
১৩)সৌর স্নান করা	১৪) নিকট আত্মীয় বা পুরোন বন্ধুর বাড়ী যাওয়া
১৫) সেচ্ছায় কোন সমাজ সেবামূলক কাজ করা,	১৬) ছবি আঁকা
১৭)এ্যালবাম থেকে পুরোন দিনের ছবি দেখা	১৮) বই পড়া
১৯) সিনেমা দেখা, ঐকতান সৃষ্টিতে অংশ গ্রহণ	২০) প্রিয় ক্লাবে যাওয়া

Physical Activities : দৈহিক কাজকর্ম :-

দৈহিক ব্যায়াম সুস্বাস্থ্যসম্পন্ন দেহ তৈরী করা ছাড়াও সুযোগ দেয় চিন্তাশীল ও সামাজিক হতে। গল্ফ খেলা, বিলিয়ার্ড খেলা, টেনিস বা অন্য সব ক্রীড়া, ভারোত্তোলন অথবা সাঁতার কাটা, দৌড়ন এবং হাঁটা ইত্যাদি দৈহিক কার্যাদি মানসিক চাপকে যে কেবলমাত্র হ্রাস করে, তাই নয়... হৃৎপিন্ড ও তৎসংলগ্ন ধমনী, শিরা-উপশিরাগুলোকে এবং দেহের পেশীগুলোকে শক্তিশালী করে এবং দেহ যন্ত্রকে দ্রুততর করে।

কয়েকটি দৈহিক কাজকর্ম

১) খেলা করা	৭) টেবল টেনিস
২) গল্ফ খেলা	৮) লন টেনিস
৩) নাচা	৯) ব্যাডমিন্টন
৪) সাঁতার কাটা	১০) স্কোয়াশ
৫) দীর্ঘ পথ পায়ে হাঁটা	১১) জগিং
৬) স্নুকার অথবা বিলিয়ার্ড বা পুল্ খেলা	১২) সাইকেল চালানো

Alternative Medicine or Therapies : বিকল্প ওষুধ বা চিকিৎসা ব্যবস্থা :-

বিভিন্ন ধরণের অঙ্গ সংবাহন, *"আকুপাংচার"*, খনিজ জলে স্নান বা বাষ্প স্নান, *"জাকুজি" (Jacuzzi)* স্নান, *"টাই-চি-চুয়ান" (Tai-chi-chuan)* প্রভৃতি বিভিন্ন পদ্ধতি আছে, যেগুলো দেহ-মনকে বিশ্রাম দেয় এবং মানসিক চাপ

কমাতে সাহায্য করে। আয়ুর্বেদ, প্রকৃতি চিকিৎসা, রং এবং সুগন্ধ দ্বারা চিকিৎসা ইত্যাদি কষ্টকর বিকল্প চিকিৎসা ব্যবস্থা শারীরিক বিশেষ কোন আঙ্গিক পরিবর্তন না ঘটিয়ে মানসিক চাপকে সরল করতে ও প্রশমিত করতে পারে।

যখন মানসিক চাপ সৃষ্টিকারী উপাদান অতি গভীর স্তরে সমূলে আবদ্ধ থাকে, সেক্ষেত্রে *"সাইকোথেরাপি" (Psychotherapy)*, *"হিপনোথেরাপি" (Hypnotherapy)*, *"অটোজনিক ট্রেণিং" (Autogenic Training)* প্রভৃতি অপর কয়েকটি পদ্ধতিকে কাজে লাগাতে হয় উদ্দিষ্ট ফল লাভের জন্য।

যদিও আমরা মানসিক চাপ সৃষ্টিকারী উপাদানগুলোকে চিহ্নিত করেছি এবং ঐ উপাদানগুলোকে যথাযথ ভাবে নিয়ন্ত্রণ করা এবং মনের গঠন বিষয়ে অনেকগুলো পথ সম্পর্কে আলোচনা করেছি , তবুও একটা বিশেষ আকস্মিক অবস্থাকে নিয়ন্ত্রণ করার বিষয়ে সুপরিকল্পিত পদ্ধতিতে ও যুক্তিসঙ্গতভাবে কাজ করা কঠিন। আকস্মিক মানসিক চাপে সম্পূর্ণ আচ্ছন্ন মনকে নিয়ন্ত্রিত করার প্রথম প্রদক্ষেপ হচ্ছে তাৎক্ষনিক এবং আবেগপ্রবণ চাপ নিস্ক্রমন পথ তৈরী করা।

আপনার অনুভূতিকে আবেগপ্রবণ নির্গমন পথ দিতে হবে; যদি আপনি অনুভব করেন যে, আপনি আবেগের দ্বারা সম্পূর্ণ আচ্ছন্ন, তবে চিৎকার করে, উচ্চ স্বরে কেঁদে বা কথা বলে আপনার মানসিক চাপ নিস্ক্রমনের পথ তৈরী করে দিন। যদি আপনি হতাশ ও নি:সঙ্গ অনুভব করেন, তবে বন্ধু-বান্ধবদের একত্রিত করে উৎসবের ব্যবস্থা করতে হবে। ধর্মস্থানে গিয়ে পূজা-অর্চনার ব্যবস্থার দ্বারা মনকে শান্ত করতে হবে।

অনেক সময়ে ছুটিতে দূরে কোথাও বেড়াতে যাওয়া; পরিচিত পরিবেশ, নিয়মশৃঙ্খলা ও দৈনন্দিন সূচীতে পরিবর্তন আনার দরকার হয়। এর দ্বারা মানুষের মন নতুন করে চিন্তা করার এবং নতুন পরিবর্তিত অবস্থায় নতুন কিছু করার সুযোগ পায়।

বিকল্প চিকিৎসা ব্যবস্থা বা ওষুধগুলোকে সংক্ষেপে প্রকাশ করা যায় এই ভাবে :-

১) বিভিন্ন ধরণের অঙ্গ সংবাহন চিকিৎসা

২) আকুপাংচার

৩) "সোউনা" *(খনিজ জলে)* স্নান

৪) "জাকুজি" *(Jacuzzi)* স্নান

৫) বায়ু সেবন *(Aerobics)*

৬) সুগন্ধী বস্তুর দ্বারা চিকিৎসা
৭) প্রকৃতির সাহায্যে চিকিৎসা
৮) সাইকোথেরাপি *(Psychotherapy)*
৯) "টাই-চি-চুয়ান" *(Tai -chi-Chuam)*
১০)রং ব্যবহার করে চিকিৎসা
১১) "হিপনোথেরাপি" *(Hypnotherapy)*
১২) "অটোজেনিক ট্রেণিং" *(Autogenic Training)*
১৩)আয়ুর্বেদিক চিকিৎসা
১৪) ফুলের সাহায্যে চিকিৎসা

Other special Techniques : অন্য বিশেষ কৌশল :-

১) চিৎকার করে বা ফুঁপিয়ে কাঁদা
২) আপনার অনুভূতি নির্গমনের পথ তৈরীর জন্য চিৎকার করা বা কথা বলা
৩) পরিচিতদের একত্রে মিলিত হওয়ার ব্যবস্থা করা
৪) ছুটির দিনের পরিবেশ তৈরী করা
৫) কোন গির্জায় বা মন্দিরে যাওয়া
৬) ভক্তিগীত শোনা এবং গাওয়া
৭) কিছু সময়ের জন্য ঘুমোন কিংবা একটু তন্দ্রাচ্ছন্ন ভাবে কাটানো
৮) ধর্মীয় অনুষ্ঠানে যোগ দেওয়া বা শোনা

এরপর আমরা আলোচনা করব *"সাওল" (SAAOL)* প্রবর্তিত অসাধারণ পদ্ধতি মানসিক চাপের সঙ্গে যুদ্ধ করার জন্য - এটি হচ্ছে *Science And Art of Living* - বেঁচে থাকার বিজ্ঞান ও কলা-কৌশল।

SAAOL *(সাওল)* :- বেঁচে থাকার জন্য প্রয়োজনীয় বিজ্ঞান ও কলা-কৌশল হচ্ছে এক বিশেষ পদ্ধতি, যা অধুনা ভারতের কয়েকজন চিকিৎসা বিজ্ঞানী তৈরী করেছেন সর্বাধুনিক চিকিৎসা বিজ্ঞান ও প্রাচীন যোগ বিদ্যার সমন্বয়ে। মানসিক চাপ নিয়ন্ত্রণের বাস্তবতার দিক থেকে এটি একটি আদর্শ জীবনের পথ। এই যে সমন্বয় *(আধুনিক চিকিৎসা বিজ্ঞানের দক্ষতা, প্রাচীন জ্ঞান ও সাধারণ জ্ঞান)*, এটি এখন সর্বাপেক্ষা জনপ্রিয় পদ্ধতি হিসাবে রূপায়িত হয়েছে মানসিক চাপ সংক্রান্ত রোগ নিরাময়ের ক্ষেত্রে এবং একটি পরিপূর্ণ সুন্দর জীবন হিসাবে।

আমরা এখন সর্বাধুনিক চিকিৎসা বিজ্ঞান ও প্রযুক্তির যুগে বাস করছি, যখন জীবন মানসিক চাপে আচ্ছন্ন। কারণ বর্তমানে জীবন দ্রুত পরিবর্তনশীল ও

প্রতিদ্বন্দ্বিতায় বিব্রত। চিকিৎসা বিজ্ঞানের জ্ঞানের ভিত্ সদা বর্ধমান উন্নতশীল হলেও মানসিক চাপকে বা ঐ চাপজনিত রোগগুলোকে স্থায়ী ভাবে নিরাময় করতে সাফল্য লাভ করেনি। বর্তমানে বিভিন্ন রোগের রোগীদের সংখ্যা ক্রমাগত বাড়ছে - যেমন হৃদ্‌রোগ, মধুমেহ রোগ, মানসিক রোগ, *"আর্থারাইটিস্"*, *"স্পণ্ডিলাইসিস্"*, *"হাইপার টেনশন"* ইত্যাদি দীর্ঘস্থায়ী রোগ। সেই সঙ্গে বাড়ছে ক্রমাগত ভাবে মানসিক অস্থিরতা, মানসিক জ্বালা-যন্ত্রণা, ক্রোধ, ক্ষণভঙ্গুর অহং ভাব, নিদ্রাহীণতা ইত্যাদি, যেগুলো মানসিক চাপের বহি:প্রকাশ এবং মানব জীবনে এর অসীম প্রভাব।

চিকিৎসা বিজ্ঞানে মানুষের দেহ সম্বন্ধে সুবিস্তৃত জ্ঞানভান্ডার আছে, কিন্তু মানুষের মনের বিষয়ে জ্ঞান খূবই অল্প। মানুষের ব্রেনের গঠন প্রযুক্তি এবং এর কাজকর্ম, মানসিক চাপের সৃষ্টি এবং এদের সমাধান, আবেগপ্রবন আচরণের নিয়ন্ত্রণ, চিন্তা পদ্ধতির উপর নিয়ন্ত্রণ ইত্যাদি বিষয়ের বেশীর ভাগটাই অভিজ্ঞ চিকিৎসা বিজ্ঞানীর কাছে অস্পষ্ট। এখনো পর্যন্ত মানুষের মনের উপর নিয়ন্ত্রণ আরোপ করা অথবা ব্রেনের রহস্যের উদ্‌ঘাটন করার জন্য কোন প্রযুক্তিগত কৌশল আবিস্কৃত হয়নি।

তাদের সুবিধার জন্য চিকিৎসা বিজ্ঞানের সেবকরা মানুষের দৈহিক গঠণতন্ত্র, ক্যালোরি সম্বন্ধে সম্যক জ্ঞান, খাদ্যের গঠন, ব্যায়ামের ফলাফল, কোলেষ্টেরল এবং ধমনীর মধ্যে রক্ত জমে যাওয়া ইত্যাদি সম্বন্ধে যথেষ্ট জ্ঞান সংগ্রহ করে থাকেন। তারা জানেন একটা সংক্রামক ব্যাধি কি ভাবে শরীরের মধ্যে প্রবেশ করে এবং রোগের জীবাণুগুলোকে কি ভাবে *"এ্যান্টিবায়োটিক"* দিয়ে ধ্বংস করা যায়। তাদের শল্যবিদ্যার জ্ঞান খুবই উপকারী, বিশেষতঃ কোন আকস্মিক দুর্ঘটনায় বা ক্যান্সার বা অন্য নানাবিধ রোগে। তারা প্রচুর পরিমাণ ওষুধ তৈরী করেছেন যে কোন ব্যাথা-বেদনাকে সঙ্গে-সঙ্গে লাঘব করার জন্য এবং রোগের লক্ষণগত নিরাময় করার জন্য।

কিন্তু *"সাওল"* প্রদত্ত জীবনের কলা-কৌশলের উৎস প্রধানতঃ প্রাচীন যোগবিদ্যার ভান্ডারে আছে। বাস্তবিক রন্ধন পদ্ধতি, বিজ্ঞানভিত্তিক পরস্পর সম্পর্কযুক্ত স্বাস্থ্য উন্নয়ন পরিকল্পনা ইত্যাদি *"সাওল"*-য়ের চিকিৎসা বিজ্ঞানীরা রচনা করেছেন। এই উন্নয়ন পরিকল্পনা যোগবিদ্যা সম্বন্ধে শিক্ষা দেয়, ধ্যান সম্বন্ধে শিক্ষা দেয়, মনের কার্যকলাপ বোঝার বিষয়ে শিক্ষা দেয়, ধর্মগুরুদের উপদেশ এবং প্রাচীন ধর্মপুস্তকগুলোর সহজ বোধগম্য ব্যাখ্যা প্রদান করে।

"সাওল" শব্দটি আরও একটা অর্থ প্রকাশ করে। রাজস্থানী ভাষায় *"সাওল"* কথার অর্থ *"সর্বোত্তম পথ"*। মানসিক চাপকে নিয়ন্ত্রিত করতে *"সাওল"* শ্রেষ্ঠ সমাধান। কারণ *"সাওল"* মানুষের মন ও দেহ - উভয়ের যত্ন নেয়, যার দ্বারা মানসিক চাপশূণ্য জীবন সম্ভব হতে পারে।

Stress and the Immune System : মানসিক চাপ ও প্রতিরোধ ব্যবস্থা :-

এটি চিকিৎসা বিজ্ঞানের নতুন শাখা। এর বিষয় মনের বিভিন্ন প্রতিক্রিয়া এবং প্রতিরোধ ব্যবস্থা। দেহের সব কিছুর নিয়ন্ত্রণ কেন্দ্র ব্রেন বা মস্তিষ্ক, যা দেহের প্রত্যেক অঙ্গ-প্রত্যঙ্গের সঙ্গে স্নায়ুর দ্বারা সংযুক্ত। ব্রেন নিয়ন্ত্রণ করে আমাদের সব কাজ-কর্ম, চলা-ফেরা, কথা বলা - এই সব স্নায়ুর সাহায্যে। চিকিৎসা বিজ্ঞানের যে শাখা এই সব কাজকর্মের বিজ্ঞানগত দিক নিয়ে পড়াশুনা করে থাকে, তাকে বলা হয় স্নায়বিক দেহ তত্ত্ব বা স্নায়ু বিদ্যা (Neuro-Physiology or Neurology)। ইদানিং আরও একটা নতুন শাখা পরিচিতি লাভ করেছে, তার নাম *"সাইকো-নিউরো ইমিউনোলোজি" (Psycho-Neuro Immunology - PNI)* বা মানসিক স্নায়বিক প্রতিরোধ বিদ্যা। এই বিষয় শিক্ষা দেয় দেহের প্রতিরোধ কৌশলের উপর মনের প্রভাব এবং প্রতিরোধ ব্যবস্থার উপর মনের নিয়ন্ত্রণ।

"ব্রেন" সম্মোহিত অবস্থার দ্বারা সক্রিয় হয়ে বিশ্বাসের মাধ্যমে দেহের আঙ্গিক পরিবর্তন করতে পারে ভালো বা খারাপের দিকে। কিছু দিন আগে পর্যন্ত ভাবা হত যে, স্নায়ু ব্যবস্থা ও প্রতিরোধ ব্যবস্থা পরস্পর আলাদা এবং স্বাধীন ভাবে কাজ করে। কিন্তু পরীক্ষামূলক প্রদর্শন নিশ্চিত ভাবে প্রমাণ করেছে যে স্নায়ু, অন্তঃক্ষরা গ্রন্থি *(Endocrine)* বা নালীহীন অঙ্গ *(Ductless Organs)*, প্রতিরোধ তন্ত্র *(Immunes system)* বা প্রতিরোধ অঙ্গগুলো অতি নিবিড় ভাবে পরস্পরের সঙ্গে যুক্ত। চিন্তা এবং আবেগ একজন মানুষের দেহের *"হরমোন" (Hormone)* স্তর এবং প্রতিরোধ তন্ত্রের কাজের পরিবর্তন ঘটাতে পারে।

মানব দেহের প্রতিরোধ ব্যবস্থা কেবলমাত্র যে রোগের আক্রমণ ও সংক্রমণ থেকে দেহকে রক্ষা করতে সাহায্য করে তাই নয়, মানসিক চাপে আমাদের যে প্রতিক্রিয়া হয়, তাকেও প্রভাবিত করে। এই প্রতিরোধ কোষগুলো হচ্ছে বিশেষ ধরনের রক্তকোষ, যারা দেহে বহিরাগতদের আক্রমণ করে। বিশেষত: সংক্রামক কোষ ও ক্যান্সার কোষ। প্রধান শ্রেণীর প্রতিরোধ কোষ হচ্ছে *'বি'*, *'টি'* এবং *'এনকে' (B,T and NK)*।

এই প্রতিরোধক কোষগুলো আমাদেরকে কেবলমাত্র সংক্রামক রোগ থেকে, এইডস্ *(AIDS)* থেকে, নিজ দেহের মধ্যে স্ব-অনাক্রমতাজনিত ব্যাধি এবং ক্যান্সার থেকে যে রক্ষা করেস, তাই নয়... এদের কাজ আমাদের আবেগ এবং ব্রেনের দ্বারা বাড়তে বা কমতে পারে।

প্রচুর প্রমাণ আছে, যা দিয়ে দেখানো যায় যে, একজন হতোদ্যম অথবা দু:খে জর্জরিত ব্যক্তি, যে মানসিক চাপের শিকার, তার *"লিম্পোসাইট"*

(Lymphocyte) প্রতিক্রিয়া কমে গেছে। এর অর্থ হচ্ছে এই সব ব্যক্তিরা সংক্রামক রোগ এবং অন্য বিভিন্ন রোগের সম্ভাব্য শিকার হতে চলেছেন। এটা এখন সর্বজনস্বীকৃত ঘটনা যে, মানসিক চাপ এবং নেতিবাচক আবেগ অবস্থা অর্থাৎ ভীত সন্ত্রস্ত মানব দেহের প্রতিরোধ ব্যবস্থার পরিবর্তন ঘটায় এবং রোগ আক্রমণের সম্ভাবনাকে বাড়িয়ে দেয়।

চিন্তা ও অনুভূতির ঋণাত্মক ফলগুলো অর্থাৎ কুফল প্রকৃত পক্ষে আমবাত *(Itching)* বা রক্তবর্ণ দাগজাতীয় চর্ম রোগ আনতে পারে। কারও-কারও ক্ষেত্রে সর্দি অথবা *"নিউমোনিয়া"* রোগ দেখা দিতে পারে। আবার কোন-কোন ব্যক্তির ক্ষেত্রে *"আর্থারাইটিস" (Arthritis)* বা গেঁটে বাত; আবার কোন-কোন ব্যক্তির হাঁফানি রোগও দেখা দেয়।

অনেক দিক থেকে মানসিক-স্নায়বিক প্রতিরোধ বিদ্যায় *(Psycho-Neuro Immunology)* ব্যবস্থায় কিছুই নতুনত্ব বা অবাক হওয়ার মত নাই। অতীতে আরোগ্যকর্তা বা চিকিৎসকরা, ধর্মযাজকরা... এমন কি সাধারণ মানুষরা সচেতন ছিলেন যে, মন প্রভাবিত করে শরীর ও আরোগ্যকে। এখন প্রযুক্তিগত পথ আছে প্রতিরোধ ব্যবস্থায় নির্দিষ্ট বিশেষ কোষগুলোর পরিবর্তন পরিমাপ করার এবং ঐগুলো অনুধাবন করার। এই বিশেষ কোষগুলো হচ্ছে *"বি সেলস্" (B-cells)*, *"টি সেলস্" (T-cells)*, *"অবদমনকারী T-cells"*, *"ঘাতক টি সেলস্" (Killer T-cells)* এবং *"মাইক্রোফাজেস"* - এরা বিভিন্ন মানসিক অবস্থায় বিভিন্ন ভাবে কাজ করে।

মনের উপর নানা ধরণের আরোগ্য ব্যবস্থা ও *(PNI)*-য়ের মাধ্যমে উপশমের ব্যবস্থা আছে। যেমন - *"রেইকি" (Reiki)*, হলিষ্টিক হিলিং *(Holistic Healing)*, মানুষটিকে একক হিসাবে ধরে পুরো শরীরের আরোগ্যের জন্য চিকিৎসা, *"প্রানিক হিলিং" (Pranic Healing)*, *"ধ্যান"*, *"হিপনসিস্" (Hypnosis) (সম্মোহনের মাধ্যমে)*, *"অটো সাজেশন" (Auto Suggestion)* বা আত্মসমীক্ষা। আরোগ্য লাভের পদ্ধতির উপর নির্ভরশীল আধাত্মিক উন্নতি কাজ করে স্নায়বিক সম্প্রচার বা সঞ্চায়নের মাধ্যমে এবং *"ব্রেন"* থেকে নি:সৃত স্নায়বিক রাসায়নিকের মাধ্যমে, যা আরোগ্য লাভের পদ্ধতিগুলোকে যুক্ত করে এবং এদের মধ্যে মধ্যস্থতা করে।

প্রমাণ পত্রগুলো দেখতে আরম্ভ করেছে যে, যে কোন রোগের প্রকৃতি বহি:প্রকাশকে প্রভাবিত করা যায় - আমরা কি চিন্তা করি এবং কিরূপ অনুভব করি। *"ব্রেন"* আধ্যাত্মবাদীয় অনুভূতিকে *"নিউরো পেপটাইডস্"*

(Neuro Peptides) বা স্নায়বিক তেজের সমন্বয়ে রূপান্তরিত করতে পারে এবং এই *"নিউরো পেপটাইডস্"*-গুলো প্রতিরোধ ব্যবস্থার ক্ষমতাকে বাড়াতে বা কমাতে পারে।

"Think well" - ভালো ভাবে চিন্তা করুন - এই বাক্ধারার সত্যতা সমর্থিত হয়েছে এই নতুন বিজ্ঞান শাখার দ্বারা, যার নাম *"সাইকো-নিউরো - ইমিউনোলজি" (Psycho-Neuro-Immunology))*।

মানসিক চাপের প্রতিক্রিয়া এবং প্রতিরোধ ব্যবস্থার প্রতিবিধান আরও সম্যকভাবে বোঝা যাবে নিম্নলিখিত উদাহরণগুলো থেকে :-

আচরণ	প্রতিরোধ ব্যবস্থার প্রত্যুত্তর
১) বিবাহ বিচ্ছেদ থেকে মানসিক চাপ	১) রক্তে শ্বেত কণিকার সংখ্যা হ্রাস
২) মানসিক আঘাত , দু:খ, বেকারত্ব	২) *"লিমফোসাইটস্" (Lympho cytes)* -য়ের সংখ্যা হ্রাস
৩) পরীক্ষার উৎকণ্ঠা	৩) "সাহায্যকারী টি কোষ *(Helper T-cells)*-য়ের বৃদ্ধি
৪) হতোদ্যম *(Depression)*	৪) *"লিমফোসাইটস্"* -য়ের উপরিভাগে বিশেষ গ্রাহক *(Receptors)*-য়ের সংখ্যা হ্রাস
৫) ধ্যান	৫) প্রতিরোধ ব্যবস্হায় স্বাভাবিক ঘাতক কোষগুলোর *(Natural Killer Cells = NK Cells)* সংখ্যা বৃদ্ধি।

Tracking Stress Manangement Skills = মানসিক চাপ নিয়ন্ত্রণ দক্ষতা খুঁজে বের করা :-

এই অংশটির উদ্দেশ্য মানসিক চাপ কি, এর কারণ ও ফলাফল এবং এগুলির সঙ্গে কি ভাবে আচরণ করা যাবে। বহু উদাহরণ ও ব্যাখ্যা দেওয়া হয়েছে সেগুলোকে চেনার বিষয় উৎসাহ দিতে, যেগুলো আপনার ক্ষেত্রে প্রযোজ্য।

যখন অনেক পরামর্শ প্রদান করা হয়েছে বিশেষ মানসিক চাপযুক্ত অবস্থাকে কি ভাবে নিয়ন্ত্রণ করবেন, সেক্ষেত্রে আদর্শ অবস্থা হচ্ছে যখন কোন একজন সর্বদা ক্রমাগত মানসিক চাপ পূর্বাহ্নে অনুমান করছেন। এ ব্যাপারে সর্বশ্রেষ্ঠ

উপায় হচ্ছে নিম্নে প্রদত্ত প্রশ্ন তালিকার মধ্যে নিয়মিত থাকা এবং নিজের দিক থেকে মানসিক চাপ প্রবণতাকে পরিমাপ করা :

উত্তর *'হ্যাঁ'* কিংবা *'না'*:-

১) আমি নিজের মধ্যে শান্তিতে আছি

২) আমি সহজে অন্যের সঙ্গে ঝগড়া ও মারামারি করি না

৩) আমার বর্তমান আর্থিক অবস্থায় আমি সন্তুষ্ট

৪) আমার বেশীর ভাগ সমস্যা আমি নিজেই সমাধান করি

৫) অন্যের সঙ্গে আমার সাধারণত: অহং সমস্যা নাই

৬) আমার পারিবারিক সম্পর্ক খুবই ভালো

৭) আমার বন্ধুরা উপকারী এবং আমাকে ভালবাসে

৮) আমার বর্তমান কাজের চাপ আমার কাছে আরামদায়ক

৯) আমি আমার কাজ উপভোগ করি এবং ফলাফলে সন্তুষ্ট

১০) আমি আমার সময় ঠিক ভাবে ব্যবহার করি এবং দিনে যথেষ্ট কাজ করি

১১) আমি সাধারণত: সুখনিদ্রা উপভোগ করি এবং জেগে উঠি বিশ্রামের পর

১২) সারা দিন ভালো থাকার একটা নিয়ম তালিকা অনুসরণ করি

১৩) আমি পরিমিত ও সুষম খাদ্য গ্রহণ করি

১৪) আমি নিয়মিত ধূমপান বা মদ্যপান করি না

১৫) বেশীর ভাগ দিনেতে আমি নিজেকে সুস্থ শক্তিসম্পন্ন হিসাবে অনুভব করি

উপরোক্ত প্রশ্নগুলোতে যত বেশী *'না'* থাকবে, আপনি তত বেশী হতোদ্যম ও মানসিক চাপের মধ্যে পড়বেন। এই বইয়ের বাকী অংশগুলো পড়ুন এবং এটি আপনার জীবনের একটা অবিচ্ছেদ্য অঙ্গ হয়ে থাকুক। উৎফুল্ল থাকুন সব সময়।

অধ্যায়-৬

Meditation (*ধ্যান*) : Introduction to Meditation : An Over view

(ধ্যানের ভূমিকা : একটা সাধারণ আলোচনা)

What is Meditation? *(ধ্যান কি?)*

ধ্যান হচ্ছে একটা মানসিক অবস্থা, যার মধ্যে দীর্ঘস্থায়ী বহিরাগত কোন পথভ্রষ্টকারী উপাদানের ন্যুনতম অবৈধ অনুপ্রবেশ ঘটে। এই অবস্থা দেহকে গভীর বিশ্রাম দেয় এবং মনের উপর একটা শান্ত প্রভাব বিস্তার করে। এ ধরণের অবস্থা মানসিক চাপকে দারুণ ভাবে হ্রাস করে এবং মনের সুন্দর ভারসাম্য পুনরুদ্ধার করে।

ভারতের প্রাচীন ধর্মগ্রন্থগুলো এই অবস্থাকে *"ধ্যান"* নামে অবিহিত করেছেন। এটি একটি অতি উচ্চ পর্যায়ের সচেতনতা, যার মধ্যে চিন্তা ও একাগ্রতার মাধ্যমে মনের সুগভীর গোপন অংশে পৌঁছন সম্ভব হয়। কোন ব্যক্তির বহির্জগতের কোন চিন্তা বা গোলমাল ঐ ব্যক্তির মনকে বিরক্ত করতে পারে না এবং এই অবস্থা ব্যক্তিকে পরিপূর্ণ শান্ত পরিবেশে নিয়ে যায়। মনে পূর্ণ প্রশান্তি আনে। ধ্যানের যথার্থ প্রশিক্ষণ আসে *"গুরু"*-র কাছ থেকে। গুরু হচ্ছেন একজন ধ্যান বিশেষজ্ঞ, যিনি একজন নির্দেশক ও পথপ্রদর্শক হিসাবে কাজ করেন।

ধ্যান হচ্ছে দেহ-মনের বিশ্রামের সর্বোৎকৃষ্ট পথ। যেহেতু ধ্যান আবেগপ্রবণ মস্তিষ্ক *(ব্রেন)*-কে নিয়ন্ত্রণ করে এবং সচেতনতার হ্রাসকে থামিয়ে দেয়। যে কোন ব্যক্তি, যিনি ধ্যান অনুশীলণ করেন, তিনি অন্তর্জগতের ভারসাম্য লাভ করতে পারেন, যাকে বলে *"সমাত্নাম"* বা সমাধি। প্রাচীন ভারতীয় সংস্কৃতি অথবা *"যোগ"* নামে প্রাচীন ভারতীয় দার্শনিক মতবাদের একটা গুরুত্বপূর্ণ অংশ হচ্ছে *"ধ্যান"*। অন্য সব প্রাচীন সংস্কৃতি, যেমন – চৈনিক, জাপানী তাদের নিজেদের বৈশিষ্ট্যে অনুরূপ *"ধ্যান"*-কে তারা *"জেন" (Zen)*, *"সুফি" (Sufi)*, *"রেইকি" (Reiki)*, *"তাইচি" (Tai-chi)* ইত্যাদি বলে।

Effects of Meditation on the body : (দেহের উপর ধ্যানের প্রভাব) :-

"ধ্যান হচ্ছে মনের মধ্যে দীর্ঘক্ষন ধরে বহিঃরাগত উপাদানগুলিকে যধাসম্ভব ন্যূন পরিমানে আসতে দেওয়া। এই বহিরাগত উপাদানগুলো ব্যক্তির দেহের বাইরের চার দিক থেকে আসতে পারেীণ আবার ব্যক্তির ভ্রাম্যমান মনের গোলমাল থেকেও আসতে পারে। *"ধ্যান"* *"ব্রেন"*-কে অত্যাবশ্যকীয় বিশ্রাম দেয় এবং যখনই মন এই বহিরাগত সংবাদ প্লাবন থেকে মুক্তি পায় *"অ্যাড্রেনালাইন" (Adrenaline)* হারমোন ক্ষরণও সঙ্গে-সঙ্গে বন্ধ হয়ে যায়। আমরা যেহেতু পূর্বেই আলোচনা করেছি যে, *"অ্যাড্রেনালাইন"* ক্ষরণ হচ্ছে *"ব্রেন"* যে যোগানগুলো গ্রহণ করছে, তাদের জন্য প্রতিক্রিয়া বা প্রত্যুত্তর। এই ক্ষরণ অধিক হয় তখনই, যখন *"ব্রেন"* এই যোগাযোগগুলোকে অর্থাৎ গৃহীত খবরগুলোকে প্রতিদ্বন্দ্বিতা করে। যখন মন বিশ্রামে থাকে, তখন *"আলফা"* তরঙ্গসৃষ্ট হয়, যেগুলো মানুষকে অনুভব করায় ভালো থাকা, সুখকর এবং চূড়ান্ত আনন্দ। ইইজি *(EEG)* যন্ত্রের সাহায্যে *"ব্রেন"*-কে পরীক্ষা করলে দেখা যায় *"আলফা"* তরঙ্গ গুলো প্রকৃত পক্ষে *"ইলেক্টো -ম্যাগনেটিক"* তরঙ্গ, যাদের গতি ৮ থেকে ১৩ এইচ জেড।

ধ্যান মন ও দেহের উভয়ের বিশ্রামের ব্যবস্থা করে। ধ্যানের বেশ কয়েকটি তারুণ্য নবীকরণ ও শক্তি পুনরুদ্ধারের সুবিধা আছে। যখন *"ব্রেন"* বিশ্রাম করে, তখন বহিরাগত সংবাদের প্রত্যুত্তর দেওয়া বন্ধ রাখে এবং শারীরিক বিভিন্ন প্রতিক্রিয়াও বন্ধ রাখে। হৃদস্পন্দনের সংখ্যা কমে যায় এবং এর ফলে শরীরের মধ্যে হৃৎপিন্ড সম্পর্কিত বিভিন্ন কাজ বন্ধ হতে আরম্ভ করে। রক্তে শর্করার ভাগ ও রক্তের উচ্চ চাপ কমতে থাকে। রক্তে চর্বি জাতীয় পদার্থের পরিমাণ কমতে থাকে। যেহেতু অক্সিজেন গ্রহণ কমে যায়, সেহেতু দেহের

পেশীগুলোও বিশ্রাম নিতে আরম্ভ করে। সর্বাঙ্গীন উৎকণ্ঠা ও চাপা উত্তেজনা প্রশমিত হয়।

এই সব দৈহিক পরিবর্তন, যা ধ্যানের মাধ্যমে তৈরী হয়... সেগুলো দেহের মধ্যে প্রকাশ পায় কিছু বাস্তব কাজের বা ফলের মাধ্যমে, যেগুলোকে মানসিক চাপ নিয়ন্ত্রক বলা হয়।

যদি শরীরকে বিশ্রাম দেওয়া হয়, তবে গভীর নিদ্রা বৃদ্ধি পায় এবং অযথা খারাপ স্বপ্ন দ্বারা নিদ্রা বিঘ্নিত হয় না। উৎকণ্ঠাশূণ্য মন ও যথেষ্ট বিশ্রামপ্রাপ্ত দেহ মানসিক চাপজনিত অসুখের সঙ্গে সহজে লড়াই করতে পারে।

একটা শান্তিপূর্ণ মন আবেগ ও অনুভূতি ভালো বুঝতে পারে। উত্তম রূপে কারও বক্তব্য শোনার জন্য এবং করুণা প্রকাশ করার জন্য যতটুকু ধৈর্য্যের প্রয়োজন, তা প্রদান করতে পারে। এসবই নিজের সঙ্গে এবং বাইরের পৃথিবীর সঙ্গে সম্পর্কের শুভ সূচনা করে, কারণ এগুলি লালন-পালনের জন্য, বেঁচে থাকার জন্য প্রয়োজন। সকলের সঙ্গে সুসম্পর্ক ভবিষ্যতে মানসিক চাপের পূর্বাভাষ দিতে সক্ষম হয়। অন্য অবস্থা থেকে যে সব মানসিক চাপ সৃষ্টি হয়, তার বিরুদ্ধে একটা আবেগপূর্ণ আশ্রয়স্থল তৈরী করে। মনের শান্তি অনেক বেশি অর্থবহ এবং সতৃপ্ত জীবন এনে দেয়।

সপ্তম অধ্যায়

একটি জীবন ধারণ প্রণালী যার নাম *“যোগ”*

Yoga as Lifestyle (জীবন ধারণ প্রণালী হিসাবে যোগ)

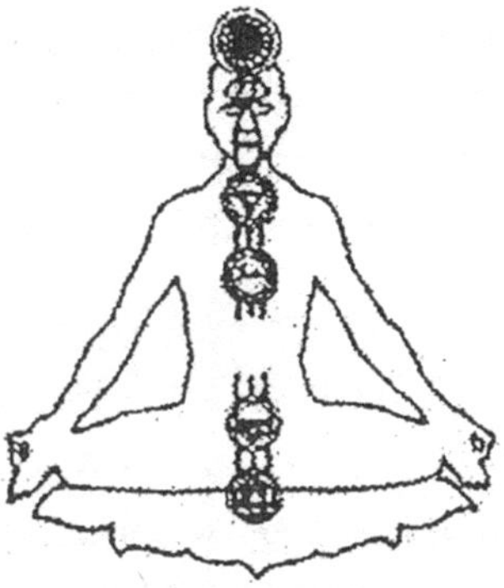

মহাচেতনার অবস্হা

যোগ নামক সম্পূর্ণ জীবন দর্শনের চাবিকাঠি হচ্ছে *“ধ্যান”*। এই *“যোগ”*-য়ের বর্ণনা আছে প্রাচীন ভারতীয় ধর্মপুস্তকগুলিতে এবং বহুল ভাবে অনুশীলন ও অনুসৃত হয়েছে ঋষি ও পন্ডিতদের দ্বারা। এই ধরণের জীবনের পথ প্রাচীন ঋষি ও পন্ডিতদেরকে সুস্বাস্থ্যের সর্বোচ্চ শিখর যে কেবল প্রদান করেছে তাই নয়, সেই সঙ্গে দিয়েছে মানসিক চাপশূণ্য, সামঞ্জস্যপূর্ণ এক তেজস্বী মনের পরিকাঠামো। মানুষের মনকে বুঝবার তাঁদের বিরাট ক্ষমতা ছিল এবং যাদের সঙ্গে দেখা হত, তাদের চিন্তাধারা এই পন্ডিত ব্যক্তিরা এবং ঋষিরা অতি সহজে বিশ্লেষণ করতে পারতেন। এই সব ঋষিরা শহর-গ্রাম ছাড়িয়ে লতা-গুল্ম পরিবৃত প্রকৃতির কোলে ছোট্ট কুঁড়ে ঘরে বাস করতেন। ঋষিদের অভিজ্ঞতা ও জ্ঞান থেকে উপকৃত হওয়ার জন্য সাধারণ

মানুষ এদের কাছে যেত। জনগন তাদের শিশুদেরকে এঁদের কাছে শিক্ষা লাভের জন্য পাঠাত।

যে *"যোগ"* জীবনধারা তাঁরা সমর্থন করতেন এবং অনুসরন করতেন, আজ আমরা আদর্শগত দিক দিয়ে সেগুলো অনুসরন করতে পারি। তাদের প্রতিদিনের অত্যাবশ্যকীয় শিক্ষার মধ্যে ছিল অতি প্রত্যুষে শয্যাত্যাগ করা এবং নিয়মিত ধ্যান ও যোগাভ্যাস করা। তারা অতি উচ্চ স্তরের নৈতিক জীবন যাপন করতেন এবং সাত্ত্বিক আহার করতেন *(প্রচুর তন্তুযুক্ত নিরামিষ খাদ্য অর্থাৎ সব্জী - রান্না করা বা কাঁচা)*। নিয়মিত প্রার্থনা এবং বিজ্ঞানসম্মতভাবে শ্বাস-প্রশ্বাস গ্রহণ ও ত্যাগ তাঁদের সাহায্য করেছিল সর্বোত্তম দৈহিক ও মানসিক অবস্থায় থাকতে। তা?রা মনের উপর বিরাট নিয়ন্ত্রণ ক্ষমতা রাখতেন এবং প্রশান্ত রাখতে পারতেন। এটা বিশ্বাস করা হয় যে, তাঁরা প্রায় দুশো বছর বাঁচতেন। প্রায় একটা শাশ্বত দীর্ঘ জীবন, যার মধ্যে কোন পীড়া বা রোগের কথা নাই। ধন্য এই মানসিক ও শারীরিক শিক্ষা।

আমাদের জীবনে *"যোগ"* জীবন ধারণ প্রণালীর মূল বিষয়গুলোকে সন্নিবেশিত করা খুবই গুরুত্বপূর্ণ। যেহেতু বর্তমান জীবনের গতি ও জটিলতা আমাদেরকে সদাই বিভিন্ন মানসিক চাপের শিকার বা আঘাতযোগ্য বস্তুতে পরিনত করছে। যেহেতু মানুষ সুস্থতর জীবন ধারণ প্রণালীর গুরুত্ব ও প্রয়োজন প্রতিনিয়ত অনুভব করছে, সেহেতু *"যোগ"*-নির্ভর জীবন ধারণ প্রণালী উত্তরোত্তর জনপ্রিয়তা অর্জন করছে। ধ্যানের বিভিন্ন শ্রেণী ও অংশ আছে, যেগুলো পরবর্তী অংশগুলোতে আলোচিত হয়েছে। অত্যাবশ্যকীয় বিষয় হচ্ছে কঠোর-দৃঢ় মানসিকতা ও স্বাস্থ্যকর দেহ রক্ষার প্রধান নীতিগুলোকে চেনা। জীবনের লড়াইয়ের সম্মুখীন হওয়া এবং ন্যুনতম মানসিক চাপ সহকারে বা চাপশূণ্য ভাবে শান্তিপূর্ণ জীবন যাপন করাই আমাদের উদ্দেশ্য।

Meditation and Yoga : The Historical Background: (ধ্যান ও যোগ: ঐতিহাসিক প্রেক্ষাপট)

"যোগ" এবং *"ধ্যান"* - এ দুটি ভারতীয় সংস্কৃতির প্রাচীন ধর্মগ্রন্থগুলোতে যা বর্ণিত আছে, সেই অনুসারে প্রায় ৩০০০ খৃষ্টপূর্বাব্দে তৈরী হয়েছিল। এই প্রাচীন ধর্মগ্রন্থ হচ্ছে *"বেদ"*গুলো, যা রচিত হয়েছিল খৃষ্ট জন্মের ২৫০০ বছর আগে।

ধ্যান ও যোগের অঙ্গবিন্যাস বিশদ ভাবে বর্ণিত আছে *"ঋকবেদে"*, যা চারটি বেদের মধ্যে সব চেয়ে প্রাচীন। যোগ এবং ধ্যানের অঙ্গবিন্যাস সম্বন্ধে প্রস্তর চিত্র এবং প্রস্তর খোদাই পাওয়া গেছে হরপ্পা ও মহেঞ্জোদরো

শহরের খনন কার্য পরিচালনার সময়। এই হরপ্পা সভ্যতা সিন্ধু সভ্যতা নামেও পরিচিত, যা ৩৫০০ খৃষ্টপূর্বাব্দে সিন্ধু প্রদেশে বর্তমান ছিল। ব্যাখ্যাকার বা প্রকৃত পক্ষে যিনি যোগ ও ধ্যান সম্বন্ধে পূর্নাঙ্গ ব্যাখ্যা দিয়েছিলেন মানুষের সুখ ও স্বাস্থের জন্য, তিনি হচ্ছেন ঋষি পতঞ্জলী এবং এই ঋষি ছিলেন খৃষ্ট জন্মের ৩০০ বছর আগে। এর লেখাগুলো বর্তমানে *"পতঞ্জলী যোগ সূত্র"* নামে পাওয়া যায়। এটা বিশ্বাস করা হয় যে, এই সময়ে প্রাচীন *"যোগ-ধ্যান"*-য়ের বিজ্ঞান যথাযোগ্য জনপ্রিয়তা লাভ করে। রাজা-মহারাজারা এই সব মুনি-ঋষিদেরকে সাদর সম্ভাসন ও সম্মান করতেন। এঁদের কাছ থেকে যোগাভ্যাসের দ্বারা সুস্বাস্থ্যের গোপন রহস্য শিক্ষা করতেন।

বর্তমান যুগের *"যোগ"* বিদ্যার বিশেষজ্ঞদের মতে ঋষি পতঞ্জলী হচ্ছেন *"যোগ"* শাস্ত্রের জনক। তিনি *"যোগ"* শাস্ত্র বা বিদ্যাকে স্পষ্ট আটটি পদক্ষেপে বা স্তরে বিভক্ত করেন এবং প্রত্যেকটি পদক্ষেপের সম্পূর্ণ পৃথক-পৃথক কাজ ব্যাখ্যা করেন। তাঁর শিক্ষার অনাদৃত অংশে ও অকাট্য সুযুক্তিপূর্ণ এবং তাদেরও নির্ভরযোগ্য বৈজ্ঞানিক ভিত্ আছে, যা বর্তমান চিকিৎসা বিজ্ঞান দ্বারা সমর্থিত। *"যম" (Yama = Principle of restraint)* অর্থাৎ সংযত হওয়ার নীতি সম্পর্কে তাঁর ব্যাখ্যা ; *"নিয়ম" (Niyama = observations of Discipline)* অর্থাৎ শিক্ষা-অনুষ্ঠানাদি পালন করা, *"প্রত্যাহার" (Pratyahara = control over senses)* অর্থাৎ ইন্দ্রিয়ানুভূতিকে নিয়ন্ত্রণে রাখা - এগুলি হচ্ছে তাঁর বিখ্যাত পদ্ধতি মানসিক চাপকে বুঝতে পারা এবং নিয়ন্ত্রিত করার বিষয়ে। বর্তমানের জনপ্রিয় বেশীর ভাগ *"যোগ"* শিক্ষার কেন্দ্র তাদের শিক্ষা-কৌশলগুলোকে প্রয়োগ করার জন্য পতঞ্জলী কৌশলগুলোকে প্রথমে ব্যবহার করে।

বিখ্যাত ব্যক্তিদের মধ্যে এবং পন্ডিত ব্যক্তিদের মধ্যে কয়েকজন, যাঁরা এই *"যোগ বিদ্যা ও ধ্যান"* সম্বন্ধে ব্যাখ্যা দিয়েছেন, শিক্ষা দিয়েছেন এবং বিষয়টিকে উন্নত করেছেন, তাঁরা হলেন চরক ঋষি *(৫০০ খৃ: পূ:)*, ভগবান মহাবীর *(৬০০ খৃ: পূ:)* – জৈন ধর্মের প্রবর্তক, গৌতম বুদ্ধ *(৬০০ খৃ: পূ:)* – বৌদ্ধ ধর্মের প্রবর্তক। প্রাচীন ধর্মগ্রন্থগুলোর মধ্যে উপনিষদগুলো *(১২০০ থেকে ৮০০ খৃ: পূ:)*, *"পুরাণ"* গুলো *(৬০০ থেকে ৩০০ খৃ:পূ:)* *"যোগের"* বৈজ্ঞানিক সত্যের বর্ণনা দেয়। ভারতীয় প্রাকৃতিক ওষুধের বিজ্ঞান - যার নাম *"আয়ুর্বেদ"*, তার সঙ্গে *"যোগ"* সংস্কৃতির যথেষ্ট সাদৃশ্য আছে, কারণ উভয়ের উৎস এক ও অভিন্ন।

The cause of Loss of Popularity of Yoga and Meditation in the past : অতীতে *"যোগ"* এবং *"ধ্যান"*-য়ের জনপ্রিয়তা হ্রাসের কারণ কি?

"যোগ-ধ্যান" ছিল এবং আছে, সম্ভবপর সুস্বাস্থ্য রক্ষার ফলপ্রসূ এবং বাস্তবসম্মত বিজ্ঞানভিত্তিক উপায় হিসাবে। ঘটনা হচ্ছে বর্তমান যুগে যোগাভ্যাসের জনপ্রিয়তা না থাকাটাই আকাঙ্খিত সত্য। এ্যালোপ্যাথি অথবা বর্তমান চিকিৎসা বিজ্ঞান এমন কি ভারতেও যথেষ্ট জনপ্রিয়, যদিও ভারত যোগবিদ্যার আবিষ্কারক। দেখা যাক, কেন এই যোগ সাধনার বিজ্ঞান আজ থেকে ২০০০ বছর আগের জনপ্রিয়তা এখন উপভোগ করছে না।

এই জনপ্রিয়তা হ্রাস হওয়ার অন্যতম প্রধান কারণ হচ্ছে বহি:শত্রুদের বারংবার ভারত আক্রমণ, বিদেশী কৃষ্টি-সংস্কৃতিকে বলপূর্বক চাপিয়ে দেওয়া; এবং দেশী শাসক ও রাজন্যবর্গের সমর্থনের অভাব। গ্রীক বীর আলেকজান্ডারের ভারত আক্রমণ *(৩২৭ খৃ: পূ:)* থেকে আরম্ভ করে বার-বার বহি:শত্রুদ্বারা আক্রান্ত হয়েছে আমাদের দেশ। যেমন - তৈমুর লং, লোধী সুলতানরা, তুঘলক সুলতানরা, বাবর এবং অনুরূপ আরও অনেকে। প্রায় ৫০০ খৃষ্টাব্দ পর্যন্ত যোগ বিদ্যা অনুশীলণ চরম আঘাত প্রাপ্ত হয়েছে, যেহেতু এই সময়ে বিদেশী আক্রমণকারীরা ধর্মস্থান ও ধর্মপুস্তকগুলো পুড়িয়ে ফেলে; *"গুরুকুল" (অর্থাৎ যে শিক্ষাকেন্দ্রে ছাত্ররা গুরুর কাছে যোগ বিদ্যা অধ্যয়ণ করত)*-গুলোকে ধ্বংস করে ; উপরন্তু স্থানীয় সমর্থনও এই বিদেশীদের চাপে প্রত্যাহৃত হয়। এক সময়ে মুঘল শাসনকালে সাময়িক ভাবে রাজনৈতিক স্হিতাবস্থা এসেছিল এবং যোগ সাধনার পুনরুত্থানের একটা সম্ভাবনা দেখা দিয়েছিল। কিন্তু ঐ সময়ে ভারত একটা বহুধা বিভক্ত জাতি ছিল - ঐ সময়ে ভারত বহু ছোট-ছোট রাজ্য ও প্রদেশে বিভক্ত ছিল এবং ছোট-ছোট রাজ্যগুলো নিজেদের মধ্যে প্রতিনিয়ত যুদ্ধে ব্যস্ত থাকত। যোগীরা, সাধুরা এবং গুরুরা এ সময়ে যোগ বিদ্যার উন্নতি ঘটাতে পারেননি, কারণ দেশীয় রাজন্যবর্গের সরকারী নীতিতে প্রতিরক্ষা ও যুদ্ধ বিষয়ে শিক্ষার উপর সর্বাধিক গুরুত্ব প্রদান করা হত। এই বিজ্ঞান *(যোগ বিদ্যা)* বিদেশে প্রসার লাভ করেনি, কারণ ভারতীয়রা কখনো পর্যটক হিসাবে কিংবা সওদাগর বা বহি:আক্রমণকারী হিসাবে পরিচিতি লাভ করেনি।

১৫০০ খৃষ্টাব্দের কাছাকাছি সময়ে বিদেশী বণিকরা, বিশেষত: ইংরাজ প্রতিনিধিরা ভারতে আসতে শুরু করে। এরা বর্তমান চিকিৎসা বিদ্যায় *(এ্যালোপ্যাথি)* অধিত ছিল এবং এ্যালোপ্যাথি ঔষধ ও শল্য বিদ্যাকে উন্নত করে। কালক্রমে ঐ বিদ্যা আজকের রীতি হয়ে দাঁড়িয়েছে। ঐ চিকিৎসা বিদ্যার রীতির উপর নির্ভরশীল হাসপাতাল এবং কলেজ স্থাপিত

হয়েছে। বর্তমান চিকিৎসা বিজ্ঞানের বড় সুবিধা হচ্ছে এর অনুশীলণ সুসংগঠিত উপায়ে বিস্তার লাভ, উন্নততর বৈজ্ঞানিক গবেষণা, এই পেশার সঙ্গে যুক্ত ব্যক্তিদের ক্রমবর্দ্ধমান সংখ্যার পরিকাঠামো। এই যুগে যোগ বিজ্ঞান ছিল সুপ্ত অবস্থায় এবং কতিপয় ব্যক্তি এই বিজ্ঞানের সাধনা করতেন।

Rise in the popularity of Yoga Meditation again : যোগ সাধনার জনপ্রিয়তার পুনঃ অভ্যুত্থানঃ

বর্তমান এ্যালোপ্যাথি চিকিৎসা বিজ্ঞান বুঝতে পারে এবং বিশ্লেষণ করতে পারে দেহের কাজ, ব্যাখ্যা করতে পারে অঙ্গ-প্রত্যঙ্গ এবং তাদের রোগ নির্ণয় বিদ্যা, বুঝতে এবং বিশ্লেষণ করে দেখাতে পারে বিভিন্ন রোগের জীবাণু ও সংক্রামক রোগের *"ভায়রাস" (Virus)*-গুলোকে। ফলে নতুন ওষুধ, জটিল শল্য চিকিৎসা এই বিজ্ঞানের বিশাল উন্নতি সাধিত করেছে। চিকিৎসা বিজ্ঞান অনেক গভীরে প্রবেশ করে অনেক উন্নত ধরণের যন্ত্র ব্যবহার করে *"হারমোন" (Hormones)*-গুলোর রাসায়নিক গঠন ও বিপাকীয় কাজ বিশ্লেষণ করে অত্যাশ্চার্য ফল প্রকাশ করেছে। কিন্তু যেখানে এই বিজ্ঞান খুবই অল্প সাফল্য লাভ করেছে, তা হচ্ছে *"ব্রেন"*-য়ের কলা কৌশল বোঝার ক্ষমতার ক্ষেত্রে এবং মানসিক চাপ সৃষ্টি হওয়ার ক্ষেত্রে। বর্তমান বিজ্ঞান যথেষ্ট সূক্ষ্ম যন্ত্রপাতির সাহায্যে ও মানসিক চাপের পরিমান নির্দ্ধারন করতে পারে না।

যেহেতু বর্তমান চিকিৎসা বিজ্ঞানের ভান্ডারে *"ব্রেন"* সম্পর্কে যথেষ্ট তথ্য নেই, সেহেতু মানসিক চাপজনিত সমস্যা ও রোগগুলোর কোন সমাধান বা প্রতিকার দিতে পারে না। এমনকি *"ব্রেন"*-কে কি ভাবে স্বাস্থ্যকর অবস্থায় রাখা যায়, সে পথও ঠিক-ঠিকভাবে দেখাতে ব্যর্থ। তাঁদের *(চিকিৎসকদের)* প্রচেষ্টা কেন্দ্রীভূত হয় মানসিক চাপ সৃষ্টিকারী *"হারমোন"*-য়ের প্রতিক্রিয়াকে কি ভাবে প্রতিরোধ করা যায়, তাঁরা ওষুধ উৎপাদন করেন দেহের স্বাভাবিক কাজকে চালু রাখার জন্য, কিন্তু মানসিক চাপ তার প্রতিক্রিয়া করে চলে। *"সাইকোসোমাটিক" (Psychosomatic)* অসুখগুলো অর্থাৎ মানসিক কারনে দৈহিক বিকৃতির ঘটিত রোগ বাড়তে থাকে, যেহেতু ঐসব রোগের কারণ নির্ণয় করা হয় না এবং প্রতিরোধ ব্যবস্থা গ্রহণ করা যায় না।

বেশীর ভাগ প্রচেষ্টার বাইরে থেকে যায় দেহের প্রধান এবং কেন্দ্রীয় অঙ্গটি - মন ও *"ইমোশন্যাল কর্টেক্স" (Emotional cortex)*। চিকিৎকরা সব চেয়ে বেশী করে যা নির্দ্দেশিকায় তালিকাবদ্ধ করতে পারেন, তা হচ্ছে অধিক পরিমাণে ঘুমের ট্যাবলেট দেওয়া, উত্তেজনা ও হতোদ্যম হ্রাস করার ওষুধ দেওয়া। *"এ্যান্টাসিড" (Antacid)* ওষুধ দেওয়া পাকস্থলীতে অম্ল রসকে অকার্য্যকর

করার জন্য; রক্তচাপ কমানোর জন্য রক্তচাপ হ্রাসকারী ওষুধ দিয়ে থাকেন। এগুলো হচ্ছে লক্ষণ অনুসারে চিকিৎসা করা। উপরন্তু এই সব ওষুধের পার্শ্ব প্রতিক্রিয়াও আছে, এই সঙ্গে শল্য চিকিৎসার দ্বারা নিরাময়ের উপায়ও ব্যর্থ। কারণ এতে সাময়িক আরাম হয় ঠিকই, কিন্তু মানসিক চাপজনিত অসুখগুলোর মূল কারণ অধরা থাকে।

"এ্যালোপ্যাথি" চিকিৎসার সীমাবদ্ধতা অনুভব করে এবং পার্শ্ব প্রতিক্রিয়া সম্বন্ধে ক্রমবর্দ্ধমান সচেতনতা আসায় মানুষ এখন বিকল্প আরোগ্য পদ্ধতি খুঁজছে। এই অন্বেষন-আন্দোলন পাশ্চাত্য সমাজ ব্যবস্থার দেশগুলোতেও বেশ জোরালো। কারণ সেখানে মানুষের মানসিক গঠন অনেক বেশী বিজ্ঞানসম্মত পথে এই অন্বেষনের প্রতি আকৃষ্ট। বিগত কয়েক দশকে অসুস্থ স্বাস্থ্যের পরিচর্যায় প্রাচীন *"যোগাভ্যাস"* ও *"ধ্যান"*-তে বিশ্বাসী মানুষের সংখ্যা বেড়েছে। আধুনিক চিকিৎসা বিজ্ঞান *"যোগবিদ্যা"* ও *"ধ্যান"* সম্পর্কে অনেক গভীর ভাবে অধ্যয়ণ করছে। যার ফলে ক্রমে-ক্রমে অনেক বাস্তব তথ্য প্রকাশিত হচ্ছে, যাতে মানুষের দেহ-মনের উপর *"যোগ"*-য়ের সুফল প্রমাণিত হচ্ছে। এই বৈজ্ঞানিক অনুমোদন *"যোগ বিদ্যা"*-কে অনেক বেশী গ্রহণযোগ্য ও জনপ্রিয় করে তুলছে সারা পৃথিবীতে।

The eight steps process of Yoga Meditation : যোগ সাধনার আটটি স্তরঃ

ধ্যান হচ্ছে একটা বড় ধরণের মানসিক চাপ হ্রাসকারী পদ্ধতি এবং অনেকগুলি রূপ বা আকার আছে, যা কালক্রমে বিভিন্ন পন্ডিত ব্যক্তিদের দ্বারা জনপরিচিতি ও জনপ্রিয়তা লাভ করেছে। *"ধ্যান"* হচ্ছে যোগ বিদ্যার আটটি ভাগের মধ্যে একটি। যোগ হচ্ছে জীবন ধারণের প্রাচীনতম বিজ্ঞান - এটা

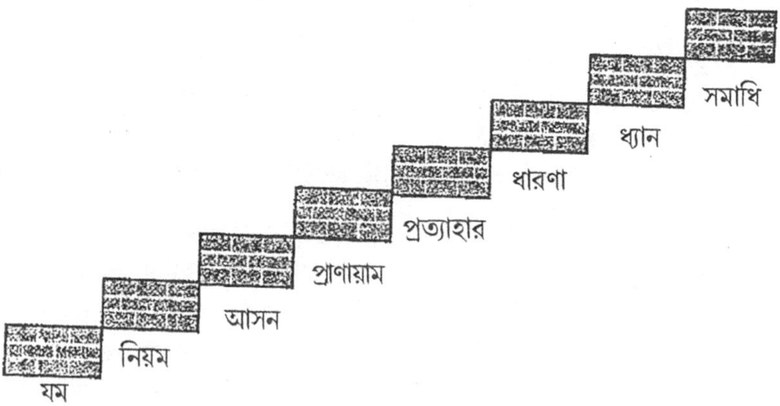

ভারতে প্রসার লাভ করেছিল ৩০০০ বছর আগে এবং পরবর্তী ২০০০ বছর ধরে বিস্তার লাভ করেছিল সুস্থ দেহ-মনের ভিত্তি প্রস্তর হিসাবে। আজকের দিনে *"যোগ"* এক বিশ্বজনীন মতবাদ হিসাবে গৃহীত এবং একে দেখা হয় একটা মানসিক চাপশূণ্য জীবনের পথ হিসাবে, স্বাস্থ্যকর ও শান্তিপূর্ণ মনের পাথেয় হিসাবে। *"ধ্যান"* ছাড়াও যোগবিদ্যা কিছু-কিছু নিয়ম-নীতি শিক্ষা দেয় দৈনন্দিন জীবনে মেনে চলার জন্য। কিছু বিশেষ ভাবে নিয়ন্ত্রিত অঙ্গ বিন্যাস এবং বিশেষ প্রক্রিয়াযুক্ত শ্বাস-প্রঃশ্বাস কৌশলও শিক্ষা দেয়।

৩০০ খৃ: পূ: জ্ঞানী ঋষি পতঞ্জলী যোগ বিদ্যাকে একটা পূর্ণাঙ্গ বিজ্ঞানের রূপ দিয়েছিলেন। পতঞ্জলীকে সেজন্য যোগ বিদ্যার জনক বলা হয়। তাঁর দেওয়া অত্যাবশ্যক নীতিগুলো সামান্য পরিমার্জিত করে আজও অনুসৃত হয়। তিনি যোগ বিদ্যাকে আটটা স্তরে বিভক্ত করেছিলেন, যার একত্রিত পরিপূর্ণ রূপকে বলা হয় *"অষ্টাঙ্গ যোগ"*।

যোগের যে আটটা স্তরকে পতঞ্জলী জীবনের পথ হিসাবে বিশদ ভাবে ব্যাখ্যা করেছেন, তা এখানে সংক্ষেপে আলোচিত হল।

১) **যম** :- *"যোগ"* ভিত্তিক জীবন যাপন করতে হলে কতকগুলো নিয়ম-নীতি মেনে চলতে হয়, যেগুলো সম্বরন ও নিয়ন্ত্রণের ক্ষেত্রে বিশেষ প্রযোজ্য। এগুলোর মধ্যে আছে অহিংসা, সত্য ও কৌমার্য। *"যম"* অবশ্য চুরি করা এবং মুনাফার জন্য জমিয়ে রাখাকে নীতিবিরূদ্ধ বলে ঘোষণা করে। সংক্ষেপে বলা যায় এই নিয়ম-শৃঙ্খলাগুলো শান্তিপূর্ণ, আকাঙ্খাশূন্য জীবনের ভিত্তি।

২) **নিয়ম** :- যাঁরা যোগ সাধনা অনুশীলণ করেন, তাঁদের একান্তভাবে মেনে চলার এই নিয়ম-শৃঙ্খলাগুলোর উদ্দেশ্য হল পবিত্রতা, পরিচ্ছন্নতা, আত্মতুষ্টি, হাতে কলমে শেখা এবং সর্বশক্তিমানের কাছে ব্যক্তিগত অহং এবং ভক্তি সমর্পন করা।

৩) **আসন** :- যোগভিত্তিক অঙ্গ বিন্যাস বা অঙ্গভঙ্গী দেহ-মনের নমনীয়তা, শক্তি ও একাগ্রতার জন্য প্রয়োজনীয়। এই অঙ্গ বিন্যাস দেহ-মনের বিশ্রাম সৃষ্টির জন্য কৌশল এবং ব্যয়ামের সমন্বয়। প্রাথমিক ভাবে এর প্রয়োজন উচ্চ স্তরের মানসিক একাগ্রতা লাভের জন্য।

৪) **প্রাণায়াম** :- এটা একটা পদ্ধতি, যার দ্বারা শ্বাস-প্রঃশ্বাসকে নিয়ন্ত্রিত করা হয়। প্রাণায়াম সেই পদ্ধতি ব্যাখ্যা করে, যার দ্বারা শ্বাস-প্রঃশ্বাসকে কাম্য অবস্থায় এনে দেহের হৃৎপিন্ড ও সংলগ্ন রক্তবাহগুলোকে অধিকতর ভালো রাখা যায়। বিজ্ঞানসম্মত ভাবে দেখলে দেখা যায়, প্রাণায়াম অক্সিজেনের এবং রক্তের গতিকে স্বাভাবিক করে শরীরের বিভিন্ন অঙ্গকে,

বিশেষত: *"ব্রেন"*-কে সচল ও সবল রাখতে সাহায্য করে। দেহের রক্তবাহগুলির মধ্যে শক্তি সঞ্চারের মাধ্যমে এই ধরণের পরিশ্রুত করার ব্যবস্থা অনেক বেশি সচেতনতা ও একাগ্রতা তৈরী করে।

৫) **প্রত্যাহার** :- ইন্দ্রিয়গুলোকে নিয়ন্ত্রণের মাধ্যমে সাধারণ উপলব্ধি থেকেও অনেক বেশী গভীরে একজন যেতে পারেন। এমন কি আরও গভীর চৈতন্যে পৌঁছে যেতে পারেন। এই ইন্দ্রিয় নিয়ন্ত্রণের মাধ্যমে একজন যোগ অনুশীলণকারী ক্ষুধাকেও জয় করতে পারেন।

৬) **ধারণা** :- এই পদ্ধতি হচ্ছে কোন একটি বিন্দুতে মনকে নিবদ্ধ করে একাগ্রতা আনয়ন করা। এই একাগ্রতা কাজের দ্বারা একজন অনুশীলণকারী তাঁর অন্তর্জগতের সমস্ত উপদ্রবকে দূরে সরিয়ে মনকে একটা বিশেষ বিন্দুতে নিবিষ্ট করতে সমর্থ হন। এই সব কেন্দ্রের সমর্থক কয়েকটা বিষয়বস্তু নিম্নে দেওয়া হল।

৭) **ধ্যান** :- এই এক বিন্দুকেন্দ্রিক একাগ্রতার দ্বারা যে কোন ব্যক্তি ধ্যানাবস্থায় বিশেষ আধ্যাত্মিক স্তরে পৌঁছতে পারেন।

৮) **সমাধি** :- দৈহিক ক্রিয়া এবং মনকে সম্পূর্ণ নিয়ন্ত্রণে আনার পর এবং সর্বোত্তম জ্ঞান লাভের পর অমরত্বের স্তর লাভ করা যায়। এই অবস্থায় নিজেকে অনুভব করা যায় এবং অতি চৈতন্য লাভ হয়।

উপরোক্ত পদক্ষেপগুলো খুব সহজ ভাবেই ব্যাখ্যা করা হয়েছে এবং যা অত্যাবশ্যকীয়, তা হচ্ছে অনুশীলণকারীর ইচ্ছা ও মানসিক প্রস্তুতি এই স্তরগুলোর মধ্য দিয়ে যাওয়া। এক্ষেত্রে *"গুরু"*-র ভূমিকা খুবই গুরুত্বপূর্ণ। কারণ গুরুর অভিজ্ঞতা ও দিব্য জ্ঞান শিষ্যের অনুভূতি ও অভিজ্ঞতাকে সাহায্য করতে পারে এই সাধন পদ্ধতিতে এগিয়ে যাওয়ার জন্য।

অষ্টম অধ্যায়

ধ্যানের পদ্ধতি
The process of Meditation :
Different Kinds of Meditation :
(ধ্যানের শ্রেণী বিন্যাস)

মানসিক চাপ হ্রাস করার বিষয়ে *"ধ্যান"* হচ্ছে এক উপকারী পদ্ধতি ও সুন্দর পথ। দিনে-দিনে বেশী সংখ্যায় মানুষ *"ধ্যান"*-কে গ্রহণ করছেন এবং এটিকে তাঁদের দৈনন্দিন কার্যসূচীতে গ্রহণ করছেন স্বাস্থ্যকর জীবন পাওয়ার জন্য। সারা পৃথিবী জুড়ে নানা ধরণের *"ধ্যান"* অনুশীলণ করা হয় এবং এর জন্য বিভিন্ন ধরণের ব্যাখ্যা দেওয়া হয়। একজন সাধারন মানুষ, যিনি এই দেহ-মনের বিশ্রাম পেতে চান, তিনি প্রায়ই এই বহুবিধ পদ্ধতির মধ্যে অভিষ্ট পথটি বেছে নিতে বিভ্রান্ত হন। তাদের সব গুলিই ভালো এবং সম্ভবত সব কটি পথই একই সুন্দর অনুভূতির দিকে এগিয়ে নিয়ে যায়। তবে এদের মধ্যে কোন্‌টি শ্রেষ্ঠ? এই বৈচিত্র্যের মধ্যে সাধারণ জ্ঞান হচ্ছে শেষ প্রাপ্তিই উপকারী এবং বিবেচ্য। ফলশ্রুতি নির্ভর করে শিষ্যের দৃঢ় ইচ্ছা এবং গুরুর জ্ঞান।

কয়েকটি সুপরিচিত *"ধ্যান"*-য়ের শ্রেণী নিম্নে দেওয়া হল :

1. Transcendental Meditation : অতিন্দ্রিয় ধ্যান
2. Vipassana Meditation : বিপাসনা ধ্যান
3. Kundalini Meditation : কুন্ডলিনী ধ্যান
4. Brahmakumaris Meditation : ব্রম্ভকুমারীদের ধ্যান

5.	Preksha Meditation	:	প্রেক্ষা ধ্যান
6.	Yoga Nidra	:	যোগ নিদ্রা
7.	Ananda Marg Meditation	:	আনন্দমার্গ ধ্যান পদ্ধতি
8.	Meherbaba Meditation	:	মেহের বাবা ধ্যান পদ্ধতি
9.	Zen Meditation	:	জেন ধ্যান পদ্ধতি
10.	Tibetian Meditation	:	তিব্বতি ধ্যান পদ্ধতি
11.	Sahaja Yoga	:	সহজ যোগ
12.	Turiya Meditation	:	তূরীয় ধ্যান পদ্ধতি
13.	Osha Meditation	:	ওশো ধ্যান পদ্ধতি
14.	Viswas Meditation	:	বিশ্বাস ধ্যান পদ্ধতি
15.	Art of Living	:	বেঁচে থাকার কলা কৌশল

বেশীর ভাগ যোগ-ধ্যানের কলা-কৌশল যে কোন একজন গুরুর দ্বারা গ্রথিত ও রচিত। এই গুরু হচ্ছেন একজন ধর্মীয় নেতা। এই পদ্ধতিগুলোর মধ্যে বৈচিত্র্য বা পার্থক্য তৈরী হয়েছে একক গুরুর বা একক সমধর্মী দার্শনিক গোষ্ঠীর মতপার্থকের জন্য। মহাঋষি মহেশ যোগী *"অতিন্দ্রিয় ধ্যান পদ্ধতি"*-র প্রবর্তক। বৌদ্ধ ধর্মাবলম্বীদের ধ্যান পদ্ধতিতে *"বিপাসনা"* ধ্যানের উৎস পাওয়া যায়। মাতা দেবী নির্মলা দেবী প্রবর্তিত পদ্ধতির নাম *"সহজ যোগ"*। ব্রহ্মকুমারী শ্রেণী তাঁদের নিজেদের বৈশিষ্ট্যপূর্ণ পদ্ধতি প্রচার করেন। আরও অনেক ধ্যান পদ্ধতি আছে, যাদেরকে অন্তর্ভুক্ত করলে ঐ সংখ্যা একশো ছাড়িয়ে যাবে।

যদি আমরা তাৎপর্যপূর্ণ ভাবে দেখি, তাহলে দেখব সব শ্রেণীর ধ্যান পদ্ধতিতে কতকগুলো সাধারণ বৈশিষ্ট্য বা অংশ আছে এবং তাদের ফলাফল বা পরিণতি একই। আমেরিকার অন্তর্গত বোষ্টনের বিখ্যাত চিকিৎসা বিজ্ঞানী ড: এইচ্. বেনসন একটি ব্যাপক কর্মসূচী গ্রহণ করেছিলেন সমস্ত ধরণের *"ধ্যান"* পদ্ধতির উপর। তিনি আবিষ্কার করেছিলেন যে, সমস্ত ধ্যান পদ্ধতির গঠন আবশ্যিকভাবে এক ও অভিন্ন। তাদের অনুশীলণ ও ফলাফল একই ।

এখন আমরা অনুধাবন করব ধ্যানের প্রধান উপাদানগুলো, যা বিশেষভাবে বিবেচ্য হবে পাঠকের কাছে তাঁর পছন্দমত বেছে নেওয়ার জন্য।

All meditations have similar components: সব ধ্যানেই অনুরূপ উপাদান বা অংশ আছেঃ

"ধ্যান" বহু নাম ও কলা-কৌশল দ্বারা পরিচিত। কিন্তু এটি কাজ করে একই ধরনের অত্যাবশ্যকীয় নীতির উপর নির্ভর করে। বিভিন্ন ধরণের ধ্যান পদ্ধতি

পর্যালোচনা করে যা প্রকাশ পায়, তা হচ্ছে উদ্দিষ্ট ফল পাওয়ার জন্য প্রয়োজনীয় অংশগুলো সকলের মধ্যেই সাধারণ ভাবেই আছে। চারটি প্রধান উপকরণ এখানে সংক্ষেপে বর্ণনা করা হল।

1. Quiet Environment: (শান্ত পরিবেশ):- বেশীর ভাগ *"ধ্যান"* অনুশীলণকারী ভক্তমন্ডলী *"ধ্যান"* পদ্ধতি সম্পূর্ন রূপায়নের জন্য শান্ত-নিঝুম পরিবেশ / স্থান পছন্দ করেন। একটা মন্দির বা ধ্যান / প্রার্থনা কক্ষ, যেখানে গোলমালের শব্দ এবং পথ বিচ্ছিন্নকামী উপাদান নেই, সেটা আদর্শ পরিবেশ সৃষ্টিতে সাহায্য করে। একাগ্রতা ভঙ্গকারী উপাদানগুলোকে আরও দূরে সরাতে চোখ বন্ধ করে দৃশ্যমান উপদ্রবগুলোকে আপনার মধ্যে আসা বন্ধ করুন।

2. Posture :- অঙ্গভঙ্গী বিন্যাস অঙ্গভঙ্গী বা অঙ্গ বিন্যাস একটা গুরুত্বপূর্ণ বিষয় এবং এটা আরামপ্রদ হওয়া বাঞ্ছনীয় এবং মেরুদন্ডকে সোজা রাখতে হবে। অনেকে *"ধ্যান"*-য়ের ছাত্রদেরকে দেহ সোজা রেখে শুয়ে পড়তে বলেন। পদ্মের মত অঙ্গ বিন্যাস বা পদ্মাসন এক্ষেত্রে আদর্শ অঙ্গভঙ্গী।

3. Passive Attitude : নির্লিপ্ত মনোভাব প্রত্যেকটি *"ধ্যান"*-য়ের ক্ষেত্রে বহিরাগত চিন্তা বা উপাদানগুলোকে মনের মধ্যে আসা বন্ধ করা। মনকে সম্পূর্ণ রূপে মুক্ত রাখতে হয়। যখনই চোখ দুটো বন্ধ করা হচ্ছে, সঙ্গে-সঙ্গে মন এখানে-ওখানে ঘুরে বেড়াতে আরম্ভ করে। একের-পর-এক চিন্তার ঢেউ মনের পর্দায় ভেসে ওঠে। এদের মধ্যে কিছু-কিছু পরস্পর সম্পর্ক যুক্ত, আবার কিছু-কিছু একের-পর-এক পৃথক-পৃথক চিন্তার স্তুপ। এগুলো ধ্যানে ব্যাঘাত ঘটায়। কারণ আমাদের মন একটা চিন্তা থেকে অন্য একটার দিকে দৌড়তে ব্যস্ত থাকে। এই বিভিন্ন ধরণের ধারণা বা তথ্য, যা ধ্যান করার সময় মনের মধ্যে আসে, তাদের সম্পর্কে নির্বিকার থাকা প্রয়োজন। যেহেতু মন সদাই কাজ করতে থাকে, সেহেতু এই নির্বিকার বা নির্লিপ্ত মনোভাব লাভ করা খুবই কষ্টকর। এইজন্য অনুশীলিত মনঃসংযোগ গুরুত্বপূর্ণ।

4. Theme of Meditation - ধ্যানের বিষয়বস্তু: মানসিক নির্লিপ্ততা আনতে গুরু / শিক্ষক উপদেশ দেন ধ্যানের একটি বিশেষ বিষয়বস্তুর উপর মনোনিবেশ করতে। উদ্দেশ্য হচ্ছে মনকে নিবিষ্ট রাখতে হবে কোন একটা বিষয়বস্তুর উপর, যার দ্বারা সারিবদ্ধ চিন্তার শৃঙ্খল মনের মধ্যে আসা বন্ধ হবে। সেই *"বিষয়বস্তুটা"* একটা *"মন্ত্র" (ছোট একটা বাক্য বা শব্দ গুরুর দ্বারা নির্দ্ধারিত)* হতে পারে কিংবা একটা প্রতিমূর্তি হতে পারে, শরীরের একটা অংশ বা নির্দেশিত বিশেষ কোন আকর্ষণ বিন্দুও হতে পারে। একবার যদি মন এই যে কোন একটা বিষয়বস্তুতে আবদ্ধ হয়, তখন কক্ষচ্যুতকারী ও প্রতিদ্বন্দ্বি চিন্তাগুলো থেকে মন মুক্ত হয়

এবং বিশ্রাম গ্রহণ করতে আরম্ভ করে। এটি *"ধ্যান"*-য়ের একটা অতি গুরুত্বপূর্ণ উপাদান, যা দেহ-মনকে উদ্দিষ্ট অবস্থায় আনে।

Themes of Meditation - ধ্যানের বিষয়বস্তু :

ধ্যানের পদ্ধতির উদ্দেশ্য হল অন্তর্জগতের প্রচেষ্টার মাধ্যমে একটা অত্যুচ্চ চৈতন্যে পৌঁছন। এজন্য ব্যক্তির সমস্ত চিন্তাগুলোকে একটা বিন্দুতে আবদ্ধ করা সমস্ত বিচ্ছিন্নকারী উপাদানগুলোকে দূরীভূত করার জন্য। এ ধরণের একাগ্রতা উন্নত মানসিক চৈতন্যের সৃষ্টি করে এবং এ ধরনের স্বচ্ছতা ও একাগ্রতা লাভ করতে হলে লক্ষ্য স্থির রেখে বিষয় বস্তুকে অনুসরণ করতে হয়।

কয়েকটা বিষয়বস্তু নিম্নে তালিকাবদ্ধ করা হল, যেগুলো গুরুর দ্বারা ব্যবহৃত হয় যোগ অনুশীলণকারীদের পথ নির্দেশের জন্য।

১। পার্থিব বিষয় বস্তু	:	কোন নির্দিষ্ট বিন্দু; ঈশ্বরের প্রতিমূর্তি
২। জলীয় বস্তু	:	নদী, হ্রদ, সমুদ্র
৩। শব্দজনিত বিষয়বস্তু	:	আক্ষরিক শব্দ, মন্ত্র, জপ, ভজন
৪। অগ্নিজনিত বিষয়বস্তু	:	ল্যাম্প, বাতি
৫। প্রকৃতিগত বিষয়বস্তু	:	নীল আকাশ, ঘন অরণ্য, সূর্য, চন্দ্র, তুষারাবৃত পর্বত শিখর, সমুদ্রের ঢেউ
৬। দৈহিক বিষয়বস্তু	:	শরীর, অঙ্গ-প্রত্যঙ্গ, শ্বাস-প্রঃশ্বাস
৭। মনঃস্তাত্ত্বিক কেন্দ্র	:	কুণ্ডলিনী
৮। রং	:	কমলা, সবুজ, সাদা
৯। চিন্তামূলক	:	অনুপ্রেক্ষা

Preparetion for Meditation : - *"ধ্যান"*-য়ের জন্য প্রস্তুতি

"ধ্যান"-য়ের মূল চারটি উপাদানের মধ্যে প্রধান হচ্ছে আদর্শ পরিবেশ... যেখানে বাইরের কোন উপদ্রব বা একাগ্রতা ভঙ্গকারী উপাদান আসবে না। *"ধ্যান"*-য়ের আরব্ধ ফল পেতে নিম্নলিখিত উপাদানগুলো যথাযথ ভাবে উপস্থিত আছে কি না, সে সম্পর্কে নিশ্চিত হওয়া প্রয়োজন।

1. Ventilation :- বায়ু চলাচল ব্যবস্থা : *"ধ্যান"*-য়ের প্রকৃষ্ট স্থান হচ্ছে প্রকৃতির কোলে কোন উন্মুক্ত স্থান *(যেখানে প্রভূত পরিমাণ মুক্ত বায়ু আছে)...* কিন্তু এই পরিবেশ পাওয়া কঠিন; কারণ কোথাও অতিরিক্ত ঠাণ্ডা, আবার

কোথাও আবহাওয়া অত্যধিক গরম, কোথাও অতি বৃষ্টি অথবা পোকা-মাকড়, মশা-মাছির উপদ্রব। এ ধরণের বিষয়গুলো বিরক্তিকর এবং পরিবেশকে সীমিত করে। একটা প্রভূত বায়ু চলাচল পথযুক্ত কক্ষ এই উদ্দেশ্যকে সফল করতে পারে, যদি কক্ষমধ্যেও বায়ু চলাচলের পথ থাকে।

2. Empty Stomach : শূণ্য পাকস্থলী : খালি পেটে ধ্যান অনুশীলণ করা আদর্শ উপায় / পদ্ধতি। যদিও খাদ্য গ্রহণ ও ধ্যান অনুশীলণের মধ্যে ৪ থেকে ৫ ঘণ্টা সময় অতিবাহিত হওয়া বাঞ্ছনীয়... তবু অন্ততঃ এক ঘণ্টা সময়ের ব্যবধান থাকাটা অত্যাবশ্যক। প্রত্যুষে প্রাতঃকৃত্যের পরই ধ্যানের প্রকৃষ্ট সময়।

3. Place : স্থান : ধ্যান প্রতি দিন একই প্রার্থনা কক্ষে করা উচিত। যদি এটা প্রতি দিন সদা-সর্বদা সম্ভব নয়। তবু এমন একটা কক্ষ অবশ্যই পেতে হবে, যা ধ্যান অনুশীলন কালে বিরক্তিকর উপাদানগুলো থেকে মুক্ত থাকে।

4. Mat for doing Meditation :- ধ্যান করার জন্য মাদুর / আসন : একটা নরম তলের উপর ধ্যান করা বাঞ্ছনীয়। কার্পেট পাতা মেঝে, একটা কম্বল অথবা একটা মাদুর, যা মেঝের উপর পাতা যায় -- এগুলো ধ্যানের পক্ষে আদর্শ আসন। এমনকি প্রয়োজন বোধে বিছানার চাদর ভাঁজ করা, একটা নরম *"ম্যাট্রেস্"* অথবা কম্বল এ কাজে ব্যবহার করা যায়।

5. Clothing : - পোশাক-পরিচ্ছদ : ধ্যানের জন্য ঢিলেঢালা আরামপ্রদ পোশাক থাকা বাঞ্ছনীয়।

6. Alcohol :- সুরা : নিয়মিত ধ্যান অনুশীলনকারীর উচিত সুরাপান সম্পূর্ণ বর্জন করা। তবে ধ্যানাভ্যাসের পূর্বে অন্ততঃ বারো ঘণ্টা সুরাপান থেকে বিরত থাকা প্রয়োজন।

7. Time : সময়ঃ ধ্যান অনুশীলন করা উচিত অতি প্রত্যুষে, যখন মন শান্ত থাকে, পরিবেশ নির্মল থাকে এবং উপদ্রবগুলো ন্যুনতম পরিমাণে থাকে। অন্যথায় যে কোন সময়কে ধ্যানাভ্যাসের সময় হিসাবে ব্যবহার করা যায়, যদি মন প্রস্তুত থাকে এবং উপযুক্ত স্থান যদি পাওয়া যায়।

আপনি যত বেশী ধ্যান করবেন, তত বেশী উদ্বেগমুক্ত হবেন। উচ্চ পর্যায়ের মানসিক চাপ নিবারন করতে সম্পূর্ণ উদ্বেগমুক্ত হতে হবে অথবা সাধনা করতে হবে *(ঐশ্বরিক ক্ষমতা লাভের প্রচেষ্টা)*। দিনে কয়েক ঘণ্টা সময় ধরে দু-তিন পর্যায়ে ধ্যান অভ্যাস করা যায়। যে সব মানুষের হাতে যথেষ্ট বেশী সময় থাকে, তাঁরা দিনে এক ঘণ্টা ধ্যান করতে পারেন। কিন্তু যাঁদের খুবই ব্যস্ততাময় কর্মজীবন, তাঁদের পক্ষে ১৫ থেকে ২০ মিনিট সময় আলাদা করে রাখা খুবই কষ্টকর। বিভিন্ন ব্যক্তির ক্ষেত্রে সময়ের পরিমাণ বিভিন্ন হতে পারে। কিন্তু একটা নিয়ম-শৃঙ্খলা

অবশ্যই রক্ষা করতে হবে, প্রত্যেককে চেষ্টা করতে হবে কত বেশী সময় এই কাজে নিয়োগ করতে চান বা পারেন। খুব তাড়াতাড়ি বা দ্রুত গতিতে ধ্যান সম্পন্ন করলে ধ্যানের উদ্দেশ্যটাই ব্যর্থ হবে এবং এটা সময় নষ্টের শামিল হবে।

Posture for Meditation : ধ্যানাভ্যাসে অঙ্গ বিন্যাস :

কতকগুলো বিশেষ অঙ্গ বিন্যাস আছে, যা ধ্যানাভ্যাসের পক্ষে উপযোগী। দুটি নির্দেশ খুবই স্পষ্ট -- প্রথমতঃ অঙ্গ বিন্যাস হবে আরামপ্রদ এবং দ্বিতীয়তঃ মেরুদণ্ডকে সোজা রাখতে হবে। যদি অঙ্গ বিন্যাসের জন্য শরীরের কোন অংশে যন্ত্রণা অনুভূত হয়, তবে এ অবস্থাটা অনুশীলনকারীর কাছে কক্ষচ্যুতির কারণ হবে। অঙ্গ বিন্যাস হবে এরূপ – দেহটা সোজা খাড়া ভাবে থাকবে, মেরুদণ্ড সোজা থাকবে; এর দ্বারা *"ব্রেন"*-কে সুযোগ দান করা হবে অন্তর্জগতের সব রকম লক্ষণ ও অনুভূতি স্পষ্ট ভাবে গ্রহণ করার জন্য।

বিভিন্ন ধরণের অঙ্গ বিন্যাস তালিকাবদ্ধ করা যেতে পারে... তার মধ্যে যেটি সর্বাপেক্ষা উপযোগী, সেটিকে বেছে নেওয়া যেতে পারে। প্রত্যেকটির কিছু-কিছু বিশেষ উপকারিতা আছে, অনুশীলনের মাধ্যমে দেহের নমনীয়তা ও আরাম যত বাড়তে থাকবে, পর্যায়ক্রমে একটার-পর-একটা অঙ্গবিন্যাস অনুশীলনকারী রূপায়িত করতে পারেন। এটা গুরুত্বপূর্ণ যে, ঠিক বা প্রযোজ্য অঙ্গ বিন্যাস কোন্‌টি ঐ ব্যক্তির জন্য, তা স্থির করতে হবে। যখনই উদ্দিষ্ট অঙ্গ বিন্যাসটি গৃহীত হয়ে যাবে, তারপরেই চোখ বন্ধ করে একাগ্র ভাবে ধ্যান করা।

Sukhasana : সুখাসন :

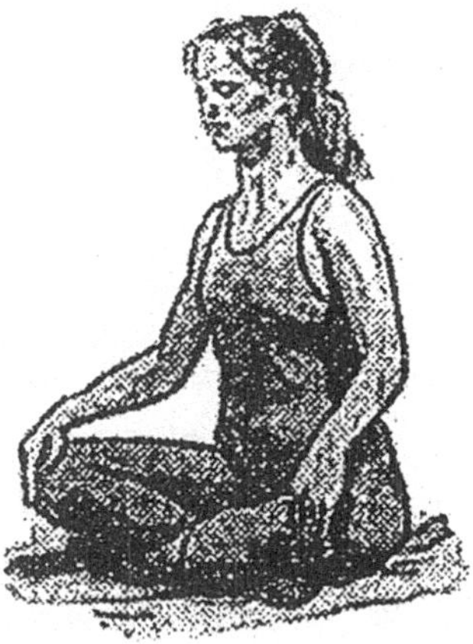

ধ্যান অনুশীলনের জন্য এটি সব চেয়ে সরল আসন। পরিচিত আসনগুলোর মধ্যে এটি সর্বাপেক্ষা আরামদায়ক। প্রকৃতপক্ষে পা দুটোকে আড়াআড়ি ভাবে যুক্ত করে বসা -- এর নাম সুখাসন। সুখ কথার অর্থ আরাম।

Steps to follow : যে পদক্ষেপগুলো অনুসরণ করতে হবে :

১। যেখানে আপনি ধ্যান করবেন, সেখানে মেঝের উপর বা কোন আচ্ছাদনের উপর উপবেশন করুন।

২। ডান *'পা'*-কে হাঁটুর কাছে ভাঁজ করুন যথাসম্ভব আরামদায়কভাবে। ডান পায়ের গোড়ালি বাম পায়ের হাঁটু বা উরুর নীচে থাকবে।

৩। বাম পাকে অনুরূপ ভাবে হাঁটুতে ভাঁজ করে নিন এবং বাম পায়ের গোড়ালি ডান হাঁটু বা উরুর নীচে স্থাপন করুন। পরে ক্রমান্বয়ে পাগুলোকে পরিবর্তন করা যাবে।

৪। সোজা হয়ে বসুন এবং দু হাতের তালুর উল্টো দিক ডান হাত হাঁটুতে এবং বাম হাতের তালুর উল্টো দিক বাম হাঁটুতে স্থাপন করুন।

৫। দু হাতের তর্জনী দুটো ভাঁজ করে বৃদ্ধাঙ্গুষ্টের মাথায় যুক্ত করুন।

Modified sukhasana : পরিবর্তিত অভিশ্রুত সুখাসন :

শহরাঞ্চলের বেশীর ভাগ স্থানে মানুষ চেয়ারে বসতে অভ্যস্ত। সেজন্য চেয়ারে সুখাসনে বেশীক্ষন ধরে বসা কষ্টকর। এই অবস্থাকে অধিক সুখকর করা যায় ফোমের প্যাড বা নরম বালিশ নিতম্বের নীচে স্থাপন করে।

Chair Posture :- চেয়ারে বসা অঙ্গ বিন্যাস :

যেহেতু ধ্যানের প্রথম এবং প্রধান নিয়ম হচ্ছে অঙ্গ বিন্যাসকে যথাসম্ভব আরামপ্রদ করা, সেহেতু বিশেষ-বিশেষ অবস্থায় অঙ্গ বিন্যাসকে অবস্থার উপযোগী করা হয়। যাদের আর্থারাইটিস আছে, পা ভাঁজ করতে গেলে যন্ত্রণা হয় অথবা যাঁরা স্থূলকায় এবং মাত্রাতিরিক্ত দৈহিক ওজন অথবা হাঁটুতে কিংবা নিম্ন মেরুদণ্ডে শল্য চিকিৎসা হয়েছে, তাঁদের ধ্যানাভ্যাস হতে পারে চেয়ারে কিংবা সোফায় বসে।

Steps to follow : অনুসরণ উপযোগী পদক্ষেপ :

১. একটা চেয়ারে অথবা একটা টুল অথবা সোফার উপর বসুন

২. মেরুদণ্ড এবং মাথা সোজা রাখুন

৩. হাত দুটোকে উরুর উপর দিয়ে কোলের উপর রাখুন এবং এক হাতের তালুর উপর অন্য হাতের তালুকে সোজা ভাবে রাখুন

৪. পা দুটো যেন ঝুলতে না থাকে; মেঝের উপর স্থির ভাবে রাখুন

৫. চোখ দুটো আলতো ভাবে বন্ধ করুন এবং মুখমণ্ডলের পেশীগুলোকে আলগা করে দিন

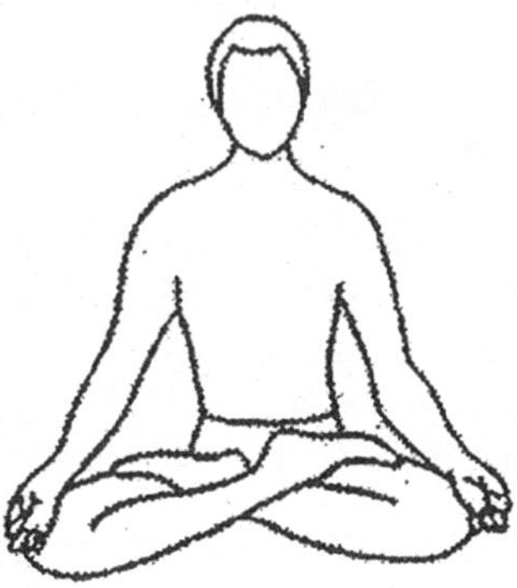

Padmasana :- পদ্মাসন :

এটি সম্ভবতঃ প্রথম অঙ্গ বিন্যাস, যা ধ্যানের সঙ্গে সম্পর্কযুক্ত। এই অঙ্গ বিন্যাস প্রাণায়ামের মাধ্যমে শ্বাস-প্রঃশ্বাসের নিয়ন্ত্রণের জন্য বিশেষ

ভাবে নির্দেশিত হয়। যখন কোন ব্যক্তি ক্রমাগত অনুশীলনের দ্বারা দৈহিক নমনীয়তা বৃদ্ধি করেন, তখন প্রাথমিক অসুবিধাগুলো দূরীভূত হয়। পা দুটোকে ক্রমান্বয়ে পরিবর্তনের ফলে কাম্য উন্নতি পরিলক্ষিত হয়। এই অঙ্গ বিন্যাসের উপকারিতার মধ্যে আছে হাঁটু, গোড়ালি এবং নিম্ন পশ্চাদ্দেশের সরলতা ও সচলতা বৃদ্ধি।

Steps to follow - অনুসরণ উপযোগী পদক্ষেপ :

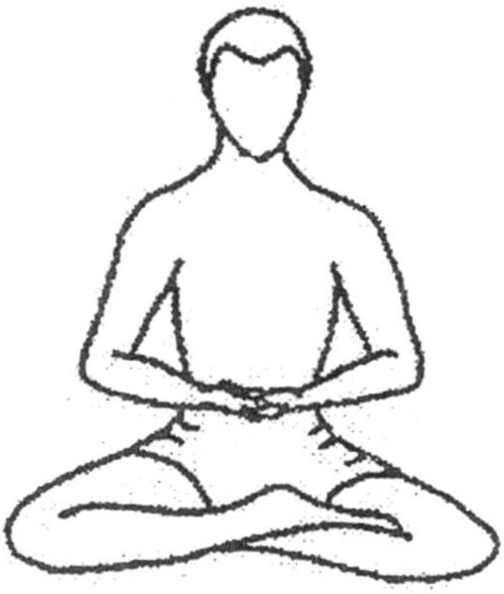

(১) মেঝেতে বা সমতল ভূমিতে, যেখানে *"ধ্যান"* অনুশীলন করবেন, সেখানে বসুন

(২) পা দুটোকে সামনের দিকে সোজা ছড়িয়ে দিন

(৩) ডান পায়ের পাতা বাম উরুর উপর এবং বাম পায়ের পাতা ডান উরুর উপর রাখুন। হাঁটুতে পা দুটো ভাঁজ করে। ক্রমান্বয়ে পা পরিবর্তন করে বাম পা দিয়ে শুরু করতে পারেন

(৪) হাতের তালু উপরের দিকে খোলা রেখে ডান হাতের কব্জি ডান হাঁটুর উপর এবং বাম হাতের কব্জি বাম হাঁটুর উপর রাখুন

(৫) আলতো ভাবে দু হাতের তর্জনী ভাঁজ করে নির্দিষ্ট হাতের বৃদ্ধাঙ্গুষ্ঠের সঙ্গে যুক্ত করুন

(৬) শরীরটাকে সোজা রাখুন, বিশেষতঃ মেরুদণ্ড ও মাথা সোজা রাখুন

Siddhasana সিদ্ধাসন :

আসনটির এই রূপ নাম হওয়ার কারণ এটি সাধু *(সাধু-সন্ন্যাসী)*-দের দ্বারা অথবা সিদ্ধপুরুষ *(ঐশ্বরিক শক্তিসম্পন্ন)*-দের দ্বারা অনুশীলিত হয়।

পদ্মাসনের মত এটি একটি বিশ্রামপ্রদ অঙ্গ বিন্যাস, বিশেষতঃ যখন দৈহিক নমনীয়তা এবং পায়ের সন্ধি ও কোমরের উপকারিতা অনুভূত হয়। এই অঙ্গভঙ্গীটি *"পেরিনিয়াম" (Perinium)*-য়ের পক্ষে ভালো। *"পেরিনিয়াম" (পায়ু ও মূত্র-জনন অঙ্গের মধ্যবর্তী স্থান)*-য়ের উপর চাপ পড়ায় যৌনাঙ্গের *"হারমোন"* নি:সরন হ্রাস পায় এবং এই অঙ্গ বিন্যাস সাধু-সন্ন্যাসীদের যৌন আকাঙ্খাকে অবদমিত করে।

Steps to follow = অনুসরনীয় পদক্ষেপ :

(১) মেঝেতে বা যে আচ্ছাদনের উপর বসে ধ্যান করতে চান, সেখানে

বসুন

(২) বাম পা-কে হাঁটুতে ভাঁজ করুন এমনভাবে, যেন বাম পায়ের গোড়ালি পুরুষদের ক্ষেত্রে অন্ডকোষ এবং স্ত্রীলোকদের ক্ষেত্রে *"পেরিনিয়াম" (Perineum)* মূলাধার স্পর্শ করে। বাম পায়ের তলদেশে ডান উরু স্পর্শ করবে।

(৩) অনুরূপ ভাবে আপনার ডান পায়ের গোড়ালি জননেন্দ্রিয় *(গুহ্যদ্বার ও জননেন্দ্রিয়ের মাঝখানের স্থান বা মূলাধার)*- এ বা জননেন্দ্রিয়ের হাড়ে চাপ দেয়।

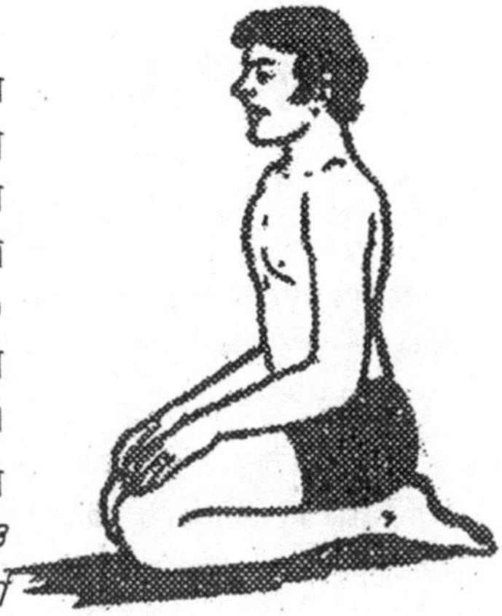

(৪) এরপর দুটি হাত কনুইয়ে ভাঁজ করে নাভির উপরে এনে পরস্পরকে যুক্ত করুন, যেন দু হাতের দুটি তালু দুটি স্তরের মত উপরের দিকে থাকে।

(৫) পূর্ববৎ ডান হাতের তর্জনী ডান বৃদ্ধাঙ্গুষ্ঠতে এবং বাম হাতের তর্জনী বাম হাতের বুড়ো আঙুলে স্পর্শ করান।

Vajrasana : বজ্রাসন

এই অঙ্গ বিন্যাসটি যাঁদের সমতল পায়ের পাতা, তাঁদের ক্ষেত্রে পায়ের পাতার উপর ধনুকাকৃতি দেহবিন্যাসে সাহায্য করে। এছাড়া অধিক ভোজনের অসুবিধাকে কিছুটা হ্রাস করে।

Steps to follow : অনুসরণীয় পদক্ষেপ

(১) হাঁটুতে পা দুটোকে ভাঁজ করুন।

(২) পায়ের গোড়ালি দুটো গুহ্যদ্বারের দুপাশে এমন ভাবে থাকবে, যেন দু পায়ের বুড়ো আঙ্গুল দুটো পরস্পরকে ছুঁয়ে থাকবে এবং উরু দুটো দু পায়ের *"কাফ্ মাস্‌ল"* বা পায়ের গুলির উপর থাকবে।

(৩) সম্পূর্ণ দেহটা দুটো হাঁটু এবং দুটো গোড়ালির উপর অবস্থান করবে।

(৪) যদি প্রাথমিক ভাবে কোন ব্যথা অনুভব করেন, ক্রমাগত অনুশীলনের ফলে সেই ব্যথা চলে যাবে। যদি ঐ ব্যথা না যায়, তবে এই অঙ্গ বিন্যাসটি কোন নরম গালিচার উপরে করুন।

৫) হাত দুটো সামনের দিকে প্রসারিত করুন। হাতের তালু দুটো হাঁটুর উপরে থাকবে।

Savasana : শবাসন :

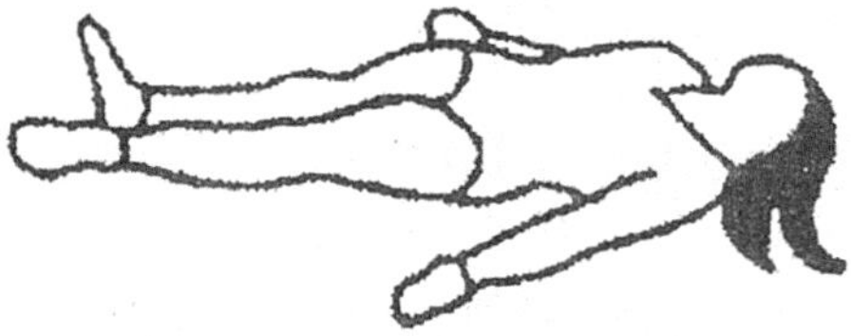

'শব' কথাটির অর্থ মৃতদেহ। এই দেহ বিন্যাসে চিৎ হয়ে এমন ভাবে শুয়ে থাকবেন, যেন দেহে প্রাণ নেই। সব অঙ্গ-প্রত্যঙ্গ সম্পূর্ণ গতিহীন হয়ে থাকবে, মনও পুরোপুরি শান্ত থাকবে। এই অবস্থায় দেহ-মন এক সঙ্গে সম্পূর্ণ বিশ্রাম পায়।

Steps to follow : অনুসরণীয় পদক্ষেপ :

১) মেঝেতে চিৎ হয়ে শুয়ে পড়ুন।

২) হাত দুটো দেহের দু পাশে সোজা ভাবে পড়ে থাকবে। হাতের তালু উপর দিকে ।

৩) পায়ের গোড়ালি দুটো জোড়া থাকবে, কিন্তু বুড়ো আঙুল দুটো পরস্পর থেকে দূরে থাকবে।

৪) শরীরকে পুরোপুরি ভাবে বিশ্রাম দিন। নড়াচড়া সম্পূর্ণ বন্ধ করুন, সোজা শুয়ে থাকুন।

৫) ধীরে-ধীরে চোখ দুটো মুদ্রিত করুন।

"Sankalp" : ধ্যানের আগে শপথ

ধ্যান হচ্ছে স্ব-নিযুক্ত অনুশীলন বাইরের কোন বাধ্যবাধকতা ছাড়াই। যদি ব্যক্তির নিজের যথেষ্ট ইচ্ছা না থাকে, তবে ধ্যানের লক্ষ্য এবং প্রতিশ্রুতি হারিয়ে যায়। একটা উদ্দেশ্য ছাড়া ধ্যানের ফলাফলকে ঠিক ভাবে ব্যাখ্যা করা যায় না। সুস্পষ্ট লক্ষ্য এবং সুচিন্তিত প্রতিশ্রুতি যদি না থাকে, যে কোন ব্যক্তি ধ্যান অনুশীলন থেকে সরে যাবে এবং কক্ষচ্যুত হবে। প্রায়ই দেখা যায় ধ্যানের পদ্ধতি পূরণ হওয়ার আগেই অনেকেই ধ্যানের অনুশীলন ত্যাগ করেন।

ধ্যানের প্রতিশ্রুতিকে ও গভীরতাকে বাড়াতে হলে এবং ধ্যানের লক্ষ্যকে ঠিক ভাবে ব্যাখ্যা করতে হলে, ধ্যান শুরু করতে হয় একটা প্রতিজ্ঞা এবং লক্ষ্য সম্মুখে রেখে। এই প্রতিজ্ঞাকেই বলা হয় *'সংকল্প'*। এই সংকল্প

যোগীকে ধ্যানানুসরণ করতে সাহায্য করে। বিভিন্ন যোগ-ধ্যানের শিক্ষকের বিভিন্ন ধরনের সংকল্প বা প্রতিজ্ঞা থাকে। একটা আদর্শ সংকল্পের কতকগুলি বিশেষ বৈশিষ্ট্য থাকে।

১) ধ্যান অনুশীলন যে কোন ব্যক্তির স্বাধীন ইচ্ছার উপর নির্ভরশীল।

২) ধ্যানের উদ্দেশ্য হচ্ছে পরিপূর্ণ দৈহিক, মানসিক ও আবেগজনিত সুস্বাস্থ্য লাভ করা।

৩) ধ্যানের সময় সুনির্দিষ্ট করতে অনুশীলনকারী যথাসাধ্য চেষ্টা করবে।

৪) যদি কোন অনুশীলনকারী মানসিক দিক থেকে হারিয়ে যেতে থাকেন, তবে তিনি ধ্যানের বিষয়বস্তু পুন: পর্যালোচনা করবেন।

৫) প্রত্যেক ব্যক্তি ধ্যান করার সময় সচেতন ও মনোযোগী থাকবেন। ঘুমিয়ে পড়বেন না।

"Putting Meditation to practice" : ধ্যানের অনুশীলন :

পূর্ববর্তী অংশগুলিতে ধ্যানের প্রস্তুতি সম্বন্ধে পরামর্শ দেওয়া হয়েছে। একটা শান্ত সুন্দর স্থানে বসুন এবং যে কোন একটা অঙ্গ বিন্যাস গ্রহণ করুন। প্রারম্ভিক অনুশীলনকারীরা সুখাসন এবং নিয়মিত অনুশীলনকারীরা পদ্মাসনে বসবেন। এবার নিম্নলিখিত পদক্ষেপগুলি গ্রহণ করুন :-

১) আরও গভীর ভাবে *'কায়োৎসর্গ'* করুন এবং অনুভব করুন সারা শরীর বিশ্রাম লাভ করছে।

২) আপনার সম্পূর্ণ মনোযোগ আপনার সমস্ত চিন্তা ও অনুভূতিকে এড়িয়ে একমাত্র শ্বসনে নিবিষ্ট করুন। আপনার শ্বাস গ্রহণ ও ত্যাগকে নিয়ন্ত্রিত করুন - ধীর গতিসম্পন্ন, গভীর এবং সমতালসম্পন্ন। আপনার মনোযোগ আপনার নাভিস্থলে কেন্দ্রীভূত করুন; শ্বাস গ্রহণ ও শ্বাস ত্যাগের সঙ্গে সামঞ্জস্য রেখে আপনার তলপেট যেন সম্প্রসারিত ও সঙ্কুচিত হয়।

৩) শ্বসন যেমন ভাবে চালাতে বলা হল, সেই ভাবে রেখে আপনার মনোযোগকে নাভি থেকে সরিয়ে এবার কপালের নীচে নাসারন্ধ্র দুটির সংযোগস্থলে আনুন। প্রত্যেকটি শ্বাস গ্রহণ ও ত্যাগ লক্ষ্য করুন এবং অনুভব করুন সচেতনভাবে।

৪) যদি আপনার কক্ষচ্যুতি ঘটে এবং মনোযোগ বিঘ্নিত হয়, আপনার মনোযোগকে শ্বসনে ফিরিয়ে আনুন। যদি এই বিভ্রান্তি ও বিঘ্ন বার-বার ঘটতে থাকে, তবে আপনি কয়েক সেকেন্ডের জন্য শ্বাস গ্রহণ করে শ্বাস ধরে থাকুন *(শ্বাস ত্যাগ ও গ্রহণ বন্ধ রাখুন)*। তারপর স্বাভাবিক শ্বসন চালাতে থাকুন।

৫) শেষ কালে দু-তিনটি গভীর দীর্ঘশ্বাস গ্রহণ ও ত্যাগ করুন। এরপর তিন বার দীর্ঘ ও উচ্চ স্বরে "ওঁ" উচ্চারন করুন। পরবর্তী অধ্যায়ে আমরা আলোচনা করব ধ্যানকে কি ভাবে আরও কার্যকরী করা যায়।

নবম অধ্যায়

Making Meditation more effective : ধ্যানকে আরও কার্য্যকরী করা

Health Rejuvenating Exercises: Accessory to Meditation : স্বাস্থ্য পুনর্নবীকরন ব্যায়াম : ধ্যানের সহযোগী প্রক্রিয়া

যোগাভ্যাসের সুফল পেতে হলে যোগাভ্যাসের আগে কিছু প্রস্তুতি অঙ্গ সঞ্চালন প্রক্রিয়া অনুশীলন করা প্রয়োজন। এই প্রস্তুতিকে কোন ক্রীড়ানুষ্ঠানের পূর্বে অঙ্গ সঞ্চালন ও গা গরম করার পদ্ধতির সঙ্গে তুলনা করা চলে। দেহের সব অঙ্গ-প্রত্যঙ্গের সঞ্চালন নিম্নে বর্ণিত হয়েছে এবং আসন আরম্ভ করার আগে কয়েক মিনিট এই অঙ্গ সঞ্চালন যুক্তিসঙ্গত। এই সব অঙ্গ সঞ্চালনের জন্য প্রথমে একটা বিশ্রামের ভঙ্গীতে দাঁড়ান এবং অঙ্গ সঞ্চালনগুলো যেন সঙ্গতিপূর্ণ এবং সেচছাকৃত হয়। স্বাস্থ্য পুনর্নবীকরন ব্যায়াম *(HRE)* দেহের গ্রন্থিগুলিকে সচল রাখে, রক্ত সঞ্চালনকে বৃদ্ধি করে এবং শরীরের পেশীগুলিতে নমনীয়তা আনে।

শরীরের বিভিন্ন অংশের ব্যায়াম নিম্নে বর্ণিত হল:-

চোখের জন্য :

১) মাথা সোজা রেখে কয়েকবার উপরের দিকে এবং নীচের দিকে তাকান। আপনার মাথা স্থির থাকবে চোখের তারা ঘুরবে।

২) তারপর ডান দিকে এবং বাম দিকে চোখের তারাকে ঘোরান যথাসম্ভব বেশী ।

৩) হাতের তালু দুটি পরস্পরের সঙ্গে ঘষে গরম করে গরম তালু দিয়ে দু চোখ ঢাকুন এবং তালু দিয়ে ঢাকা অবস্থায় পিটপিট করে তাকান।

গলার জন্য :

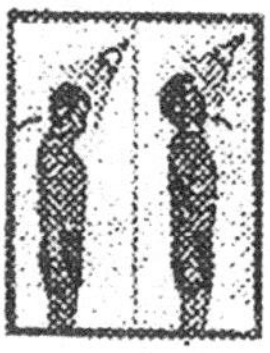

১) আপনার হাতের তালু দুটিকে পরস্পরের সঙ্গে সজোরে কয়েক সেকেন্ডের জন্য এবং একের-পর-এক হাতের তালু দিয়ে ঘাড় মালিশ করুন।

২) একই প্রক্রিয়া গলার সামনের দিকেও অনুশীলন করুন কয়েকবার।

৩) এরপর আপনার গলা যথাসম্ভব পেছন দিকে বাঁকান শ্বাস নিয়ে এবং তারপর সামনের দিকে মাথা ঝুঁকিয়ে থুতনীকে বুকে ঠেকান শ্বাস ছাড়তে-ছাড়তে। এই প্রক্রিয়া অন্ততঃ পাঁচ বার করুন।

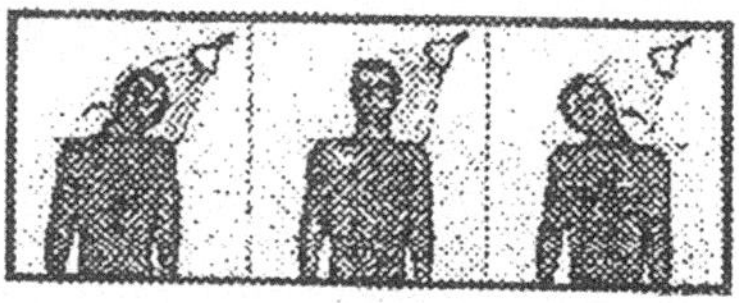

৪) এরপর আপনার গলাকে ক্রমান্বয়ে বাম দিক থেকে ডান দিকে কাঁধের উপর দিয়ে ঘোরান এবং ডান দিক থেকে বাম দিকে ঘোরান। শ্বসন স্বাভাবিক থাকবে।

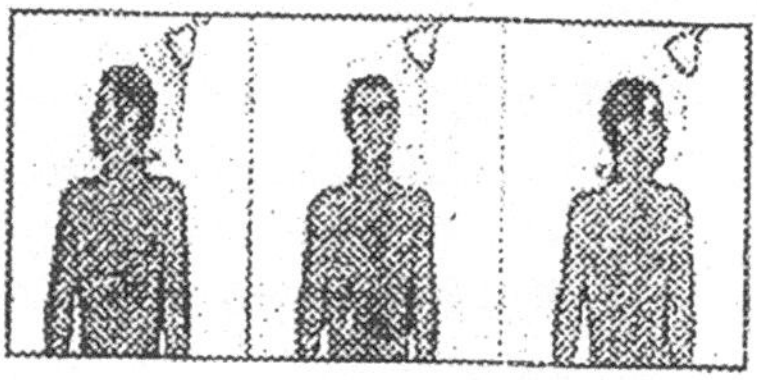

৫) গলাকে একবার বাম দিকে, তারপর ডান দিকে এমন ভাবে বাঁকান, যেন আপনার বাম কান বাম কাঁধকে স্পর্শ করে এবং ডান কান ডান কাঁধকে স্পর্শ করে।

৬) থুতনী বুকে স্পর্শ করে থাকা অবস্থা থেকে শুরু করে গলাকে বাঁকিয়ে মাথাকে চক্রাকারে ঘোরাতে থাকুন *(বাম থেকে ডান দিকে)* ঘড়ির গতি ও ঘড়ির বিপরীত গতিপথ অনুসারে। চোখ মুদ্রিত অবস্থায় থাকবে। চোখ খোলা অবস্থায় মাথাকে এমন ভাবে চক্রাকারে ঘোরাবেন, বাম কান বাম কাঁধকে স্পর্শ করে যাবে; ঘাড় পিছন দিক দিয়ে উপরের দিকে তাকিয়ে ডান কান ডান কাঁধ স্পর্শ করবে এবং থুতনী বুকের কাছে আসবে চোখ বন্ধ করে। এই প্রক্রিয়া কয়েক বার করুন।

কানের জন্য ব্যায়াম :-

দু কানের পাতা বুড়ো আঙ্গুল ও তর্জনী দিয়ে ধরুন:-

১) দুটো কানকে আলতো ভাবে উপরের দিকে কয়েকবার টানুন উপরের অংশ ধরে।

২) তারপর মধ্যাংশ ধরে আলতো ভাবে বাহিরের দিকে টানুন কয়েকবার।

৩) তারপর কানের পাতার নিম্নাংশ ধরে আলতো ভাবে নীচের দিকে কয়েকবার টানুন।

৪) তারপর হাতের তালু দিয়ে কান দুটো চাপা দিন এবং আলগা করুন ক্রমান্বয়ে কয়েকবার কানের মধ্যে শূণ্যতা সৃষ্টি না করে।

৫) তর্জনীকে বাইরে রেখে মুষ্ঠি বন্ধ করুন এবং তর্জনীর সাহায্যে কানের গোড়ার সম্মুখদেশ আলতো ভাবে মালিশ করতে থাকুন কিছুক্ষন।

৬) অনুরূপ ভাবে তর্জনীর সাহায্যে কানের পেছন দিকও কিছুক্ষন ঘষুন।

মুখমন্ডলের ব্যায়াম :-

১) দু হাতের তালু দিয়ে আলতো ভাবে মুখমন্ডল মালিশ করুন।

২) আপনার হাতের তালুর ঈষদুষ্ণতা অনুভব করুন।

৩) পরম আরাম লাভ করুন।

কাঁধের জন্য ব্যায়াম :-

১) আপনার হাত দুটোকে দেহের দু পাশে বদ্ধ মুষ্টি সহকারে ঝুলন্ত অবস্থায় রাখুন। শ্বাস গ্রহণ করতে-করতে দুটি কাঁধকে উপরে তুলুন এবং শ্বাস ত্যাগ করতে-করতে কাঁধ নীচে নামান। এ্ই প্রক্রিয়ায় কোন সময়েই কনুই বাঁকাবেন না।

২) কাঁধকে চক্রাকারে ঘোরান পেছন দিক থেকে সামনের দিকে এবং সামনের দিক থেকে পিছনে হাত দুটোকে আলতো ভাবে ঝুলন্ত রেখে।

৩) আপনার হাত দুটো ভাঁজ করুন এবং বুড়ো আঙ্গুল সমেত অন্য আঙ্গুলগুলো কাঁধ ছুঁয়ে থাকুক। এবার শ্বাস গ্রহণ করতে-করতে বাহু দুটিকে সামনের দিক থেকে পেছন দিকে এবং প্রঃশ্বাস ত্যাগ

করতে-করতে বাহু দুটিকে পেছনের দিকে আবর্তিত করুন কয়েকবার। কোন ব্যায়ামই জোর করে করবেন না।

বুকের জন্য ব্যায়াম :

১) আপনার হাত দুটোকে ভাঁজ করে বুকের উপর আনুন। হাতের তালু দুটো বক্ষদেশ ছুঁয়ে থাকবে এবং দু হাতের মধ্যমা দুটো পরস্পরকে মধ্যস্থলে ছুঁয়ে থাকবে।

২) শ্বাস গ্রহণ করতে-করতে বাম হাত কাঁধের থেকে ভূমির সমান্তরালে সম্প্রসারিত করুন এবং প্রঃশ্বাস ত্যাগ করতে-করতে বাম হাতকে পূর্বাবস্থায় আনুন। অনুরূপ অনুশীলন ডান হাত দিয়েও করুন। এরপর একই ভাবে দু হাত এক সঙ্গে অনুশীলন করুন... অন্ততঃ পাঁচ বার।

৩) হাত দুটোকে উরুর উপর রাখুন। শ্বাস গ্রহণ করতে-করতে বাম বাহু উপরে সোজা ভাবে তুলুন। বাহু কান স্পর্শ করবে, তবে ভাঁজ হবে না। মেরুদন্ড বাঁকবে না। প্রঃশ্বাস ত্যাগ করতে-করতে হাত পূর্বাবস্থায় আনুন। ডান হাত দ্বারা অনুরূপ প্রক্রিয়া অনুশীলন করুন। এরপর দু হাত দিয়ে একের-পর-এক ক্রমান্বয়ে অনুশীলন করুন।

কোমরের জন্য ব্যায়াম :-

কাঁধ দুটোর একত্রিত মাপে পা দুটোকে পরস্পর থেকে তফাতে রাখুন। বাহু দুটো শরীরের দু পাশে ঝুলন্ত অবস্থায় থাকবে। তারপর

১) দুটো হাত পাশ দিয়ে সোজা রেখে উপরে তুলুন শ্বাস গ্রহণ করতে-করতে। এরপর শ্বাস ত্যাগ করতে-করতে কোমরকে বাম দিকে বাঁকান ৩০ ডিগ্রী বা তার বেশী; বাম হাতকে বাম হাঁটুর কাছে আনুন এবং ডান হাতকে মাথার উপরে তুলে দিয়ে বাম দিকে ঝুলিয়ে দিন; এই অবস্থায় থেকে তিন বার শ্বাস গ্রহণ ও ত্যাগ করুন। তারপর সোজা হয়ে দাঁড়ান এবং অনুরূপ অনুশীলন ডান হাত দিয়ে ডান দিকে করুন। প্রতিটি অনুশীলন অন্ততঃ দু বার করে করতে হবে।

২) সোজা ভাবে দন্ডায়মান হয়ে বাহু দুটোকে ভাঁজ না করে উপরে তুলুন, যেন দুটো বাহু কানকে স্পর্শ করে থাকে। আঙ্গুলের সাহায্যে দুটো হাতকে আবদ্ধ করুন।

৩) (ক) দুহাতের তালু দুটো উপরে আকাশের দিকে থাকবে।

(খ) কোমর বাম দিকে ৩০ ডিগ্রী বা তার বেশী বাম দিকে বাঁকান,

সম্মুখে তাকিয়ে থাকুন এবং মাথা, কাঁধ ও বাহু গুলো বাম দিকে হেলানো অবস্থায় থাকবে।

(গ) এই অবস্থায় অন্তত: তিন বার শ্বাস ত্যাগ ও গ্রহণ করুন।

(ঘ) সোজা হয়ে দাঁড়ান, হাত দুটি নামান, অনুরূপ অনুশীলন ডান দিকেও করুন। *(অন্তত: দুবার করে)*

(ঙ) হাতের তালু দুটোকে যুক্ত করুন; ক) শ্বাস গ্রহণ করতে-করতে বাহু দুটোকে উপরে তুলুন, যেন দুটো কান ছুঁয়ে থাকে। খ) শ্বাস ত্যাগ করতে-করতে কোমরকে বাম দিকে ৩০ ডিগ্রী বা তার বেশী বাঁকান। এই অবস্থায় পাঁচ বার শ্বাস গ্রহণ ও ত্যাগ করুন। গ) পূর্বাবস্থায় ফিরে সোজা হয়ে দাঁড়ান। হাত নামান। অনুরূপ অনুশীলন ডান দিকেও করুন।

৪ (ক) শ্বাস গ্রহণ করতে-করতে বাহু দুটো ভাঁজ না করে বুক সমান উচ্চতায় তুলুন। হাতের তালু দুটো পরস্পরের দিকে মুখ করে থাকবে। বাহু দুটো ছাতির মাপে পরস্পরের থেকে তফাতে থাকবে।

খ) এবার হাঁটু দুটো এবং কোমর এমন ভাবে ভাঁজ করুন, শরীরটা চেয়ারের আকার নেবে। সম্মুখ দিকে প্রসারিত বাম বাহুকে ভাঁজ করে ডান কাঁধে ঠেকান এবং ডান বাহু দিয়ে বাম দিকের পাছা সামনের দিক দিয়ে স্পর্শ করুন। এই অবস্থায় থেকে অন্তত: পাঁচ বার শ্বাস গ্রহণ ও ত্যাগ অনুশীলন করুন।

গ) শ্বাস গ্রহণ করতে-করতে পূর্বাবস্থায় ফিরে সোজা হয়ে দাঁড়ান।

ঘ) শ্বাস ত্যাগ করতে-করতে বাহু দুটোকে দেহের দু পাশে আনুন। এই অনুশীলন অন্তত: তিন বার করুন।

উরু এবং পাছার জন্য বায়াম:-

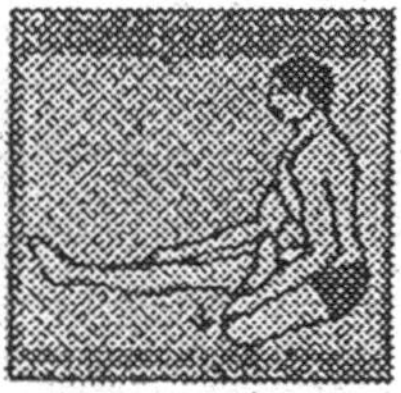

মেরুদন্ড সোজা করে দাঁড়ান, দুটো পা পরস্পরের থেকে ১৫ থেকে ২০ সেন্টি মিটার তফাতে রাখুন। একের-পর-অপর পা দিয়ে ক্রমান্বয়ে নিতম্ব বা পাছায় আলতো ভাবে আঘাত করুন, অন্তত: ৫ বার।

হাঁটুর জন্য ব্যায়াম :-

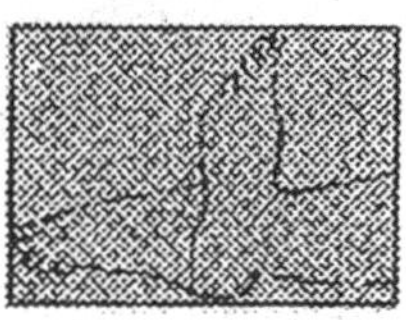

সোজা ভাবে দাঁড়ান। পা দুটোকে পরস্পরের থেকে ১৫ থেকে ২০ সেন্টিমিটার তফাতে রাখুন।

১) এবার আপনার বাম গোড়ালি বাম পাছায় মৃদু

ধাক্কা দিয়ে সজোরে বাম পাকে একটা ঝাঁকুনি দিয়ে সম্প্রসারিত করুন সম্মুখ দিকে। এভাবে ডান পা দিয়ে একই প্রক্রিয়া করুন কয়েক বার; তবে প্রথমে ধীর গতিতে, পরে গতি বাড়িয়ে দু হাঁটুতে ঝাঁকুনি অনুভব করুন।

২) এবার মেরুদন্ড সোজা রেখে দু পায়ে সমান চাপ দিয়ে সোজা ভাবে দাঁড়ান; দু পায়ের মাঝখানে প্রায় ৩০সেমি ব্যবধান থাকবে। হাত দুটো কোমরে কিংবা হাঁটুর উপর চাপ দিয়ে ধরুন। এরপর হাঁটু দুটো ভাঁজ করে কোমরের উপর অংশকে নীচে নামান চেয়ারের আকারে, পরক্ষনে হাঁটু সোজা করুন। না থেমে এই ওঠা-নামা প্রক্রিয়া যথাসম্ভব বেশী বার অনুশীলন করুন।

গোড়ালি সংযোগের ব্যায়াম:-

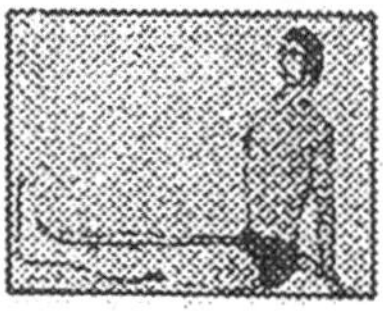

বাম পাকে ভাঁজ না করে সোজা রেখে সামান্য উঁচুতে তুলুন। ডান পায়ের উপর দাঁড়িয়ে বাম পায়ের পাতাকে উপরে-নীচে সঞ্চালন করতে থাকুন ক্রমাগত কয়েকবার। এরপর পায়ের পাতাকে ঘড়ির কাঁটার গতি ও বিপরীত গতি অনুসারে চক্রাকারে আবর্তিত করুন। ডান পায়ের ক্ষেত্রে একই প্রক্রিয়া অনুশীলন করুন।

পায়ের বুড়ো আঙ্গুল ও গোড়ালির ব্যায়াম:-

গোড়ালি উঁচু করে পায়ের আঙ্গুলগুলোর উপর চাপ দিয়ে কয়েক পা সামনের দিকে হাঁটুন এবং পায়ের আঙ্গুলগুলো মাটিতে না রেখে গোড়ালির উপর চাপ দিয়ে কয়েক পা পিছনে হাঁটুন। এর দ্বারা পায়ের তলদেশ এবং বক্র অংশ সম্প্রসারিত হয়।

Major Yogasanas: প্রধান যোগাসনগুলো :-

যোগাসনের যে কোন গ্রহণযোগ্য বইতে নিম্নবর্ণিত আসনগুলি পদ্ধতিগত বর্ণনা পাওয়া যাবে।

১) তদাসন
২) পাদহস্তাসন
৩) বজ্রাসন
৪) মকরাসন,
৫) শশকাসন
৬) অর্দ্ধমৎস্যেন্দাসন
৭) পরিবর্তিত ভূজঙ্গাসন
৮) শলভাসন
৯) উত্থানপাদাসন
১০) মেরুদন্ডাসন
১১) সর্বাঙ্গাসন
১২) মৎসাসন

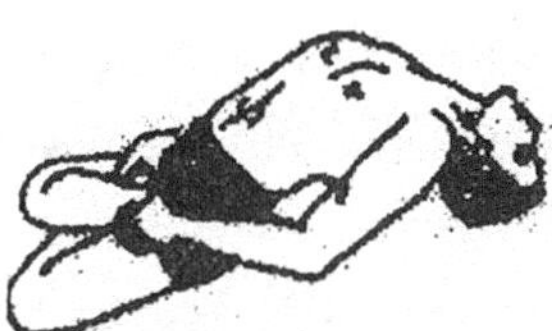

মৎস্যাসন

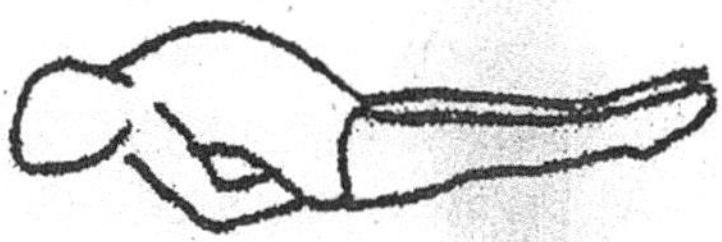

অর্দ্ধ-মৎস্যাসন

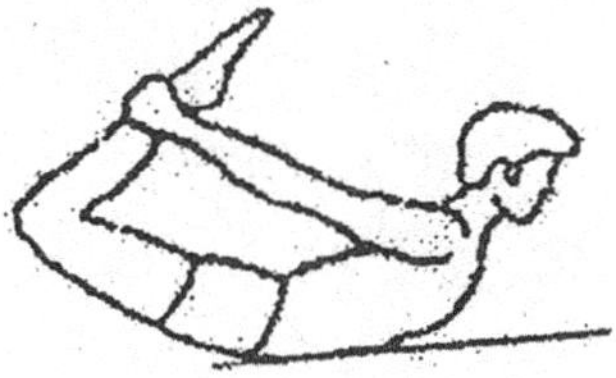

ধনুষ বাণাসন

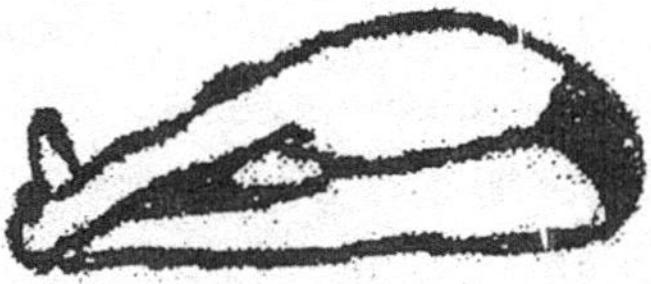

পশ্চিমোত্তানাসন

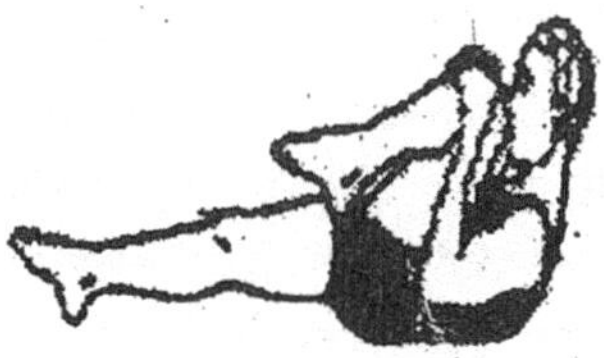

পবন মুক্তাসন

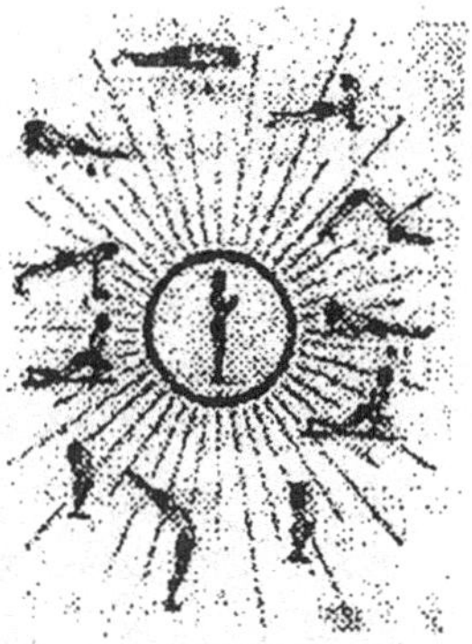

সূর্য নমস্কার

১৩) ধনুরাসন
১৪) অর্দ্ধমৎস্যাসন
১৫) পশ্চিমোত্থানাসন
১৬) পবন মুক্তাসন
১৭) সূর্য নমস্কার

Pranayama : প্রানায়াম : নাড়ি শোধন প্রাণায়াম

একটা আরামদায়ক অঙ্গ বিন্যাস সহকারে বসুন এবং স্বাভাবিক শ্বাস-প্রঃশ্বাস চালাতে থাকুন। আপনার ডানহাতের বৃদ্ধাঙ্গুষ্ঠ দিয়ে ডান নাসারন্ধ্র বন্ধ করুন এবং ধীরে-ধীরে বাম নাসারন্ধ্র দিয়ে শ্বাস গ্রহণ করুন। যখন শ্বাস গ্রহণ পূর্ণ হবে, নাসারন্ধ্র বন্ধ করুন এবং ২ বা ৩ সেকেণ্ড শ্বাসটা ধরে থাকুন। এরপর বৃদ্ধঙ্গষ্ঠটি ডান নাসারন্ধ্র থেকে তুলে নিন এবং বাম নাসারন্ধ্র বন্ধ রেখে

ধীরে-ধীরে শ্বাস ত্যাগ করুন এবং পুনরায় ডান নাসারন্ধ্র দিয়ে শ্বাস গ্রহণ করুন এবং বাম নাসারন্ধ্র দিয়ে শ্বাস ত্যাগ করুন। এটি নাড়ি শোধন প্রাণায়ামের একটি চক্র। এভাবে অন্ততঃ দশটি চক্র পূর্ণ করুন।

Tools to Enhance Meditation : ধ্যানকে বৃদ্ধি করার উপায় :

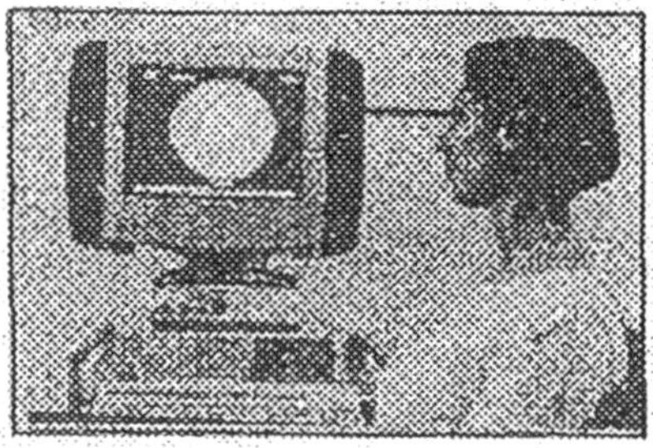

প্রযুক্তিগত এবং অন্য নানা ধরণের উপায় আছে, যার দ্বারা ধ্যানের প্রতিক্রিয়া এবং উপকারিতা আরও বেশী করে বুঝতে পারা যায়। এদের মধ্যে কয়েকটি এখানে বর্ণিত হল।

a) Bio feed back : বায়ো ফিড্ ব্যাক্ = ধ্যানের দ্বারা শারীরিক প্রতিক্রিয়া সূচক তথ্য পর্যালোচনা :

এই পদ্ধতিটি প্রযুক্তিগত দিক থেকে সমর্থিত বিশ্রাম দ্বারা আরোগ্য লাভের চিকিৎসা। এটি প্রথমে যুক্তরাষ্ট্রে প্রবর্তিত হয়। *"ফিড্ ব্যাক্" (Feed back)* কথার অর্থ হচ্ছে কর্ম পদ্ধতির সঙ্গে যুক্ত করা *(পদ্ধতির প্রক্রিয়াকরণকে সামঞ্জস্যপূর্ণ ও সাফল্যমণ্ডিত করার জন্য)*। যেমন ধরুন *"থার্মোষ্টাট" (Thermostat) [এটি একটি স্বয়ংক্রিয় যন্ত্র যা তাপমাত্রাকে নিয়ন্ত্রিত করে]* কোন একটি কক্ষের তাপমাত্রা কত, তা সূচীত করছে সিগ্ন্যাল বা ইঙ্গিত দ্বারা। সিগ্ন্যালকে অনুধাবন করলে, পুনঃ পর্যালোচনা করলে কক্ষের তাপ বৃদ্ধিকারী /হ্রাসকারী যন্ত্রকে কতটুকু বাড়াবেন বা কমাবেন কক্ষের তাপমাত্রাকে কাম্য অবস্থায় আনার জন্য, তা আপনি সাফল্য সহকারে করতে পারবেন।

"বায়ো ফিড়ব্যাক" পদ্ধতিতে যন্ত্রের সাহায্যে পেশীর উপর স্নায়ুর চাপ, চামড়ার তাপমাত্রা এবং সকল দৈহিক প্রক্রিয়ার পরিমাণ নির্ণয় করা হয়। এই তথ্যগুলোকে নির্দিষ্ট গুণিতক দ্বারা বড় করা হয় এবং ঐগুলোকে *"সিগন্যাল"* বা ইঙ্গিতে রূপান্তরিত করে দেখতে পাওয়া বা শুনতে পাওয়া অথবা উভয় সুবিধা পাওয়ার অবস্থায় আনা হয়। ঐ যন্ত্রগুলি কোন ভাবেই শরীরের উপর কোন প্রতিক্রিয়া করে না অথবা প্রভাব বিস্তার করে না। কেবলমাত্র শারীরিক প্রতিক্রিয়া সম্পর্কে তথ্য পরিবেশন করে। উদাহরণস্বরূপ দেখুন, *"ইলেকট্রোডস্" (Electrodes)* বা তড়িৎ দ্বারগুলো পেশীগুলোর উপর স্থাপন করুন, *"ইয়ারফোনের"* মাধ্যমে আপনি বৈদ্যুতিক কাজকর্মগুলো শুনতে পাবেন। যখন পেশীগুলো বিশ্রামের অবস্থায় থাকবে, তখন নীচু সুরে শব্দ শুনতে পাবেন;

আবার পেশীগুলো যখন চাপা উত্তেজনায় উত্তেজিত থাকবে, তখন উচ্চ স্বরে শব্দ শুনতে পাবেন। যখন কোন একজন এই সব দৈহিক প্রক্রিয়া / প্রতিক্রিয়া বুঝতে এবং অনুভব করতে অভ্যস্ত হয়ে যাবেন, তখন উচ্চ রক্তচাপ, উৎকণ্ঠা প্রভৃতি স্নায়ু-চাপজনিত অবস্থার সঙ্গে লড়াই করার সুযোগ-সুবিধাগুলো এই অনুভূতির সঙ্গে লাভ করবেন।

"বায়ো-ফিড্‌ব্যাক্" পদ্ধতি অনেক সময় বিশ্রামের ব্যায়ামের সঙ্গেব্যবহৃত হয় এবং এটি ব্যায়ামগুলোর প্রভাবগুলোকে ত্বরান্বিত করে। কারণ কাজের উন্নতিকে নজরদারি করা যায়। এই পদ্ধতি সেই সময় উত্তম রূপে কাজ করে, যখন এই *"ফিড্‌ব্যাক্"* অবিশ্রাম ও তাৎক্ষনিক ভাবে চলতে থাকে। এই চিকিৎসার উদ্দেশ্য হল ব্যক্তির নিজের তত্ত্বাবধানে তার দেহকে সমর্পণ করা।

"বায়ো-ফিড্‌ব্যাক" পদ্ধতির প্রশিক্ষণ অনেকগুলি অসুখ নিরাময়ে সাহায্য করে। যেমন *"মাইগ্রেইন" (Migraine)* কপালের এক দিকে যন্ত্রণা বা দিনের বিশেষ-বিশেষ সময়ে মাথার যন্ত্রণা, স্নায়বিক চাপজনিত মাথার যন্ত্রণা, সেই সঙ্গে হাতে ঠাণ্ডার অনুভূতি ইত্যাদি নিরাময় করা যায় রোগীকে স্পর্শ করে, হাতের তাপমাত্রাকে বাড়িয়ে। অনেক ব্যক্তি তাদের উচ্চ রক্তচাপ কমিয়ে ফেলেন এই পদ্ধতির মাধ্যমে, কোন ওষুধ খান না। শ্বসনের বিশেষ কৌশল এই *"ফিড্‌ব্যাক"* পদ্ধতির মাধ্যমে আয়ত্ত করে মানসিক উদ্বেগের লক্ষণগুলোকে কমিয়ে ফেলতে পারেন। নানা ধরনের *"ফিড্‌ব্যাক"* যন্ত্র আছে, যেগুলো এখন ব্যবহৃত হয়। Skin Temparature (ST) গায়ের চামড়ার তাপমাত্রামাপক যন্ত্রের মাধ্যমে চামড়ার *(অর্থাৎ শরীরের)* তাপের পরিবর্তন সূচিত করা যায়। চামড়ার উপর তড়িৎ প্রবাহের প্রতিক্রিয়ামাপক যন্ত্র ব্যক্তির চামড়ার স্নায়বিক চাপের ফলে কি পরিমাণ ঘাম নির্গত হয়েছে, তা হিসাব করে চামড়ার বৈদ্যুতিক পরিবহন ক্ষমতা নির্নয় করে। *"ইলেক্‌ট্রোমায়োগ্রাপস্" (Electromyographs = EMG'S)* যন্ত্র শ্রবণযোগ্য সিগ্‌ন্যাল বা ইঙ্গিত দ্বারা পেশীর উত্তেজনা প্রকাশ করে।

"ইলেক্‌ট্রোএন্‌সেফ্যালেগ্রাফ্স" = EMG'S *(অর্থাৎ একটি বৈদ্যুতিক যন্ত্র, যার দ্বারা মস্তিষ্ক তরঙ্গের রেখাচিত্র পাওয়া যায়)*। আবার *"ইলেক্‌ট্রোকার্ডিওগ্রাফ" (Electrocardiographs = ECG'S) (যে বৈদ্যুতিক যন্ত্রের সাহায্যে হৃদ্‌স্পন্দনের রেখা চিত্র পাওয়া যায়)* যন্ত্রের সাহায্যে হৃদ্‌স্পন্দন নজরদারি করা যায়। যদি একবার এই প্রযুক্তিগত বোধ শক্তিগুলো *(যন্ত্রগুলো)* যথা স্থানে স্থাপিত বা যুক্ত হয় এবং নির্দিষ্ট ব্যক্তিকে যদি বিশ্রামের ঐ ইঙ্গিতগুলো বা *"সিগ্‌ন্যাল"*-গুলো বুঝতে শিখিয়ে দেওয়া হয়, তাহলে শ্বসন ও বিশ্রামের কৌশলগুলো ঐ ব্যক্তিকে কাম্য প্রতিক্রিয়া করতে সাহায্য করবে। ত্বক, ঘাম-গ্রন্থির কাজ, ব্রেন বা মস্তিষ্ক থেকে উণচ পর্যায়ের *"আলফা" (Alfa)* তরঙ্গ

নিঃসরন, ধীর স্থিতিশীল হৃৎস্পন্দন ইত্যাদি প্রকাশ করে পূর্ণ বিশ্রাম অবস্থা। *"বায়ো-ফিড্‌ব্যাক"* পদ্ধতির সুফল পেতে হলে অনুশীলন প্রয়োজন। অন্ততঃ সাড়ে ছয় ঘণ্টা সময় দরকার।

"বায়ো-ফিড্‌ব্যাক" প্রশিক্ষণ বিকল্প চিকিৎসা পদ্ধতিগুলোর মধ্যে একটা, যা পুরোপুরি বিজ্ঞানভিত্তিক পদ্ধতি। এ বিষয়ের বেশীর ভাগ যন্ত্রগুলো প্রথমে আবিষ্কৃত ও নির্মিত হয়েছিল বৈজ্ঞানিক ও চিকিৎসা সংক্রান্ত গবেষণার জন্য। যে ফলগুলো এই যন্ত্রগুলো পরিমাপ করে ও নির্ণয় করে, সেগুলো দৈহিক ক্রিয়াকাণ্ডের যথার্থ ইঙ্গিত হিসাবে স্বীকৃত ও গৃহীত।

রোগীরা সাধারণতঃ সাহায্য চায়, কি ভাবে দেহ-মনকে এলিয়ে দিয়ে বিশ্রাম দেওয়া যায়, তা শিখতে অথবা সুনির্দিষ্ট দৈহিক বা মানসিক সমস্যার সমাধান করতে। চিকিৎসক সর্বাপেক্ষা উপযোগী যন্ত্রগুলো বেছে নেন এবং রোগীর কাছে ব্যাখ্যা করেন ঐগুলো কি ভাবে কাজ করে। *"বায়ো-ফিড্‌ব্যাক"* পদ্ধতির যন্ত্রগুলো বাড়ীতে ব্যবহার করার জন্য পাওয়া যায়। এদের মূল্য ৫০০০ টাকা থেকে ৭০০০ টাকার মধ্যে হয়। কি ভাবে দেহ-মনকে এলিয়ে দিয়ে বিশ্রাম নেওয়া যায়, তা এই *"বায়ো-ফিড্‌ব্যাক"* যন্ত্রগুলো ব্যবহার করে জানা যায়।

(b) Light Background Music : অন্দরমহল বা গৃহের ভেতর থেকে ভেসে আসা হাল্কা গান-বাজনার মৃদু সুর :

অনেকে গৃহাভ্যন্তর থেকে ভেসে আসা হাল্কা গান-বাজনার মৃদু সুরের স্বপক্ষে যুক্তি প্রদর্শন করে মন্তব্য করেন যে, হাল্কা গান-বাজনার মৃদু মধুর সুর উচ্চ শব্দজনিত ধ্যান ভঙ্গের হাত থেকে রক্ষা করে। *"ব্রেন"* বা মস্তিষ্কের উপর এর একটা শান্ত প্রভাব আছে। দীর্ঘ *"রেকর্ড"* করা মনোনীত বা বাছাই করা গান ও বাজনা ধ্যানের উপযোগী অবস্থায় ক্যাসেটে বা সিডিতে পাওয়া যায়। এগুলো ভ্রাম্যমান অস্থির মনকে ধ্যানের একাগ্রতায় বা বিষয়বস্তুতে নিবদ্ধ করতে পারে। অতিন্দ্রিয় আধ্যাত্মিক পরিবেশ সৃষ্টিতে ধর্মীয় গান, মন্ত্র এবং স্তুতি গান - অনেকের মতে ধ্যানের সহায়ক।

(c) Pyramid = পিরামিড্ :

পিরামিড্ হচ্ছে মিশরীয় *(স্থাপত্য)* কাঠামো। এই স্থাপত্য শিল্পটি এমন ভাবে তৈরী, যার ফলে সমস্ত বিদ্যুৎবাহিত চুম্বক তরঙ্গগুলি সব দিক থেকে প্রতিফলিত হয়ে পিরামিডের ঠিক কেন্দ্রবিন্দুতে একত্রিত হয়। এই কেন্দ্রবিন্দুতে মিশরীয়রা মৃতদেহ রাখত - যার ফলে মৃতদেহ পচত না কিংবা পচলেও খুবই ধীরে-ধীরে পচত।

অনেকে ধ্যানাভ্যাস কেন্দ্রে ধ্যান কক্ষটি এই *"পিরামিড"*-য়ের অনুরূপ নকশায় তৈরী এবং ধ্যানাভ্যাসকারী কেন্দ্রবিন্দুতে আসন গ্রহণ করবেন, যার দ্বারা বিদ্যুৎবাহিত চৌম্বক তরঙ্গগুলি তাঁর *"ব্রেনে"* একত্রিত হয়।

(d) Feng Sui = ফেং শুই :

এটি একটি চৈনিক শিল্প, যা পরিবেশ রচনা ও ব্যবস্থাপনায় প্রযোজ্য। গৃহ, আসবাবপত্র, জানালা-দরজা, গাছ-পালা... এমনকি কক্ষটিকে এমন ভাবে সুসজ্জিত করা হয়, যার দ্বারা দেহ-মন সম্পূর্ণ স্নায়বিক বা মানসিক চাপমুক্ত থাকে। কক্ষে দৃশ্যমান বস্তুগুলো এমন ভাবে সাজানো থাকে, যার দ্বারা শ্রেষ্ঠ জীবনীশক্তি *"চী"*-য়ের অভ্যুত্থান ঘটে এবং ধ্যানের সর্বোত্তম ফল পাওয়া যায়। "ফেং শুই" ইদানিং বিজ্ঞান হিসাবে যথেষ্ট স্বীকৃতি পাচ্ছে। এটা ভারতীয় *"বাস্তু" (Vaastu)* অনুশীলনের সঙ্গে তুলনীয়।

(e) White Screen or Candle = সাদা পর্দা বা মোমবাতি :

এটা একটা ভালো পদ্ধতি। ধ্যানাভ্যাসকারীর সম্মুখে একটা সাদা পর্দা এমনভাবে ঝুলিয়ে দেওয়া হয়, যেন চোখ খুললেই সাদা পর্দাটা দেখে সাদা রং-য়ের উপর তার মন কেন্দ্রীভূত করবে এবং পুনরায় চক্ষু মুদ্রিত করে ধ্যান করবে। এই সাদা রংটা একটা বিস্তৃত দৃশ্য অঞ্চল দেবে এবং মনের উপর একটা শান্ত অনুভূতির প্রলেপ বা আস্তরন এনে দেবে। যদি ধ্যানাভ্যাসে কোন উপদ্রব বা ব্যাঘাত ঘটে, তবে ধ্যানাভ্যাসকারী ধীরে-ধীরে চক্ষু উন্মিলিত করবে।

অনুরূপ ভাবে শান্ত প্রকৃতির একটা অঙ্কিত চিত্র অথবা প্রতিরূপ অথবা কোন দেব-দেবীর প্রতিমূর্তি ঘরে রেখে ঘি বা দাহ্য কোন পদার্থের কোন বাতি, ধূপ ইত্যাদি প্রজ্জ্বলিত করে একটি নির্দিষ্ট বিন্দুতে মনকে নিবিষ্ট করে ধ্যানের গভীরতা বাড়ানো যায়।

(f) Sacred Aroma = পবিত্র সুগন্ধী দ্রব্যের ব্যবহার :

সুগন্ধী দ্রব্যের মাধ্যমে চিকিৎসা উত্তরোত্তর সারা পৃথিবীতে বিশেষ স্থান করে নিচ্ছে। এই চিকিৎসা বিভিন্ন সুগন্ধী তেল ও দ্রব্য সামগ্রীর মাধ্যমে করা হয়। যথার্থ ধ্যান শুরু করার আগে ধ্যানকক্ষে সুগন্ধী তরল পদার্থ বা চন্দনের গুঁড়ো ছড়িয়ে দেওয়া হয়। মগরা, গোলাপ, ল্যাভেন্ডার প্রভৃতি কয়েকটা সুগন্ধী দ্রব্য ব্যবহার করা হয়। এগুলি তীব্র গন্ধযুক্ত হয়। ভারতে আগরবাতি, ধূপকাঠি এবং ধূপের দণ্ড, ধুনো প্রভৃতি প্রজ্জ্বলিত থাকে বহুক্ষন এবং ধ্যানকক্ষকে বহুক্ষন পর্যন্ত সুরভিত রাখে। এটিও ধ্যানের অন্যতম সহায়ক হয়।

(g) Others = অপর সহযোগী বস্তু :

অতি প্রত্যুষে স্নানপর্ব শেষ করে নরম পরিচ্ছন্ন সাদা বা গেরুয়া পোশাকে আচ্ছাদিত হয়ে ধ্যানানুশীলন করলে অবশ্যই সুফল পাওয়া যায়। দেহকে পরিমার্জিত করলে, দেহের বর্জ্য পদার্থগুলোকে ধুয়ে ফেললে মনে একটা প্রশান্তি আসে। অনুরূপ ভাবে পরিচ্ছন্ন সাদা নরম পোশাক শরীরকে শীতল রাখে, আরাম দেয়। পূজা বা ধ্যানের আগে ভারতের বিভিন্ন সম্প্রদায়ের মানুষের মধ্যে প্রচলিত আছে সাদা বা লাল চন্দনের তিলক কপালে এবং দেহের বিভিন্ন অংশে গ্রহণ করা।

এই সবই ধ্যানাভ্যাসকে সাহায্য করে। যা সর্বাগ্রে অত্যাবশ্যকীয় বিবেচ্য, তা হচ্ছে বিশ্বাস, আস্থা এবং ব্যক্তিগত আরাম। এদের উপর নির্ভর করে বাছাই করা হয় ব্যক্তিগত পছন্দমত কোন্‌গুলি গ্রহণযোগ্য।

উপযোগী শ্রবণযোগ্য বিষয়, বাদ্য-গীত এবং মন্ত্র ধ্যানের পক্ষে ভালো হয়।

দশম অধ্যায়

The Scientific Perspective : বৈজ্ঞানিক তাৎপর্য

Modern Medicine`s Interpretation of Meditation: ধ্যানের পর্যালোচনায় আধুনিক ওষুধপত্র

বিগত চার দশক ধরে প্রচুর পরিমাণ গবেষণা হয়েছে ধ্যানের চিকিৎসাগত উপকারীতা, দৈহিক প্রতিক্রিয়া এবং ধ্যান কর্মপদ্ধতির কলা-কৌশল সম্পর্কে তথ্য উদ্‌ঘাটনের জন্য। দেহের পেশীমণ্ডলীর উপর ধ্যানের প্রভাব, স্নায়ু গ্রন্থি *(Neuro endocrine)* সমূহের উপর, শ্বসন যন্ত্রের উপর এবং হৃদ্‌যন্ত্র ও ঐ সম্পর্কিত ধমনী সমূহের উপর ধ্যানের প্রভাব অবশ্যই প্রমাণ করেছে যে, বহু রোগ প্রতিরোধ ও প্রতিকারের ব্যাপারে ধ্যানের সুফল আছে। ধ্যান বিশেষ ভাবে কার্যকরী মানসিক চাপজনিত রোগের ক্ষেত্রে। ধ্যানের স্নিগ্ধ সুন্দর প্রভাব, যা বৈজ্ঞানিক দিক থেকেও সমর্থিত, এই অনুশীলনকে অনুধাবন করতে এবং সমাদর করতে সাহায্য করে।

Blood Pressure = রক্তচাপ :

ধ্যান উচ্চ রক্তচাপ গভীর উত্তেজনা হ্রাস করে। এই বিষয় বিভিন্ন পাঠ্য বিষয়ে প্রদর্শিত হয়েছে। ধ্যান যে কেবলমাত্র উচ্চ রক্তচাপকে নিয়ন্ত্রণ করে, তাই নয়... হৃদরোগজনিত বুকের যন্ত্রণা *(Angina)* বা হৃদ্‌রোগজনিত আক্রমণ *(Heart Attack)* প্রতিরোধেও সাহায্য করে। এই প্রসঙ্গে এইচ. বেনসন *(H. Benson) - USA*, সি. প্যাটেল - *USA*, ভ্যান্ ডিক্সহুম *(Van Dixhoom) - Netherland*, ডীন ওর্নিস *(U.S.A.)-য়ের* নাম উল্লেখ্য।

Cardiovascular Capacity = হৃদ্‌যন্ত্র ও রক্তবাহের ক্ষমতা :

ধ্যানের অনুশীলনের সঙ্গে-সঙ্গে দেহের অক্সিজেনের প্রয়োজন কমতে থাকে। এই জন্য যে সব স্থানে অক্সিজেন কম থাকে, সেখানে ধ্যান অনুশীলনকারী বেশী সময় থাকতে পারে। প্রকৃত পক্ষে দেহ বেঁচে থাকার জন্য কম পরিমান অক্সিজেনের প্রয়োজন বোধ করে। ডাঃ বি. কে. আনন্দ, ডাঃ জি. এস. চিন্না, ডাঃ বলদেব সিং *(All India Institute of Medical Sciences)* ষাটের দশকের গোড়ায় ধ্যান সম্পর্কে তাঁদের বৈপ্লবিক তথ্য সমন্বিত রচনা প্রকাশ করেন। ১৯৭২ খৃঃ ডাঃ আর. কে. ওয়ালেস *(USA)* উপরোক্ত বিখ্যাত চিকিৎসা বিজ্ঞানীদের তথ্যগুলোকে সমর্থন করেন।

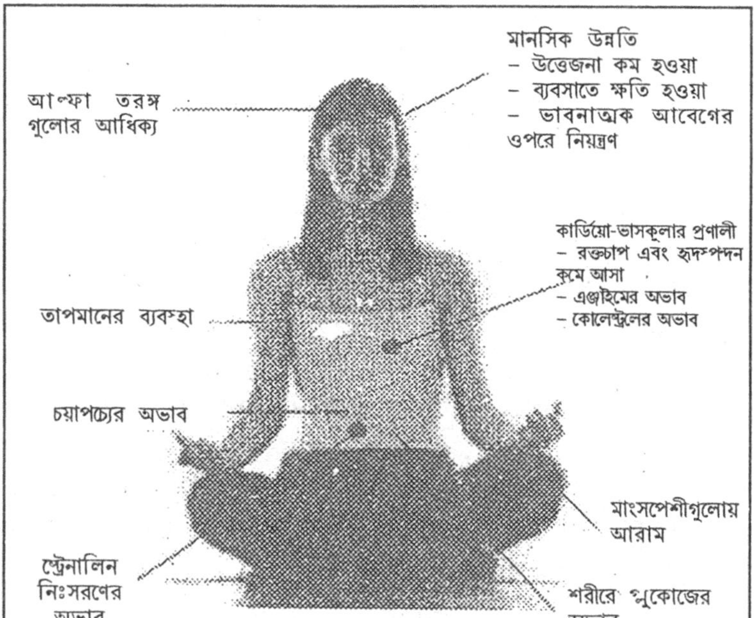

ধ্যানের প্রভাব

Respiratory Rate : শ্বসনের গতিবেগ :

ধ্যানের সময় শ্বসনের গতিবেগ যথেষ্ট কমে যায়। নিয়মিত অনুশীলনকারীর ক্ষেত্রে এই গতিবেগ কমে গিয়ে মিনিটে ৪ থেকে ৫ বার হতে পারে। এই প্রক্রিয়া ফুস্‌ফুসে বায়বীয় আদান-প্রদানকে উন্নততর করে এবং এক-একটি

গভীর শ্বসন ফুসফুসের ক্ষমতাকে বাড়িয়ে দেয়। এই প্রক্রিয়া ফুস্‌ফুসে বিশুদ্ধকারী হিসাবে কাজ করে।

Minute Ventilations and Spirometric Changes : প্রতি মিনিটে বায়ু চলাচল এবং শ্বসনজনিত দৈহিক পরিবর্তন :

"ইলেকট্রোনিক স্পাইরোমিটার" হচ্ছে একটা উন্নত ধরণের যন্ত্র, যা চিকিৎসার কাজে ব্যবহৃত হয়; সাধারণত: এই যন্ত্রটির দ্বারা বিভিন্ন ধরণের শ্বসনজনিত পরিবর্তন পরিমাপ করা হয়। এই ধরণের যন্ত্রগুলি ব্যবহারের দ্বারা বিজ্ঞানীরা প্রমাণ করেছেন যে, ধ্যানের সময় প্রতি শ্বসনের যে পরিমাণ শ্বাস গ্রহণ করা হয় এবং যে পরিমাণ নি:শ্বাস ত্যাগ করা হয়, তার পরিমাণ প্রতি মিনিটে বায়ু চলাচলের সঙ্গে বৃদ্ধি পায়। এই ভাবে ফুসফুস্‌কে আমরা অনেক বেশী কর্মক্ষম হিসাবে পেতে পারি। স্বাভাবিক ভাবে ফুসফুসের শতকরা ১০ ভাগ ক্ষমতাকে বাড়িয়ে শতকরা ৫০ থেকে শতকরা ৬০ ভাগ করা যায়। সর্বোচ্চ ক্ষমতা শতকরা ৮০ ভাগ এবং বাকী অংশ থাকে অব্যবহার্য।

প্রতি মিনিটের বায়ু চলাচল = প্রতি মিনিটে শ্বাস গ্রহণের পরিমাণ।

Skin Resistance : দেহ চর্মের বাধা :

স্বল্প *"ভোল্টেজ" (Voltage)* সম্পন্ন বিদ্যুত প্রবাহের ক্ষেত্রে দেহ চর্মের প্রতিরোধ মাপ করে দেহের স্নায়বিক বা মানসিক চাপের পরিমাণ নির্ণয় করা হয়। দেহ চর্মের প্রতিরোধক পরিমাণ যত বেশী হবে, মানসিক চাপের পরিমাণ তত কম হবে। ধ্যানের মধ্যে দেহ চর্মের বাধা প্রায় পাঁচ গুণ বাড়তে পারে এবং এর প্রভাবে মানসিক চাপ প্রায় পাঁচ গুণ কমতে পারে।

Temperature Changes : তাপমাত্রার পরিবর্তন :

ধ্যানের দ্বারা দেহে কাম্য তাপমাত্রা রক্ষা করা যায়; এমনকি শীতপ্রধান পরিবেশেও। সেজন্য হিমালয় পর্বতশ্রেণীর হিমমন্ডলে, যেখানে পরিবেশের তাপমাত্রা শূণ্য ডিগ্রী বা তারও কম, সেখানেও সাধুরা নগ্ন দেহে ও নগ্ন পদে ধ্যান অনুশীলন করে বেঁচে থাকতে পারেন।

EMG or Electromyography : *"ই. এম. জি. অথবা ইলেকট্রোমায়োগ্রাফি"* :

এই পদ্ধতিটি আমাদের পেশীগুলির উপর মানসিক চাপের পরিমাণ নির্ণয় করে। যাঁরা প্রচুর পরিমাণ মানসিক চাপের মধ্যে কাজ করেন, যেমন ব্যবসায়ীরা বা বাণিজ্যিক প্রতিষ্ঠানের কর্তাব্যক্তিরা, তাঁরা তাঁদের দেহের পেশীগুলোতে

প্রচুর চাপ বহন করেন সব সময় এবং স্বাভাবিক ভাবে শরীরের যন্ত্রণা ও পেশীর ব্যথায় বিব্রত হন। *EMG (ই.এম.জি.)* যান্ত্রিক লিখন দ্বারা প্রমাণিত হয় যে, ধ্যানের দ্বারা পেশীগুলোকে পূর্ণ বিশ্রাম দেওয়া যায় এবং পেশীগুলোর উপর স্নায়বিক চাপকে হ্রাস করা যায়। যেসব ব্যক্তিরা মানসিক চাপজনিত পেশাগত ব্যথা-যন্ত্রণায় ভুগছেন, তাঁদেরকে চিকিৎসকরা ধ্যান অনুশীলনের মাধ্যমে পেশীগুলোকে পূর্ণ বিশ্রাম প্রদান করার পরামর্শ দিয়ে থাকেন।

Metabolic Rate : বিপাকের হার :

"বিপাকের হার" বলতে বোঝায় আমাদের দেহ দৈনন্দিন কাজ-কর্মের জন্য কি পরিমাণ শক্তির প্রয়োজন বোধ করে। ডাঃ আর. কে. ওয়ালেশ *(USA)* প্রমাণ করে দেখিয়েছেন যে, দেহ ন্যুন বিপাকীয় অবস্থায় চলে যায় এবং ধ্যানের মধ্যে অতি স্বল্প পরিমাণ ক্যালোরীর *(শক্তি)* প্রয়োজন বোধ করে দেহকে রক্ষা করার জন্য। সেজন্য যেসব ব্যক্তি মানসিক চাপের জন্য দৈহিক / পেশীগত ব্যথা-যন্ত্রণা অনুভব করছেন, তাঁদেরকে চিকিৎসকরা ধ্যান করতে পরামর্শ দেন।

ECG Recording : *"ই.সি.জি."* বা *"ইলেকট্রোকার্ডিওগ্রাফ"*

(বৈদ্যুতিক বিশেষ যন্ত্রের মাধ্যমে হৃৎপিন্ডের কার্যকারীতার রেখাচিত্র) :- ধ্যান চলাকালীন এই যন্ত্রের মাধ্যমে প্রাপ্ত রেখাচিত্র বিভিন্ন গবেষণায় ব্যবহৃত হয়েছে। গবেষণার দ্বারা দেখা গেছে, এই যন্ত্র ব্যবহার করে প্রমাণ করা যায় যে, ধ্যানের মধ্যে হৃদ্স্পন্দন মন্থর হয় এবং নিয়মিত হয়; *"মায়োকার্ডিয়াল ইনফার্সান"*-য়ের সম্ভাবনা *(Heart Attack)* কমে যায়।

Cholestrol *(কোলেষ্টেরল)* :-

নিয়মিত ধ্যান ও যোগাভ্যাসের দ্বারা রক্তে কোলেষ্টেরলের স্তরকে কমিয়ে আনা যায়, কারণ হৃদরোগীদের পক্ষে রক্তে উচ্চ পর্যায়ের কোলেষ্টেরলের পরিমাণ বিপজ্জনক হয়। ধ্যানের সঙ্গে যোগাভ্যাস ধমনীর মধ্যস্থ রক্তে কোলেষ্টেরল সঞ্চয়কে বাধা দেয় এবং জমে থাকা কোলেষ্টেরলকে অপসারিত করে। ১৯৯০ সালে ডাঃ ডীন্ ওর্নিস *(USA)* এই বিষয়টিকে সত্য বলে প্রমাণিত করেছেন।

Catecholamines *(ক্যাটেকোলামাইনস্)* :-

এগুলো *"হারমোন" (তরল রাসায়নিক পদার্থ, যা দেহাভ্যন্তরে নিঃসৃত হয়)*, যা প্রত্যক্ষ ভাবে মানসিক চাপের সঙ্গে সম্পর্কযুক্ত। এই *"হারমোন"*-গুলোর *(অ্যাড্রেনালাইন ও নন্-অ্যাড্রেনালাইন)* বৃদ্ধি হৃৎস্পন্দনকে বৃদ্ধি করে, রক্তচাপকে বৃদ্ধি করে, রক্তে শর্করার ভাগকে বৃদ্ধি করে এবং উত্তরোত্তর ঘাম

নির্গমন বৃদ্ধি করে। এই পুস্তকের প্রথম দিকেরঅধ্যায়গুলোয় বিভিন্ন অংশে আবেগ-উৎকণ্ঠায় এই হারমোনগুলোর উৎপাদন ও নি:সরন সম্বন্ধে বিশদ আলোচনা হয়েছে। এই সব হারমোনের নি:সরন আরম্ভ করে অধিকতর পরিমাণ *"সহানুভূতিশীল"* কাজকর্ম *(বা এক অঙ্গের অসুস্থতা অন্য অঙ্গের কাজকর্মের উপর যে প্রভাব বিস্তার করে)* এবং বেশীর ভাগ অঙ্গ-প্রত্যঙ্গের ক্ষতি সাধন করে। আক্রমণাত্মক ও অধৈর্য্য ব্যক্তিদের ক্ষেত্রে *"সহানুভূতিশীল"* কাজকর্ম এবং *"ক্যাটেকোলামাইন"* নি:সরন অধিক মাত্রায় হয়। এই অবস্থায় *"ধ্যান"* খুবই উপকারী হয়, কারণ উৎকণ্ঠা স্তরকে নীচে নামিয়ে আনে, মানসিক শান্তি অনুভূতির সৃষ্টি করে এবং এই *"হারমোন"*-গুলোর নি:সরন কমিয়ে আনে।

Blood Sugar *(রক্তে শর্করার ভাগ)* **:-**

মধুমেহ রোগাক্রান্ত ব্যক্তিদের ক্ষেত্রে *"ধ্যান"*-য়ের নিয়মিত অনুশীলন রক্তে শর্করার ভাগকে অধিকতর নিয়ন্ত্রণ করে। কিছু-কিছু যোগাসন এই সব রোগীদের ক্ষেত্রে বিশেষ উপকারী হয়।

(EEG or Electroencephology *(ই.ই.জি. অথবা "ইলোট্রোএনসেফোলোগ্রাফী")* **:-**

"ব্রেন"-য়ের কাজকর্মের লিখিত বর্ণনা ধরে রাখার একটা পদ্ধতি বৈদ্যুতিক যন্ত্রের মাধ্যমে। *"ধ্যান"* চলাকালে *"ব্রেন"*-য়ের বিভিন্ন ধরণের সুফলজনক যে পরিবর্তন ঘটে, তা *"ব্রেনের"* ই.ই.জি.-র মাধ্যমে করা যায়। *"আলফা"* *(Alpha)* তরঙ্গগুলো, যা আনন্দদায়ক অনুভূতি আনে, মানসিক প্রশান্তির অনুভূতি আনে, দেহ-মনে বিশ্রাম আনে এবং উৎকণ্ঠা কমায়, সেগুলো *"ধ্যান"* অনুশীলনের সময় অধিক কার্যকরী হয়। নিয়মিত ও দীর্ঘ সময় ধরে ধ্যানের অনুশীলনে *"আলফা"* তরঙ্গগুলো বেশী কর্মক্ষম হিসাবে উপস্থিত হয়।

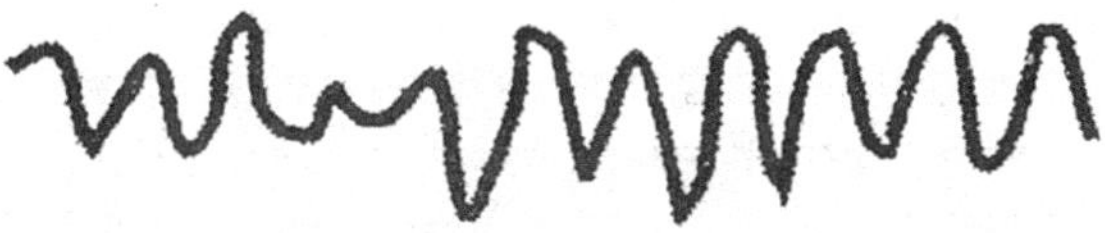

ই. ই. জি.-র আল্ফা তরঙ্গ

Psychological Testing : *(মনস্তাত্ত্বিক পরীক্ষা)* **:-**

কোন ব্যক্তির মানসিক অবস্থা জানার জন্য প্রচুর পরিমাপক পদ্ধতি আছেীণ যেমন – ব্যক্তিত্বের পরিমাপ, উৎকণ্ঠা পরীক্ষা, মনস্তাত্ত্বিক সংক্ষিপ্ত জীবন আলেখ্য ইত্যাদি। এগুলো যে কোন ব্যক্তির মানসিক অবস্থাকে প্রতিফলিত করে।

নিয়মিত *"ধ্যান"* অনুশীলনের সুফল এই পরিমাপক যন্ত্রগুলির দ্বারা বিশেষ ভাবে প্রকাশ পায়। যেহেতু *"ধ্যান"*-য়ের উপযোগিতা প্রমাণিত সত্য, সেজন্য অনেক মনস্তাত্ত্বিক বিষয়ের চিকিৎসক তাদের রোগীদের চিকিৎসায় *"ধ্যান"* করার পরামর্শ দেন।

Electrical Changes in the brain during Meditation :- ("ধ্যান" অনুশীলন কালে "ব্রেন"-য়ের বৈদ্যুতিক পরিবর্তন) :-

পূর্ববর্তী অধ্যায়ে বর্ণনা করা হয়েছে *"ধ্যান"*-য়ের সঙ্গে-সঙ্গে *"ব্রেন"*-য়ের ই.ই.জি. *(Electroencephology raphy)* করা হয় *"ব্রেন"*-য়ের উপর *"ধ্যান"*-য়ের প্রভাব বা প্রতিক্রিয়া জানার জন্য। এটা হচ্ছে সব চেয়ে বাস্তবসম্মত অনাক্রমণমূলক বা শল্যপ্রয়োগ বিরোধী পরীক্ষা, যা থেকে ধ্যানের মধ্যে *"ব্রেনের"* অবস্থা জানা যায়। বিদ্যুৎবাহী তারের প্রান্ত বা দন্ডগুলো, যেগুলো বৈদুত্যিক তরঙ্গের স্পন্দনের দ্রুততাকে নিবেশন *(লিপিবদ্ধ)* করার বিশেষ যন্ত্রের সঙ্গে যুক্ত, সেগুলিকে মাথার খুলির উপর স্থাপন করা হয় ধ্যান আরম্ভের আগে এবং ধ্যান শুরু হলে এই বিদ্যুৎ তরঙ্গ নিবেশক যন্ত্র দেখিয়ে দেয় *"ব্রেন"*-য়ের উপর *"ধ্যান"*-য়ের প্রভাব কি? অনেক স্নায়ু বিজ্ঞানী যোগাভ্যাসকারীদের অনুধাবন করেছেন *"ধ্যান"* চলাকালে। তারা দেখেছেন, ঐ যোগীরা প্রচুর পরিমাণ বিদ্যুৎ তরঙ্গ প্রদর্শন করছেন, যেসব তরঙ্গের স্পন্দনের দ্রুততা প্রতি সেকেন্ডে ৮ থেকে ১১ হার্টজ। এই ধরনের তরঙ্গগুলো বলে দেয় যে, *"ব্রেন"* একটা শান্ত ও স্থির অবস্থায় আছে। যখন কোন ব্যক্তি *"ধ্যান"* অবস্থা থেকে নিদ্রায় বা তন্দ্রাচ্ছন্ন অবস্থায় যেতে থাকেন, তখন *"থিটা"* বা *"ডেল্টা" (Thita or delta)* তরঙ্গগুলো এই ই.ই.জি. *(EEG)* যন্ত্রে প্রকাশ পায়। যখন কোন ব্যক্তি মানসিক চাপে ভুগতে থাকেন, তখন প্রধানত: *"বিটা" (Beta)* তরঙ্গগুলো প্রতি সেকেন্ডে ২০ থেকে ৪০ হার্টজ স্পন্দন দ্রুততায় প্রকাশ পায়।

The Rational and the Emotional Brain - How do they affect each other : যুক্তিবাদী মস্তিষ্ক ও আবেগপ্রবণ মস্তিষ্ক - তারা কি ভাবে পরস্পরকে প্রভাবিত করে :-

আঙ্গিক বা আবেগপ্রবণ *"মস্তিষ্কের বহিরাংশ"* আমাদের আবেগগুলিকে নিয়ন্ত্রিত করে, যেমন – ক্রোধ, দু:খ, লোভ, যৌন আকাঙ্খা, হিংসা, ভয় ইত্যাদি। এই আবেগগুলি যখন গভীরতর / বৃহদাকার ধারণ করে, তখন মানব জীবনে আসে মানসিক চাপ। প্রকৃত পক্ষে আমাদের জীবনের বেশীর ভাগ সমস্যার সৃষ্টি হয় এই আবেগগুলোকে যথাযথ ভাবে বুঝতে না পারার জন্য অথবা যথাযথ ভাবে পরিচালিত করতে না পারার জন্য।

অপর পক্ষে আমাদের যুক্তিবাদী মন *(ব্রেন)* বা *"সেরিব্রাল কর্টেক্স"* আমাদেরকে সাহায্য করে বিশ্লেষনী দক্ষতা দিয়ে; আমাদের আচরণকে যুক্তিসঙ্গত করে; অপরের আচরণ, বিচারবুদ্ধি, মানসিক প্রতিক্রিয়া ও চিন্তাধারাকে বোধগম্য করে। যখন যুক্তিবাদী মন *(ব্রেন)* আধিপত্য বিস্তার করে, তখন মানুষ কাম্য প্রতিক্রিয়া করে, স্বচ্ছ চিন্তাধারার প্রকাশ করে। এই অবস্থা বোঝাপড়ায় সাফল্য, সহিষ্ণুতা, ব্যক্তির সুসম্পর্কের ভিত্তি বা ভূমি তৈরী করে।

ধ্যান হচ্ছে সব চেয়ে শক্তিশালী এবং কর্মক্ষম যন্ত্র, যা *"ইমোশন্যাল কর্টেক্স"*-কে পরিচালিত ও নিয়ন্ত্রিত করতে পারে। ধ্যান *"হাইপোথ্যালামাস্"* *(Hyphothalamus)* গ্রন্থি থেকে আবেগজনিত স্নায়বিক রাসায়নিক পদার্থের নির্গমনকে হ্রাস করে এবং এর ফলে *"অ্যাড্রেনালিন"* উৎপাদন হ্রাস পায়। ধ্যান *"ইমোশন্যাল্ কর্টেক্স"*-য়ের সাময়িক চঞ্চলতা বা উত্থানকে স্থিতিশীল ও শান্ত করে এবং যুক্তিবাদী *"সেরিব্রাল কর্টেক্স"*-কে মেনে চলতে সাহায্য করে। এই পুস্তকের প্রথম অধ্যায়ে এই পদ্ধতি সম্পর্কে অধিকতর বিশদ ভাবে আলোচনা করা হয়েছে। *"ইমোশন্যাল কর্টেক্স"*-য়ের বিভিন্ন অংশকে ধ্যানের একটা শান্ত করার ক্ষমতা আছে - ধ্যান অনুশীলনের এই অংশগুলো হচ্ছে *"পিনিয়াল বডি"* *(Penial body)*; *"অলফ্যাক্ট্রোরী লোব" (Olfactory lobe)*; *"অ্যামিগডেল"* *(Amygdale)*; *"সেপ্টাম" (Septum)* এবং বিশেষ উল্লেখ্য *"হাইপোথ্যালামাস"* *(Hyphothalamus)*।

নিয়মিত ধ্যানানুশীলন *"র‍্যাশন্যাল কর্টেক্স"* (Rational Cortex) এবং *"ইমোশন্যাল কর্টেক্স"*-য়ের মধ্যে একটা আদর্শ সহযোগীতা আনে। যখন *"র‍্যাশন্যাল কর্টেক্স"* প্রভাবশালী ভূমিকা গ্রহণ করে, তখন ঐ ব্যক্তিটি শান্ত, সহনশীল এবং বোধবুদ্ধিসম্পন্ন ব্যক্তি হিসাবে পরিগণিত হন। এর দ্বারা ব্যক্তিটি সাফল্য সহকারে কাজ করার জন্য নিজের মানসিক ও বৌদ্ধিক ক্ষমতাকে যথাসম্ভব বৃদ্ধি করতে পারেন।

প্রত্যেক ব্যক্তির অসীম ক্ষমতা আছে, তবে তা কদাচ পূর্ণ রূপে ব্যবহৃত হয়। বেশীর ভাগ ব্যক্তি তাদের জীবনে এই সব কর্মক্ষমতাগুলিকে উন্মুক্ত করতে পারে; ফলে মানসিক চাপপিষ্ট নি:সঙ্গ সাধারণ একটা জীবন যাপন করেন। এই বৌদ্ধিক শক্তি এবং আবেগপ্রবণতার স্থিতিশীলতাকে কাজে প্রয়োগ করার ক্ষমতা কোন সাধারণ মানুষকে জয়ী মানুষে পরিণত করে। দেহ-মনের উপর শান্ত প্রভাব বিস্তার করে *"ধ্যান"* এই ক্ষমতাগুলোকে কাজে লাগায়। *"ধ্যান"* কেবলমাত্র মানসিক চাপকেই নিয়ন্ত্রিত করে না, জীবনে সাফল্য আনতেও সাহায্য করে।

The yogic way of Defining Nervous System: যোগসূত্র অনুসারে স্নায়ুতন্ত্রের সংজ্ঞা নির্ণয়:-

যদিও আধুনিক চিকিৎসা বিজ্ঞান বিগত কয়েক শো বছরে তার অত্যাধুনিক পরিমাপক যন্ত্রগুলির সাহায্যে মানব দেহের স্নায়ুতন্ত্র সম্বন্ধে প্রচুর জ্ঞান সঞ্চয় করেছে... তবুও প্রাচীন *"যোগ"* বিজ্ঞান আজ থেকে ৩০০০ বছর আগে একই জ্ঞান পরিবেশন করেছে। মানব দেহের স্নায়ু মন্ডলী সম্বন্ধে অতীতের মানুষ যে বর্ণনা দিয়েছেন, তা বর্তমান এ্যালোপ্যাথি চিকিৎসকদের বোধশক্তির সঙ্গে সামঞ্জস্যপূর্ণ।

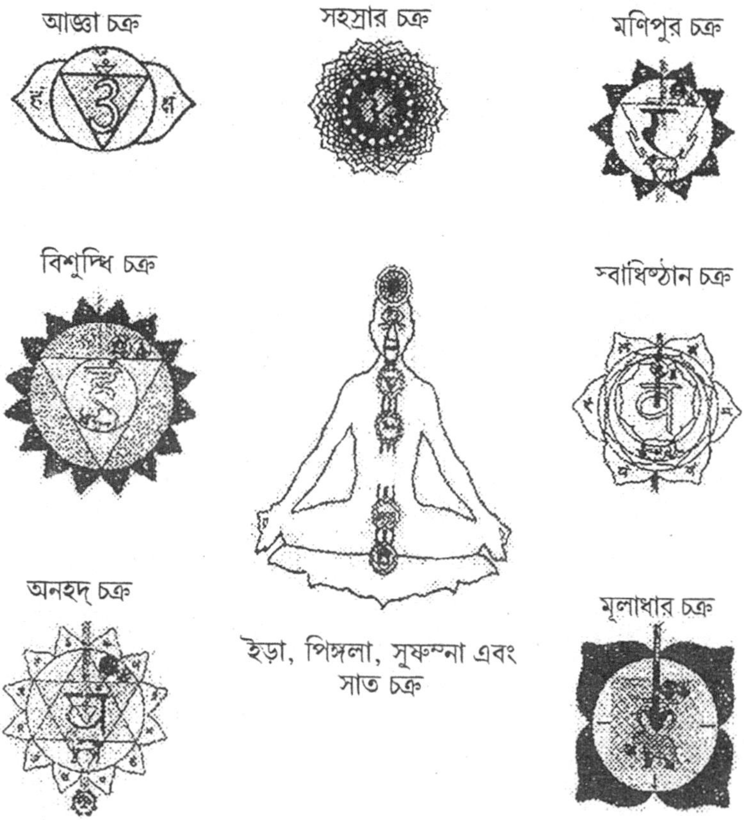

শরীর চক্র

এই সব যথোপযুক্ত বর্ণনা অবশ্যই প্রমাণ করে যে, যোগ বিজ্ঞানের বিশেষজ্ঞরা মানব দেহ এবং এই দেহকে পরিচালনাকারী মস্তিষ্ক সম্বন্ধে কি অত্যাশ্চর্য ধরণের জ্ঞানের অধিকারী ছিলেন। প্রকৃত পক্ষে কতকগুলি যোগ বর্ণনা আধুনিক স্নায়ুবিদ্যা ও স্নায়বিক শরীর তত্ত্বের চেয়ে অনেক উন্নত। এই সব জ্ঞান আধুনিক চিকিৎসা বিজ্ঞানের যন্ত্রপাতি ছাড়াই প্রকাশ করা সত্যিই বিস্ময়কর।

"সুষুন্না" - (স্নায়ু ব্যবস্থার প্রধান গঠন) - যোগ বিদ্যা অনুসারে ব্যাখ্যা করলে বোঝায় সুযুন্না কান্ড ও মস্তিষ্ক। দুটি সর্পিল স্নায়ু সুষুন্না কান্ডকে চক্রাকারে জড়িয়ে ধরে আছে - যোগ শাস্ত্র অনুসারে এদের নাম *"ইড়া"* এবং *"পিঙ্গলা"* - এদেরকে তুলনা করা যায় আধুনিক বিজ্ঞান সমর্থিত দুটি সহানুভূতিসূচক শৃঙ্খল - স্নায়ুর সঙ্গে যারা সুষুন্না কান্ডকে ঘিরে আছে। যোগীরা বলেছেন ৮৪০০০ স্নায়ু এই *"সুষুম্না কান্ড"* থেকে শরীরের বিভিন্ন অংশে প্রসারিত।

এই *"সুষুন্না"*, যা গুহ্যদ্বারের কাছ থেকে কপাল পর্যন্ত বিস্তৃত -- এর মধ্যে সাতটা কেন্দ্র বা চক্র আছে *(কারও-কারও মতে ১১-টি, আবার অনেকের মতে ১৩-টি চক্র আছে)*। এই চক্রগুলি নীচ থেকে উপর পর্যন্ত দেহের বিভিন্ন অংশকে নিয়ন্ত্রিত করে। এই চক্রগুলোর নাম যথাক্রমে *"মূলাধার চক্র"*, *"স্বাধিষ্ঠান চক্র"*, *"মণিপূরক চক্র"*, *"অনাহত চক্র"*, *"বিশুদ্ধি চক্র"*, *"অগ্র চক্র"* এবং *"সহস্রার চক্র"*। এই চক্রগুলোকে বলা যেতে পারে আধুনিক স্নায়ু-বিশেষজ্ঞদের দ্বারা স্বীকৃত স্নায়ু মণ্ডল বা স্নায়ু জালক।

কুণ্ডলীর নিম্নাংশের পাঁচটি চক্রকে তুলনা করা যায় আধুনিক বিজ্ঞানের পাঁচটি স্নায়ু জালকের সঙ্গে - যথা — Sacral - স্যাক্রাল = ত্রিকাস্থি সম্পর্কিত স্নায়ু জালক, Prostatic - প্রস্টেটিক = মূত্রাশয় গ্রন্থি সম্পর্কিত স্নায়ু জালক, Cardiac - কার্ডিয়াক = হৃৎপিণ্ড ও তৎসম্পর্কিত স্নায়ু জালক, থায়রয়েড - Thyroid = গলগ্রন্থির সঙ্গে যুক্ত স্নায়ু জালক। উর্দ্ধাংশের চক্রগুলো *"হাইপোথ্যালামাস"* ও *"লিম্বিক"* গঠনের অনুরূপ অর্থাৎ *"ইমোশন্যাল কর্টেক্স"* এবং *"সেরিব্রাল কর্টেক্স" (যুক্তিবাদী মন)*-য়ের সঙ্গে তুলনা করা যায়।

কুন্ডলিনী *(Kundalini)* :--

যোগীরা বিশ্বাস করেন যে, কুন্ডলিনীর বিশাল ক্ষমতা বা শক্তি আছে এবং এই শক্তি কুন্ডলিনীর নিম্নাংশের পাত্রে ধরা আছে। নিয়মিত এবং ক্রমান্বয়ে গভীর থেকে গভীরতর যোগাভ্যাস ও ধ্যানানুশীলনের দ্বারা এই শক্তিকে উন্মুক্ত করা যায়। যদি কেউ এই সব চক্রকে জয় করতে পারে, তবে সেই ব্যক্তি তার দেহ-মনের উপর সম্পূর্ণ আধিপত্য বিস্তার করতে পারবে *(অর্থাৎ ক্ষুধা, তৃষ্ণা, জরা, অভাব, মৃত্যু)* -- কোন কিছুই তাকে স্পর্শ করতে পারবে না।

একাদশ অধ্যায়

প্রেক্ষাধ্যান পদ্ধতি

The Preksha Meditation System :

এটি বিভিন্ন বাস্তবসম্মত ও উন্নত ধ্যান পদ্ধতির অন্যতম। এটির আক্ষরিক অর্থ হচ্ছে - *"যত্ন সহকারে ও গভীর ভাবে কোন কিছু উপলব্ধি করা।"* পদ্ধতিটি প্রাচীন জৈন ধর্ম এবং তাদের প্রাচীন ধর্মপুস্তক প্রাকৃত ভাষায় লিখিত *"আগামাস"* থেকে গৃহীত হয়েছে। পদ্ধতিটি আধুনিক যুগে এসেছে জৈন আচার্য স্বর্গীয় *"আচার্য তুলসী"* এবং তাঁর বিদ্বান শিষ্য *"আচার্য মহাপ্রাজ্ঞ"* দ্বারা যথেষ্ট পরিবর্তিত ও পরিশ্রুত হয়ে।

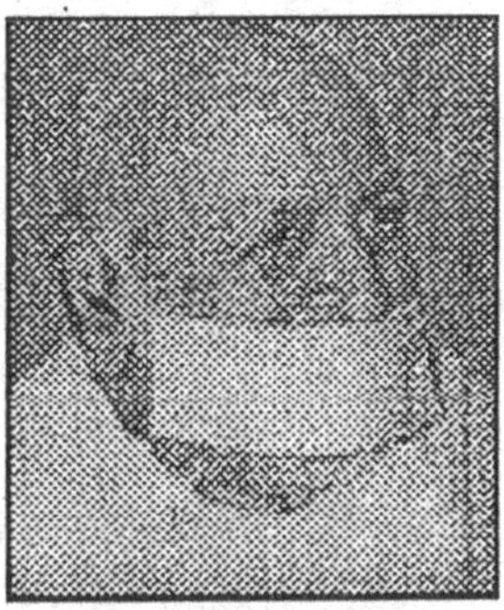

আচার্য শ্রী তুলসী

আমার চিকিৎসা শাস্ত্রের ডিগ্রী লাভের পর আমি যখন *"ধ্যান"* ও *"যোগবিদ্যা"* সম্পর্কে গবেষণা করছিলাম, তখন আমি বিভিন্ন ধরণের *"ধ্যান"* সম্বন্ধে শিক্ষা লাভ করেছিলাম। যখন আমি আমার বিজ্ঞানভিত্তিক দৃষ্টি দিয়ে *(জ্ঞান সহকারে)* বিশ্লেষণ করেছিলাম, তখন *"প্রেক্ষা ধ্যান"* সব চেয়ে আধুনিক ও বিজ্ঞানসম্মত পদ্ধতি হিসাবে প্রতিভাত হয়েছিল। এই পদ্ধতিটি যে কেবলমাত্র *"ধ্যান"*-য়ের প্রকৃত স্বরূপ উদ্‌ঘাটন করে, তাই নয়; এর একটা সুদূরপ্রসারী ভাবধারা আছে, যা বিভিন্ন মানসিকতার মানুষ নিজ-নিজ মানসিক ক্ষমতার সঙ্গে বিভিন্ন ভাবে প্রয়োগ করতে

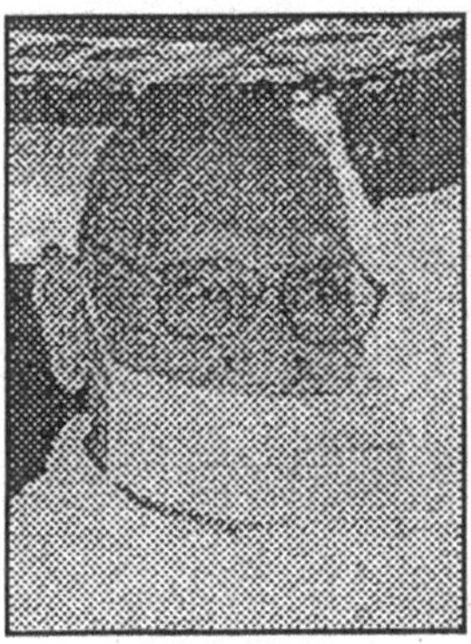

আচার্য মহাপ্রজ্ঞা

পারে। এই প্রয়োগগুলো নির্ভর করে ব্যক্তির মানসিক ক্ষমতা, শিক্ষা, বিশ্লেষণী ক্ষমতা এবং মানসিক প্রবণতার উপর।

"আচার্য মহাপ্রাজ্ঞ", যিনি গুরুদেব *"তুলসী"*-র বিজ্ঞ শিষ্য, তিনিই *"প্রেক্ষা ধ্যানের"* সুপরিচিত প্রবক্তা ও স্রষ্টা। প্রথমে তিনি *"মুনি নাথমল"* নামে পরিচিত ছিলেন এবং পরে তাঁর গুরুর দ্বারা *"মহা প্রাজ্ঞ" (অর্থাৎ সব চেয়ে জ্ঞানী)* নামে তিনি ভূষিত হন। *"প্রেক্ষা ধ্যান"*-য়ের মূল শিক্ষাকেন্দ্র ভারতের রাজস্থান রাজ্যের *"ল্যাদনান"* শহরে অবস্থিত এবং নতুন দিল্লীতেও এর একটা শাখা আছে।

প্রেক্ষা কথার অর্থ *"কোন কিছু দেখা বা গভীর ভাবে অনুভব করা"*। এখানে দেখা বলতে বর্হিজগৎকে চর্মচক্ষু দিয়ে *'দেখা'* বোঝায় না, মানসিক অন্তর্দৃষ্টি দিয়ে যত্ন সহকারে একাগ্র চিত্তে অন্তর্জগৎকে উপলব্ধি করা *(বা অন্তর্জগতের উপর একাগ্রতা আরোপ করা)*। অন্য যে কোন ধ্যানের মত *"প্রেক্ষা ধ্যান"*-য়ের তিনটি অঙ্গ আছে - যা ইতিপূর্বেই বর্ণনা করা হয়েছে - একটা শান্ত-সুন্দর পরিবেশ; মেরুদণ্ড স্থির সোজা অবস্থায় রেখে একটা আরামপ্রদ অঙ্গ বিন্যাস এবং নির্বিকার-নির্লিপ্ত দৃষ্টিভঙ্গী। যা অনণ্য সাধারণ, তা হচ্ছে এই *"প্রেক্ষা ধ্যান"*-য়ের বহু ধরণের বিষয় বস্তু।

"প্রেক্ষা" চায় না কেবলমাত্র একটা বস্তু বা বিষয়ের উপর একাগ্রতা আরোপ করুন। মূল বক্তব্য হচ্ছে - *"একাগ্রতার পদ্ধতিটিকে গভীর ভাবে অনুধাবন করুন, উপলব্ধি করুন।"*

এই উপলব্ধি, একাগ্রতা প্রক্রিয়ায় ক্রমাগত বিচ্যুতি, যা ধ্যানের মধ্যে ঘটে থাকে, তাকে অনুভব করতে এবং সতর্ক হতে বাধ্য করে। এই উপলব্ধি সাহায্য করে একাগ্রতার মধ্যে যে বিশৃঙ্খলা এবং বিচ্যুতি ঘটে, সেগুলোকে দূরে সরিয়ে দিতে এবং ধ্যানের মূল বিষয়বস্তুকে ধ্যানের মধ্যে ফিরিয়ে আনতে - এই ভাবে ধ্যানের প্রক্রিয়াকে শক্তিশালী ও কর্মক্ষম করে। *"প্রেক্ষা ধ্যান"*-য়ের এটাই হল অনণ্য সাধারণ বৈশিষ্ট্য।

"প্রেক্ষা ধ্যান" একটা নির্দেশ দেয় ধ্যানের প্রস্তুতি হিসাবে কিছু *"সংকল্প"* বা প্রতিজ্ঞা গ্রহণ করতে এবং অনুসরণকারীদের অনুরোধ করা হয়েছে নিম্নলিখিত সংকল্প আবৃত্তি করতে :-

(দ্রষ্টব্য :- ধ্যানের উদ্দেশ্য অনুসারে সংকল্পকে পরিবর্তন ও পুনর্লিখন করা যায়)

- আমি *"প্রেক্ষা ধ্যান"*-য়ের অনুশীলনে নিজেকে উৎসর্গ করছি।
- আমি আধ্যাত্মিক পথের অনুশীলনে নিজেকে উৎসর্গ করছি।

- আমি আভ্যন্তরীণ মানসিক উপলব্ধির অনুশীলনে নিজেকে শিক্ষার্থী হিসাবে যুক্ত করছি।
- আমি আধ্যাত্মিক অভিজ্ঞতা লাভের অনুশীলনে নিজেকে শিক্ষার্থী হিসাবে যুক্ত করছি।

"প্রেক্ষা" অনুসারে *"ধ্যান"*-য়ের অর্থ এই নয় যে, মানসিক ক্রিয়া-প্রতিক্রিয়াগুলোকে অবদমিত করে রাখা, কারণ এ ধরণের অবদমন মানসিক অস্থিরতা আনে। সাধারণ একাগ্রতা লাভের সর্বোত্তম পথ হচ্ছে এই *"প্রেক্ষা"* অনুসারে - *"তুমি নিজেকে দেখছ, নিজেকে উপলব্ধি কর, নিজেকে বোঝ।"*

Constituents of the Preksha Meditation System : *"প্রেক্ষা ধ্যান"* প্রক্রিয়ার উপাদানগুলো :-

ধ্যানের বিষয়বস্তু অনুসারে *"প্রেক্ষা ধ্যান"*-কে নিম্নলিখিত শ্রেণীতে ভাগ করা যায় :-

১) সম্পূর্ণ বা ক্রমান্বয়ে পেশীগুলোকে এলিয়ে দিয়ে বিশ্রাম দেওয়া - যাকে বলা হচ্ছে *"কায়োৎসর্গ"*।

২) মেরুদন্ডের কেন্দ্রগুলোর মধ্য দিয়ে আভ্যন্তরীণ গতি বা সঞ্চালন *(অন্ত র যাত্রা)*।

৩) শ্বসন উপলব্ধি *(শ্বাস প্রেক্ষা)*।

৪) শারীরিক উপলব্ধি *(শরীর প্রেক্ষা)*।

৫) মনস্তাত্ত্বিক কেন্দ্র উপলব্ধি *(চৈতন্য কেন্দ্র প্রেক্ষা)*।

৬) রূপ-রঙ্গের উপলব্ধি *(লেস্যা ধ্যান)*।

৭) স্বনির্দ্ধারিত প্রস্তাব বা নির্দ্দেশ *(ভাবনা)*।

৮) চিন্তার উপলব্ধি *(অনুপ্রেক্ষা)*।

"সাওল" (SAAOL = Science And Art Of Living) তার শিক্ষা ব্যবস্থায় *"প্রেক্ষা ধ্যান"*-য়ের মূল বিষয়কে অন্তর্ভুক্ত করেছে এবং আধুনিক কালে বিভিন্ন রোগ, যেমন – স্নায়বিক উত্তেজনা *(Stress)*, উচ্চ রক্তচাপ *(Hypertension)* প্রভৃতির নিরাময়ে ব্যবহার করেছে। যারা ওষুধ ও শল্য চিকিৎসাকে দূরে রেখে একটা স্বাস্থ্যকর জীবন পেতে চান, *"প্রেক্ষা"* ধ্যান ব্যবস্থা তাঁদের পক্ষে উপযোগী এবং সেই সঙ্গে বর্তমান চিকিৎসা বিজ্ঞানের সঙ্গে যুক্ত করে প্রয়োগ করেছে *"সাওল"*।

Kayotsarg or Progressive Muscular Relaxation:- কায়োৎসর্গ অথবা ক্রমান্বয়ে পেশীগুলোকে এলিয়ে দেওয়া বা বিশ্রাম দেওয়া :-

কায়োৎসর্গ হচ্ছে প্রেক্ষা ধ্যানের একটা গুরুত্বপূর্ণ অনুশীলন এবং আক্ষরিক অর্থ হচ্ছে দেহকে ফেলে দেওয়া বা ত্যাগ করা। *"কায়া"* শব্দের অর্থ দেহ বা শরীর; *"উৎসর্গ"* শব্দের অর্থ সমর্পণ করা বা ত্যাগ করা। প্রকৃত পক্ষে এটা হচ্ছে অতি সচেতন ভাবে দৈহিক সমস্ত সঞ্চালন বা নড়াচড়া বন্ধ করে দেহের সমস্ত পেশীগুলোকে এলিয়ে দেওয়া বা বিশ্রাম দেওয়া এবং সমস্ত প্রকার বিপাকীয় বা শক্তি নির্ভরশীল কাজকে ন্যুনতম অবস্থায় কমিয়ে আনা। দৈহিক ভাবে এই পদ্ধতিটা নিদ্রাবস্থার চেয়েও বিশ্রামপ্রদ এবং এটি সর্বাপেক্ষা বিপদশূণ্য বা ক্ষতিশূণ্য এবং মানসিক চাপ ও উৎকণ্ঠা থেকে উদ্ভুত দৈহিক বিকৃতি বা রোগের প্রত্যক্ষ প্রতিষেধক। এই বিশ্রামপূর্ণ দৈহিক অবস্থা মানসিক চাপকে হ্রাস করতে সাহায্য করে; কারণ প্রশান্ত মন অনেক বেশী শক্তিসম্পন্ন যে কোন উৎকণ্ঠা ও প্রতিদ্বন্দ্বিতাকে যুক্তিসঙ্গত ভারসাম্য অবস্থায় আনতে পারে।

The Technique : কলা-কৌশল :-

এই ব্যায়াম যে কোন অঙ্গ বিন্যাসে – বসে, দাঁড়িয়ে বা শুয়ে অনুশীলন করা যায়। যখন আমরা *"ধ্যান"* অনুশীলন করি, তখন আবশ্যিক ভাবে বসে অনুশীলন করা বাঞ্ছনীয়। মেরুদন্ড সোজা থাকবে এবং দাঁড়িয়ে অনুশীলন করার মত খুব বেশী সচেতনতার প্রয়োজন নেই। যেহেতু আমরা উত্তেজনামুক্ত হতে চাই, সেজন্য মাটিতে শুয়ে অনুশীলন করা ভালো। কারণ এই শুয়ে থাকা অবস্থা আমাদেরকে মানসিক শ্রান্তি ও ক্লান্তি থেকে মুক্তি দেয় এবং দেহকে সুনিয়ন্ত্রিত করতে সাহায্য করে।

The Pledge : শপথ :-

দাঁড়িয়ে থাকা অবস্থায় এই শপথ পাঠ *(আবৃত্তি)* করবেন – *"আমি দৈহিক, মানসিক ও আবেগজনিত উত্তেজনা থেকে মুক্ত হতে চাই; সেজন্য আমি "কায়োৎসর্গ" অনুশীলন করছি। আমি শপথ নিচ্ছি এই সম্পূর্ণ অনুশীলনে সচেতনতা রক্ষা করব।"* হাতের তালু দুটিকে পরস্পরের সঙ্গে আবদ্ধ করে বাহু দুটিকে কানের পাশ দিয়ে উপরে সোজা তুলে রাখুন, হাতের তালু দুটি আকাশের দিকে থাকবে। শ্বাস নিতে-নিতে সমস্ত দেহটা সোজা ভাবে দু পায়ের আঙ্গুলের উপরে তুলুন। শ্বসন স্বাভাবিক করে উত্থিত অবস্থায় অনুভব করুন আপনার সব পেশীগুলো উত্তেজনায় টান-টান। কয়েক সেকেন্ড থাকুন *(তদাসন)*।

১) **প্রথম পদক্ষেপ:-** এবার মাটিতে শুয়ে পড়ুন, গলা ও মেরুদন্ড সোজা রাখতে হবে, দেহের কোন পেশীতে কাঠিন্য থাকবে না। আস্তে-আস্তে চক্ষু দুটি মুদ্রিত করুন। দেহের সব গুলি পেশীকে এলিয়ে দিন... যেন মনে হয় তারা চলৎশক্তি শূণ্য।

২) একের-পর-এক আপনার দেহের সবগুলো অংশের উপর আপনার মনোযোগকে কেন্দ্রীভূত করুন। স্বগতোক্তির দ্বারা সব গুলো অঙ্গ-প্রত্যঙ্গকে বিশ্রামের জন্য এলিয়ে দিন এবং অনুভব করুন তারা এলিয়ে পড়েছে।

৩) দেহ-মনের শিথিলকরণের জন্য ডান পায়ের বুড়ো আঙ্গুল থেকে শুরু করুন, পেশী ও শিরাগুলোকে শিথিল হতে বলুন এবং অনুভব করুন যে, তারা সত্যি-সত্যি শিথিল হয়েছে। এর পর ডান পায়ের অপর অংশগুলোকে, যেমন – অন্য সব আঙ্গুলগুলো, পায়ের তলা, গোড়ালি, গোড়ালির সংযোগস্থল, পায়ের গুলি *(Calf muscles)*, হাঁটু, উরু এবং নিতম্ব যেন শিথিল হয়। অনুরূপ ভাবে বাম পাকেও শিথিল করুন।

৪) নিতম্বের সংযোগস্থল থেকে ঘাড় পর্যন্ত সমস্ত দেহ কান্ডের অংশ সকল, যেমন – তলপেটের সম্মুখ ভাগ ও পৃষ্ঠ ভাগ, উপর পেট, সম্মুখে এবং পৃষ্ঠদেশে বিস্তৃত পাঁজর, বক্ষপেশী, গলাস্থি এবং ঘাড়ের পেশী ইত্যাদিকে ক্রমান্বয়ে শিথিল করুন। ডান হাতের আঙ্গুলগুলোর মাথা থেকে শুরু করে ডান কাঁধ পর্যন্ত এবং অনুরূপ ভাবে বাম হাতকেও বাম কাঁধ পর্যন্ত শিথিল করুন।

৫) এরপর কাঁধের উপরের দেহাংশ, যেমন – গলা, মাথা, গন্ডদেশ, থুতনি, ঠোঁট, নাক. চোখ, কান, কপাল, মাথার খুলিকে শিথিল করুন।

৬) অনুভব করুন এবং অভিজ্ঞতা সহকারে দেখুন, আপনার সম্পূর্ণ দেহ শিথিল হয়েছে। যদি দেহ-মন সম্পূর্ণ ভাবে শিথিল হয়ে থাকে, তবে এই অবস্থায় কয়েক মিনিট থাকুন।

৭) উপলব্ধি করুন সমস্ত শরীরটাই শিথিল হয়েছে এবং অনুভব করুন আপনি দৈহিক দিক থেকে, মানসিক ও আবেগগত দিক থেকে শিথিল। যদি দেহের কোন অংশে কোন প্রকার উত্তেজনা থাকে, তবে সেই অংশকে এবং সারা দেহকে শিথিল করুন প্রতি অঙ্গের সঙ্গে। যখন সম্পূর্ণ দেহ-মন শিথিল হয়েছে বুঝবেন, তখন ঐ অবস্থায় কয়েক মিনিট থাকুন।

৮) *"কায়োৎসর্গ"* শেষ করার জন্য সারা দেহে শক্তি সঞ্চারিত করুন, শ্বাস পুরোপুরি গ্রহণ করুন এবং দেহের সমস্ত অঙ্গ-প্রত্যঙ্গে প্রেরণ করুন। শুরু

করুন দেহের উপর ভাগ থেকে যথা - মাথা, মুখমন্ডল ও গলা, তারপর দেহ কান্ডের মধ্যাংশ, ডান হাত, বাম হাত, ডান পা ও বাম পা পর্যন্ত। এরপর শ্বাস ত্যাগ করতে-করতে বাম দিকে বাম কনুই-য়ের উপর ভর দিয়ে ধীরে-ধীরে উঠে বসুন। বসে-বসে দু-তিনটি দীর্ঘশ্বাস গ্রহণ করুন ও ত্যাগ করুন।

Leshya Meditation : Meditating ob clour : *"লেস্যা ধ্যান"* - রং-য়ের উপর ধ্যান :-

মানুষ দেহ রং-য়ের দিব্য জ্যোতি বা পরিমন্ডল দ্বারা পরিবৃত। *"লেস্যা"* হচ্ছে অতি ক্ষুদ্র বস্তুকণা, যা এই জ্যোতি পরিমন্ডল ও রং-য়ের সৃষ্টি করে। এই অতি ক্ষুদ্র বস্তুকণাগুলো তৈরী হয় অতি ক্ষুদ্রাতিক্ষুদ্র বস্তু অথবা দেহ কোষ থেকে, যে কোষগুলো *"ব্রেন"* এবং *"দেহ"*-কে গঠিত করে। এগুলো বৈদ্যুতিন চৌম্বক বস্তু; এগুলোকে খালি চোখে দেখা যায় না। এগুলো দেহের এবং দেহ কোষের চারি দিকে পরিবৃত থাকে। যৌন আকাঙ্খা, গভীর অনুরাগ, আবেগ, ঝোঁক ইত্যাদি প্রক্রিয়াগুলো আবেগপ্রবণ মস্তিস্ক *(ব্রেন)*-য়ের সৃষ্টি এবং বহি:প্রকাশ পায় *"নিউরো-এন্ডোক্রাইন"* ব্যবস্থার মাধ্যমে। এই পরিমন্ডলের রং-য়ের পরিবর্তন ঘটে মানসিক অবস্থার পরিবর্তনের সাথে-সাথে। এই জ্যোতি পরিমন্ডলকে অনুধাবন করার প্রয়োজন হয় স্বাস্থ্যের অবস্থা নির্ণয়ের জন্য।

"লেস্যা" প্রকৃত পক্ষে তড়িৎ-চুম্বক রশ্মি *(Electro Magnetic Rays)* অতি ক্ষুদ্র-ক্ষুদ্র বস্তু থেকে বিচ্ছুরিত এবং নি:সৃত *(দেহের প্রত্যেকটি কোষ একত্র যোগে)*। এগুলো সম্পর্কে মনে করা হয় যে, এদের প্রবল প্রভাব আছে *"নিউরো-এন্ডোক্রাইন"* দৈহিক গঠনের উপর *(Neuro - endocrine = স্নায়ু ও অন্তক্ষরা গ্রন্থিগুলির গঠন ও কাজের উপর)*। আবেগকে নিয়ন্ত্রিত করার জন্য *"লেস্যা"*-কে ব্যবহার করা যেতে পারে এবং *"নিউরো-এন্ডোক্রাইন"* গঠন তন্ত্রে উল্লেখযোগ্য পরিবর্তন আনা যায় এই *"লেস্যা"*-র সাহায্যে।

এই *"লেস্যা"* ধ্যান আমাদের স্নায়ু ও অন্ত:ক্ষরা গ্রন্থিগুলোর কাজকে পরিশ্রুত ও পরিমিত করে রং-য়ের উপলব্ধিকে কাজে লাগায়; এর ফলে সুস্বাস্থ্য ও সুখ আসে *(অর্থাৎ মানসিক অবস্থার পরিবর্তন ঘটে)*। পিনিয়াল গ্রন্থি *(Penial Gland)*, যা অন্ত:ক্ষরা গ্রন্থিগুলোর মধ্যে বিশেষ গুরুত্বপূর্ণ, তার কাজের জন্য দায়ী রং-য়ের প্রতি আমাদের আবেগতাড়িত প্রতিক্রিয়া। তাই এই *"ধ্যান"*-য়ের বিষয়বস্তু হল বিভিন্ন ধরনের রং। ধ্যান অনুশীলনকারীকে বিভিন্ন ধরনের রং-য়ের প্রতি একাগ্রতা আরোপ করতে হয় *[সবুজ রং (রোগ নিরাময়); কমলা রং (শক্তি ও উৎসাহ), সাদা (শান্তি ও শান্ত-সুন্দর পরিবেশ)]* এবং রং-য়ের বিষয়ে ধ্যান করতে হয়।

Meditation on a positive thought : Anupreksha : কোন একটা চিন্তামূলক বিষয়বস্তু বা নির্দিষ্ট ধারণা সম্পর্কে ধ্যান :-

"অনুপ্রেক্ষা" ধ্যান :- ইতিপূর্বেই উল্লেখ করা হয়েছে *"প্রেক্ষা"* কথার অর্থ কোন কিছুকে গভীর ভারে দেখা এবং সুগভীর ভাবে উপলব্ধি করা। বিষয়বস্তু যাই হোক্ না কেন, ব্যক্তিকে বিষয়বস্তুর গভীরে যেতে হবে, গভীর ভাবে লক্ষ্য করতে হবে এবং অনুভব করতে হবে।

"প্রেক্ষা" ধ্যান হচ্ছে আধ্যাত্মিক চিকিৎসা। এর প্রাথমিক উদ্দেশ্য হল মনের চূড়ান্ত ভ্রান্তিমূলক এবং নিম্ন মানের চিন্তাগুলোকে দূরে সরানো। এই ধ্যান মানুষের মধ্যে পবিত্র, সরল এবং যথার্থ আবেগের সৃষ্টি করে, যা মানুষের ভালবাসা ও পারস্পরিক শ্রদ্ধার উপর নির্ভরশীল। আস্থাব্যঞ্জক ও শান্তিপ্রদ অনুভূতির স্রোত বিভিন্ন ধরণের মানসিক বিকৃতিকে সংশোধন করে এবং স্নায়ু ও *"এন্ডোক্রাইন"* ব্যবস্থার সম্মিলিত কাজকে গতিশীল করে। মন যখন শান্ত-শীতল হয়, তখন রক্তের রসায়ন এবং *"নিউরো এন্ডোক্রিন্যাল"* নি:সরন উল্লেখযোগ্য ভাবে পরিবর্তিত হয়। তখন সমস্ত প্রকার উৎকণ্ঠা, দুশ্চিন্তা এবং হতাশা হ্রাস প্রাপ্ত হয়।

এই সব পরিবর্তনগুলো আকস্মিক বা হঠাৎ ঘটে না, এগুলোকে একত্রে কার্যকরী করা যায় এবং এদের স্থায়ী প্রতিক্রিয়াগুলোকে ব্যক্তিত্বের স্থায়ী অঙ্গ হিসাবে তৈরী করা যায়। রাজস্থানের জয়পুরে সোয়াই মানসিং মেডিক্যাল কলেজ, জয়পুর, রাজস্হান *(Sawai Mansingh Medical College, Jaypur, Rajasthan)*-তে যে সব চিকিৎসক গবেষণা কাজে নিযুক্ত, তাঁরা প্রেক্ষা ধ্যানের বৈজ্ঞানিক ভিত্তিকে সুস্পষ্ট ভাবে স্থাপন করেছেন এবং ওষুধ-পত্রের জগতে এটি একটি মূল্যবান অবদান। গুরুদেব তুলসী এবং আচার্য শ্রী মহা প্রাজ্ঞ প্রচার করেন যে, আবেগপূর্ণ অঙ্গ-প্রত্যঙ্গগুলো এবং আবেগপূর্ণ প্রাতক্রিয়াগুলো আমাদের সূক্ষ্ম দেহ ও কর্মক্ষেত্রের সঙ্গে অতি নিবিড় ভাবে সম্পর্কযুক্ত। অনেক বার দেখা গেছে যে, যখন কোন ব্যক্তির মধ্যে চিকিৎসকরা কোন কিছু ভুল বা অস্বাভাবিকতা দেখেন না... কিন্তু তখনো ঐ ব্যক্তিটি নিজের মধ্যে স্বাভাবিকতা অনুভব করেন না এবং একটা অজানা রোগের আতঙ্ক দিনে-রাতে তাঁকে তাড়িয়ে বেড়াচ্ছে। এই বেদনাদায়ক অস্থির অবস্থার যে কোন প্রকারে নিবৃত্তি হওয়া প্রয়োজন। সাধারণ ওষুধ প্রয়োগের দ্বারা কদাচ স্থায়ী বা পরিপূর্ণ ফল পাওয়া যায়। এটা কি নির্দেশ করে যে, রোগীটি বিশেষ কোন *'অকারন আতঙ্কে'* ভুগছেন? অপর দিক থেকে বলা যায় যে, অসুখটির হয়তো যথার্থ প্রকৃতি দেখা গেছে। চিকিৎসাগত পরীক্ষা-নীরিক্ষার ব্যাপ্তি দেহের বিভিন্ন অংশ

ও পেশীর পরীক্ষায়, হারমোনগুলোর ভারসাম্য অবস্থা এবং তাদের বিভিন্ন ধরণের নিঃসরনের মধ্যে সীমিত। ফলে, প্রকৃত রোগটি ধরা নাও পড়তে পারে।

বদ্ধমূল অভ্যাসগুলো, ঝোঁক এবং অন্য সব আভ্যন্তরীণ শক্তিগুলো, যেগুলো আবেগপূর্ণ কাজকর্মগুলোকে পরিচালিত করে, সেগুলোকে চিকিৎসাগত পরীক্ষার দ্বারা সম্পূর্ণ ভাবে বোঝা যায় না। যথার্থ জ্ঞান, ভারসাম্য আচরণ পদ্ধতি, প্রতিকূল অবস্থায় অবিচলিত থাকা ইত্যাদি হতাশাব্যঞ্জক ও ধ্বংসাত্মক আবেগজনিত চারিত্রিক ত্রুটিগুলোকে ভালো পথে রূপান্তরিত করতে সাহায্য করে।

এই সব সম্পর্ক, যথা - তিক্ততা, পরস্পরের প্রতি অবিশ্বাস এবং নগ্ন স্বার্থপরতা ইত্যাদি সব চেয়ে খারাপ ধরণের দ্বন্দ্ব ও সংঘর্ষের বীজ বপন করে। এই সব মানসিক প্রক্রিয়া এবং ব্যক্তিত্বের বৈশিষ্ট্যগুলো ঘটনাচক্রে নিজেদেরকে প্রকাশ করে দীর্ঘস্থায়ী অসুস্থতা এবং দীর্ঘস্থায়ী রোগ হিসাবে।

বিভিন্ন রোগ, যেমন – বিপাকীয় বিপর্যয় *(Digestive disorders)*, শ্বসন সমস্যা *(Breathing problem)*, হাঁফানি *(Asthma)*, উচ্চ রক্তচাপ *(High Blood pressure)*, হৃদ্‌যন্ত্রের সমস্যা *(Heart problem)* প্রভৃতির উৎস সহজে পাওয়া যায় আবেগতাড়িত মানসিক চাপ ও মনঃস্তাত্ত্বিক বিপর্যয়ের মধ্যে। সমাজের বিভিন্ন ক্ষেত্রে অবস্থিত বিভিন্ন ব্যক্তির ক্ষেত্রে এই সব বিপর্যয়ের সাময়িক ও স্থায়ী সমাধান দিতে পারে *"প্রেক্ষা"* ধ্যান।ল ল

গ্রন্থ পঞ্জি :-

1. "A Matter of Health`` - by Dr. Krishna Raman; Published by ast West Books (Madras) Pvt. Ltd., Chennai, 1998.

2. " Meditation - Techniques and Scientific Evaluation`` - by Dr. Lajpat Rai, Dr. W. Selvamurthy and Dr. R.C. Sawhney - Published by Anubhah Rai Publication, Gurgaon, India, 1998.

3. Preksha Dhayana - Theory and Practice`` - by Acharya Maha Prajna - published by Jain Vishva Bharati, Ladnua - 341306 *(Rajasthan -India)*

4. " Relaxation Response" - by Herbert Benson, M.D. - U.S.A.

5. Science Studies Yoga - a Review of Psysiological Data - by James Funderburk, Ph. D. - Published by Himalayan International Institute of Yoga Science and Philosophy of U.S.A. -1977.

6. " Stress and Its Management by Yoga" - by K.N.Udupa; Published by Motilal Banarosidass Publishers Pvt.Ltd., Delhi - 1985

7. "Scientific Research on the Transcidental Meditation Programme", Collected papers; Vol-1, edited by D.W. ORME JOHNSON and J.T.FARROW, Published by Maharsi European Research University Press - 1976.

8. "The complete Guide to Stress Management" -by Dr. Chandra Patel, Publiushed by Macdonald & co. (Publishers) Ltd., Londan-1989.

9. " The Yoga Tradition : its History, Literature, Philosophy and Practice" by George Feuerstein, Ph.D., Published by Motilal Banarosi Dass,Delhi,2002.